最新栄養化学

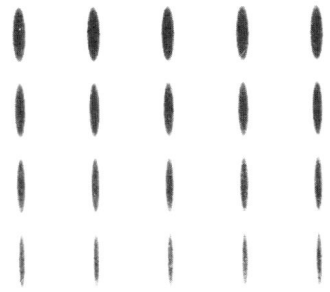

野口　忠　伏木　亨　門脇基二
野口民夫　今泉勝己　古川勇次
舛重正一　矢ヶ崎一三　青山頼孝
著

朝倉書店

執 筆 者

野口 忠*	(のぐち ただし)	東京大学大学院農学生命科学研究科教授
伏木 亨	(ふしき とおる)	京都大学大学院農学研究科教授
門脇 基二	(かどわき もとに)	新潟大学農学部教授
野口 民夫	(のぐち たみお)	名古屋大学大学院生命農学研究科教授
今泉 勝己	(いまいずみ かつみ)	九州大学大学院生物資源環境科学研究科教授
古川 勇次	(ふるかわ ゆうじ)	東北大学大学院農学研究科教授
舛重 正一	(ますしげ しょういち)	東京農業大学応用生物科学部教授
矢ヶ崎 一三	(やがさき かずみ)	東京農工大学農学部教授
青山 頼孝	(あおやま よりたか)	北海道大学大学院農学研究科教授

(執筆順,*編集責任者)

序

　栄養学は，生物科学に立脚し，さらに社会科学にも深い関係をもつ複合的な学問である．栄養学者といっても，栄養素の摂取によってわれわれの身体がどのような影響を受けるかといった問題を，分子のレベルで解析している分子生物学に近い領域の研究者から，人間の食生活がどのように行われているのかといった問題を解析している研究者，実際の栄養障害の患者さんの栄養指導はどうあるべきかを研究している研究者など，その研究対象は実に広範囲にわたっている．

　栄養学の学習の基本の一つは，われわれはどのような栄養素を摂取しているのか，摂取した栄養素はどのように代謝されるのか，といった領域に精通することであろう．さらに，栄養素の摂取量や摂取方法によって，われわれの身体がどのような影響を受けるのかについて，しっかりと把握することも基本の一つである．このような領域は，栄養化学とか栄養生化学，分子栄養学といわれている．栄養化学，栄養生化学，分子栄養学といった呼称は，まさに一つのものと考えてよいであろう．この領域で学習したことを基礎に，それではわれわれは，どのような食物をどれだけ食べたらよいのかを学習することになる．

　本書は，栄養化学の最新の知見を盛り込みながら，基本となる事項を学習する方々のために執筆したものである．執筆者は，いずれも現在栄養化学の領域で活発に研究を展開しており，本書によってその最先端の研究の姿の一端をうかがい知ることができよう．

　基礎栄養学は，現在急速に発展しつつあり，その発展の姿をいきいきと学習者に伝えたいという強い意志も執筆者に共通であった．その意欲が成功していれば幸いである．

　推奨すべき栄養素の摂取量を科学的知見に基づいて設定することは栄養学の目標の一つであるが，現在は，ある集団の成長や維持，もしくは妊娠などの際にどれだけの栄養素を補給すれば成長や維持が可能なのかといった考え方で栄養素の所要量が設定されている．これは，いうなれば量を保障する栄養学であり，今後

高齢化社会において，われわれの身体の機能を良好に維持するためにはどのような栄養素をどれだけの量摂取すべきか，といった研究領域がさらに発展する必要があろう．すなわち機能を保障する栄養学への発展である．また，現代の生物科学は，個人の遺伝的な特性もかなりの程度で把握できる水準にある．このような現状を考えると，今後は，個人の遺伝的な特性を配慮した個別の栄養指導がさらに広く行われるようになると予想される．

本書で栄養学の基礎を学ばれる皆さんが，栄養学の魅力を知って下さって，さらに学習を進められれば著者一同の喜びは大きい．

2000年2月

著者代表　野　口　　忠

目　次

1. **序　論** ……………………………………………………〔野口　忠〕… 1
   - a. われわれの栄養素についての知見 …………………………………… 1
   - b. 栄養素の代謝 ……………………………………………………………… 2
   - c. 栄養素の必要量と所要量 ………………………………………………… 2
   - d. 新しい栄養学の基礎領域 ………………………………………………… 3
   - e. 発展する基礎栄養学 ……………………………………………………… 5

2. **栄養素の消化・吸収・代謝** ………………………………〔伏木　亨〕… 6
   - 2.1 消化管の構造と機能 ……………………………………………………… 6
     - a. 口　腔 …………………………………………………………………… 6
     - b. 咽頭, 食道 ……………………………………………………………… 7
     - c. 胃 ………………………………………………………………………… 7
     - d. 小　腸 …………………………………………………………………… 8
     - e. 大　腸 …………………………………………………………………… 10
   - 2.2 栄養素の消化・吸収 ……………………………………………………… 11
   - 2.3 消化液の組成と消化液の分泌調節 ……………………………………… 12
     - a. 消化液の組成 …………………………………………………………… 12
     - b. 膵消化酵素の分泌調節機能 …………………………………………… 14
     - c. 胆汁分泌の調節 ………………………………………………………… 15
     - d. 膵酵素のパラレル分泌 ………………………………………………… 15
     - e. 長期間摂取した食物の組成に適応した膵消化酵素遺伝子の発現機構 …………………………………………………………………… 15
   - 2.4 消化管ホルモン …………………………………………………………… 16
     - a. 消化管ホルモンの特徴 ………………………………………………… 16
     - b. 消化管ホルモンの前駆体と遺伝子 …………………………………… 16
     - c. 食物成分によるホルモン分泌 ………………………………………… 18
   - 2.5 消化・吸収機構に関連する食欲の調節 ………………………………… 19

3. 代謝調節と分子栄養学 …………………………………… 20
3.1 物質代謝と各臓器・器官の機能 ………………〔門脇基二〕… 20
  a. 消化器系 ………………………………………………… 21
  b. 循環器系 ………………………………………………… 21
  c. 内分泌系 ………………………………………………… 22
  d. 筋肉系 …………………………………………………… 23
  e. 泌尿器系 ………………………………………………… 23
  f. 神経系 …………………………………………………… 23
3.2 代謝調節の基本概念 …………………………………… 24
  a. 酵素の空間的配置 ……………………………………… 25
  b. 基質サイクル …………………………………………… 25
  c. タンパク質の絶対量の変化 …………………………… 25
  d. 酵素の触媒効率の変化 ………………………………… 26
3.3 物質代謝の統合 ………………………………………… 27
  a. 三大栄養素の相互変換 ………………………………… 27
  b. 臓器間の相互関係 ……………………………………… 29
3.4 栄養素の摂取と代謝の応答 ……………………〔野口 忠〕… 30
3.5 代謝調節物質 …………………………………………… 31
  a. インスリン ……………………………………………… 31
  b. グルカゴン ……………………………………………… 32
  c. グルココルチコイド …………………………………… 33
  d. レプチン ………………………………………………… 34
3.6 遺伝子発現の調節 ……………………………………… 35
3.7 分子栄養学 ……………………………………………… 37
  a. 栄養素摂取に対する応答の遺伝子レベルでの解析 … 37
  b. 栄養素摂取と信号伝達 ………………………………… 40

4. 糖質 …………………………………………………〔野口民夫〕… 41
4.1 糖質の構造 ……………………………………………… 41
  a. 単糖 ……………………………………………………… 41
  b. 二糖とオリゴ糖(少糖) ………………………………… 44
  c. 多糖 ……………………………………………………… 45

4.2　糖質の消化と吸収 …………………………………… 48
　4.3　糖質の代謝 ………………………………………………… 49
　　　a．糖　輸　送 ……………………………………………… 49
　　　b．グルコース代謝の全体像 ……………………………… 50
　　　c．解　　糖 ………………………………………………… 51
　　　d．グリコーゲン代謝 ……………………………………… 54
　　　e．糖　新　生 ……………………………………………… 58
　　　f．血　糖　調　節 ………………………………………… 59
　　　g．ペントース酸経路 ……………………………………… 60
　4.4　フルクトースとガラクトースの代謝 ……………………… 61
　4.5　糖代謝異常 ………………………………………………… 62
　　　a．糖　尿　病 ……………………………………………… 62
　　　b．グリコーゲン貯蔵病（糖原病） ……………………… 63
　　　c．溶血性貧血 ……………………………………………… 63
　4.6　アルコール ………………………………………………… 63

5.　脂　　質 ………………………………………〔今泉勝己〕… 66
　5.1　脂質の化学 ………………………………………………… 66
　　　a．脂　肪　酸 ……………………………………………… 66
　　　b．アシルグリセロール …………………………………… 67
　　　c．リ　ン　脂　質 ………………………………………… 67
　　　d．ステロール ……………………………………………… 68
　　　e．油脂の変質 ……………………………………………… 69
　5.2　脂質の消化・吸収 ………………………………………… 69
　　　a．消化管の脂質 …………………………………………… 69
　　　b．乳　　化 ………………………………………………… 69
　　　c．ヒトの消化管リパーゼ ………………………………… 70
　　　d．小腸上部における消化 ………………………………… 71
　　　e．脂質の吸収と再構築 …………………………………… 72
　5.3　脂質の代謝 ………………………………………………… 73
　　　a．脂質の合成とその調節 ………………………………… 73
　　　b．脂肪酸の酸化とその調節 ……………………………… 75

  c．脂質の輸送 ………………………………………… 76
  d．脂肪組織における代謝 …………………………… 78
  e．コレステロールの合成・異化 …………………… 79
 5.4 脂質の機能と栄養 ……………………………………… 81
  a．脂質の栄養効果 …………………………………… 81
  b．必須脂肪酸 ………………………………………… 81
  c．イコサノイドとしての機能 ……………………… 82
  d．食事脂肪と疾病 …………………………………… 83
  e．脂肪酸と遺伝子の発現 …………………………… 83

6．**タンパク質・アミノ酸** ……………………………〔門脇基二〕… 85
 6.1 タンパク質・アミノ酸の生化学 ……………………… 85
  a．アミノ酸 …………………………………………… 85
  b．ペプチド …………………………………………… 87
  c．タンパク質 ………………………………………… 88
 6.2 タンパク質・アミノ酸の消化・吸収 ………………… 89
  a．タンパク質の消化 ………………………………… 89
  b．アミノ酸およびペプチドの吸収 ………………… 91
  c．小腸から門脈への移動 …………………………… 92
 6.3 タンパク質・アミノ酸の代謝 ………………………… 93
  a．体内でのアミノ酸の流れ ………………………… 93
  b．タンパク質の代謝回転 …………………………… 93
  c．アミノ酸の代謝 …………………………………… 98
 6.4 タンパク質・アミノ酸の栄養機能 …………………… 102
  a．タンパク質・アミノ酸の栄養の意義 …………… 102
  b．必須アミノ酸と非必須アミノ酸 ………………… 103
  c．食品タンパク質の栄養評価法 …………………… 105
  d．食品タンパク質の栄養価の改善 ………………… 108
  e．アミノ酸のインバランス・拮抗現象 …………… 109
  f．タンパク質カロリー栄養不良 …………………… 110
  g．タンパク質栄養の新しい展開 …………………… 110

7. ビタミン ……………………………………………………… 112

7.1 水溶性ビタミン ……………………………〔古川勇次〕… 112
- a. チアミン（ビタミン B_1）……………………………… 112
- b. リボフラビン（ビタミン B_2）………………………… 117
- c. ナイアシン ……………………………………………… 121
- d. ビタミン B_6 …………………………………………… 125
- e. ビタミン B_{12} ………………………………………… 129
- f. 葉　　酸 ………………………………………………… 133
- g. ビオチン ………………………………………………… 138
- h. パントテン酸 …………………………………………… 143
- i. アスコルビン酸 ………………………………………… 147

7.2 脂溶性ビタミン ……………………………〔舛重正一〕… 153
- a. ビタミン A ……………………………………………… 153
- b. ビタミン D ……………………………………………… 159
- c. ビタミン E ……………………………………………… 162
- d. ビタミン K ……………………………………………… 164

8. ミネラル ………………………………………〔矢ヶ崎一三〕… 168

8.1 ミネラルの種類と役割 ………………………………… 168
- a. 種　　類 ………………………………………………… 168
- b. 役　　割 ………………………………………………… 169

8.2 ミネラルの生体利用効率に影響する要因 …………… 169
- a. 食品成分との相互作用 ………………………………… 170
- b. 金属イオンの輸送タンパク質と結合タンパク質 …… 170

8.3 ミネラルの代謝とその調節 …………………………… 171
- a. 水分と体液の組成 ……………………………………… 172
- b. 生体内ミネラルの恒常維持性 ………………………… 172

8.4 ミネラル各論 …………………………………………… 173
- a. カルシウムとリン ……………………………………… 173
- b. マグネシウム …………………………………………… 176
- c. ナトリウム，塩素，カリウム ………………………… 176
- d. 鉄 ………………………………………………………… 178

  e. 亜　　　鉛 ………………………………………… 179
  f. 銅 …………………………………………………… 179
  g. ク　ロ　ム ………………………………………… 180
  h. ヨ　ウ　素 ………………………………………… 181
  i. セ　レ　ン ………………………………………… 182
  j. マ ン ガ ン ………………………………………… 183
  k. モリブデン ………………………………………… 183
  l. その他の微量元素 ………………………………… 183

9. 食物繊維 ………………………………〔青山頼孝〕… 185
 9.1 食物繊維の定義 ……………………………………… 186
 9.2 食物繊維の種類 ……………………………………… 186
  a. セルロース ………………………………………… 187
  b. ヘミセルロース …………………………………… 187
  c. ペ ク チ ン ………………………………………… 187
  d. リ グ ニ ン ………………………………………… 188
  e. グアーガム ………………………………………… 188
  f. グルコマンナン …………………………………… 188
  g. キ　チ　ン ………………………………………… 188
  h. アルギン酸 ………………………………………… 188
  i. 寒　　　天 ………………………………………… 188
  j. そ　の　他 ………………………………………… 189
 9.3 食物繊維の定量法 …………………………………… 189
  a. 水溶性食物繊維の定量 …………………………… 190
  b. 不溶性食物繊維の定量 …………………………… 190
 9.4 食品の食物繊維量 …………………………………… 191
 9.5 食物繊維の摂取量 …………………………………… 192
 9.6 食物繊維の生理作用 ………………………………… 193
  a. 糖　代　謝 ………………………………………… 194
  b. 脂 質 代 謝 ………………………………………… 195
  c. ミネラルの吸収率の変動 ………………………… 196
  d. 毒性糖質の吸収阻止 ……………………………… 197

 9.7 食物繊維と腸内細菌 …………………………………………… 197
 9.8 食物繊維による疾病の予防 ……………………………………… 198
  a．肥満，糖尿病など ………………………………………… 198
  b．大 腸 が ん ……………………………………………… 199
 9.9 食物繊維の目標摂取量 …………………………………………… 201

10．エネルギー代謝 ………………………………………〔野口　忠〕… 203
 10.1 食品のエネルギー ……………………………………………… 203
 10.2 食品のエネルギーの測定 ……………………………………… 204
 10.3 エネルギーの利用 ……………………………………………… 206
 10.4 エネルギー代謝の測定 ………………………………………… 207
 10.5 エネルギー代謝に影響を及ぼす因子 ………………………… 208
  a．環境温度とエネルギー生産量 …………………………… 208
  b．体のサイズとエネルギー生産量 ………………………… 209
  c．生活活動強度とエネルギー代謝 ………………………… 210
 10.6 ATP の生産とエネルギー代謝 ………………………………… 210
 10.7 褐色脂肪組織 …………………………………………………… 211
 10.8 食欲抑制と肥満の機構 ………………………………………… 211

11．栄養所要量と科学的食生活 …………………………〔野口　忠〕… 213
 11.1 栄養必要量と所要量の基礎的概念 …………………………… 213
 11.2 各国の栄養所要量 ……………………………………………… 216
 11.3 食 事 指 針 ……………………………………………………… 216
 11.4 食生活と生活習慣病 …………………………………………… 218
 11.5 21 世紀の科学的食生活をめざして …………………………… 218

日本人の栄養所要量―食事摂取基準― ……………………………………… 220
索　　引 …………………………………………………………………………… 227

1. 序　　論

　栄養化学は，栄養学の基礎領域で，最近は栄養生化学と呼ばれる場合が多いが，この二つの言葉は現在，ほとんど同義に使われているといってよかろう．

　はじめに栄養化学の領域についてふれたい．栄養学の基本は，われわれはどのような物質を栄養素として摂取しているのか，摂取した栄養素はどのように代謝されるのか，摂取した栄養素は身体にどのような影響を与えるのか，そしてこれらの知見に基づいて，それではわれわれは，どのような栄養素をどれだけ食べるのが適当なのかを明らかにすることであろう．本書ではこれらの事項について，化学もしくは生物化学の方法で明らかにされている知見を中心に述べる．

　近年生物科学は急速に進歩している．栄養学は基本的に生物科学に立脚しているものであるから，栄養学の近年の急速な発展もまさに目をみはらせるものがある．栄養学の基礎知識はきわめて豊かになり，以前は説明の困難であった事項の多くが詳しく説明できるようになってきている．栄養学を学ぼうとしている方々は，この栄養学の長足の進歩の姿をぜひ楽しんでいただきたい．ここではそのための道しるべともいうべき，この分野での最近の知見を概観してみたい．

a. われわれの栄養素についての知見

　われわれに必要な栄養素はどのような物質があるかについての知見は，1950年代にほぼ完成したと考えてよかろう．その後もきわめて微量必要である元素があるという主張があるが，それらは，隔離されたクリーンルームではじめて欠乏症状を示すことのできるもので，人間の生活の場で実際に欠乏しうるのかということについてはほとんど考慮しなくても差し支えないであろう．そう考えると，われわれに必要な栄養素は，まず水，次にエネルギー源としてのグルコースをはじめとする糖，そして9種類の必須アミノ酸（イソロイシン，トリプトファン，トレオニン，メチオニン，バリン，ヒスチジン，フェニルアラニン，リシン，ロイシン），2種類の必須脂肪酸（リノール酸，α-リノレン酸），13種類のビタミン（ビタミン A, D, E, K, B_1, B_2, B_6, B_{12}, ビオチン，パントテン酸，フ

ォラシン，ナイアシン，ビタミンC），22種類の無機元素（カルシウム，カリウム，マグネシウム，亜鉛，ナトリウム，鉄，銅，クロム，マンガン，ニッケル，コバルト，セレン，リン，硫黄，塩素，フッ素，モリブデン，バナジウム，ヒ素，ヨウ素，ケイ素，スズ）であろう．これらの生体内での役割，代謝に関しては多くの知見が集積している．

b．栄養素の代謝
1） 代謝経路
栄養学の基本の一つは，栄養素がわれわれの体内でどのように代謝され，それがどのように調節されているかを知ることである．栄養素の代謝経路はかなり完成度の高い水準ですでに明らかにされている．

その学習に際しては，栄養素の代謝の臓器特異性にも十分配慮する必要があろう．

2） 代謝調節
代謝調節の研究には，多くの側面がある．たとえば，われわれの体温は常にほぼ一定に維持されているが，これは栄養素の燃焼がきわめて厳密に制御されていることを意味している．また，糖尿病は栄養素の代謝に多大な影響を与えるが，このことはインスリンがいかに栄養素の代謝の調節に関与しているかを示している．各栄養素の代謝がどのような機構で，そしてどのような因子によって調節されているかを知ることも栄養学の基礎の重要な側面である．

c．栄養素の必要量と所要量
栄養学は本来，われわれをとりまく環境の中で，人が質の高い人生を過ごすために，どう食生活に配慮すべきかを統合的に解決していく学問といえる．そこでは，人全体を見る視点がもっとも重要である．われわれはどのような栄養素をどのような食品から摂取しているのか，そして摂取された栄養素はどのように代謝されるのか，栄養素の摂取の方法によってわれわれの体の機能はどのような影響を受けるのか，といった知見を踏まえ，それらを総合してはじめて栄養素の必要量や所要量についての深い理解が可能となる．そのような意味で，必要量や所要量は現代の栄養学の一つの水準を示すものと考えられる．

さらに，それらを踏まえて実際の食生活の指針が多くの国で示されている．これも，栄養学の現在の状況，さらにはその国の食をとりまく状況の一つの水準を

示すものといえる．

d．新しい栄養学の基礎領域

20世紀後半は，WatsonとCrickのDNAの二重らせんモデルの提示に端を発して生物学が急速に進展した時代，むしろ爆発的に発展した時代と位置づけられよう．21世紀もこの状況は少なくともしばらくは続くに違いない．

生物学を基盤にする栄養学もやはり爆発的に発展しつつある．しばらく前にはなかなか論じることの困難であった課題も，近年はずいぶん詳細に論じることができるようになってきている．

ここでは，基礎栄養学で近年特に注目を集めている課題について簡単にふれておく．

1) 栄養素といわれない物質の機能に関する研究の展開

食物繊維のように，栄養素ではないために従来はあまり注目を集めなかった食物成分に，近年疾病の予防や生体機能を増進する役割が明らかにされてきた．この事実はまさに，体を大きくする栄養学，すなわち最大の成長をもたらすための栄養学が，生活の質を重視する栄養学すなわち，われわれの機能を充実させるための栄養学へと発展したことを示しているということができよう．

2) 栄養素の摂取に対する身体の応答に関する研究の展開

栄養素の摂取に対する体の応答に関する研究は，現在まさに急速に発展している．一例のみを挙げれば，食後インスリンはどのような機構で分泌され，またそれはどのように制御され，また分泌されたインスリンはどのように作用するのか，といったことが詳細に解析されている．しかし，このような研究領域はまだまだ発展の途上にあることも事実である．糖尿病患者とその危険のある人がわが国で1,000万人を越えるという状況は，まだ，食生活とインスリンの作用の関係が十分明らかでないことを示唆しているといえる．

3) 急速に展開する分子栄養学

栄養素摂取に対する身体の応答に関する研究の一つの大きな領域と位置づけられる分野に分子栄養学がある．どのような栄養素をどのような方式でどれだけ摂取するか，ということが身体の機能に及ぼす影響の程度は，以前予想されていたよりもはるかに大きく，それは遺伝子のレベルでも生体に多大の影響を与えることが近年次々に明らかにされている（図1.1）．栄養素の摂取は，多くの遺伝子の転写に影響を及ぼす．多くの細胞内タンパク質や酵素の細胞内の量が栄養の条

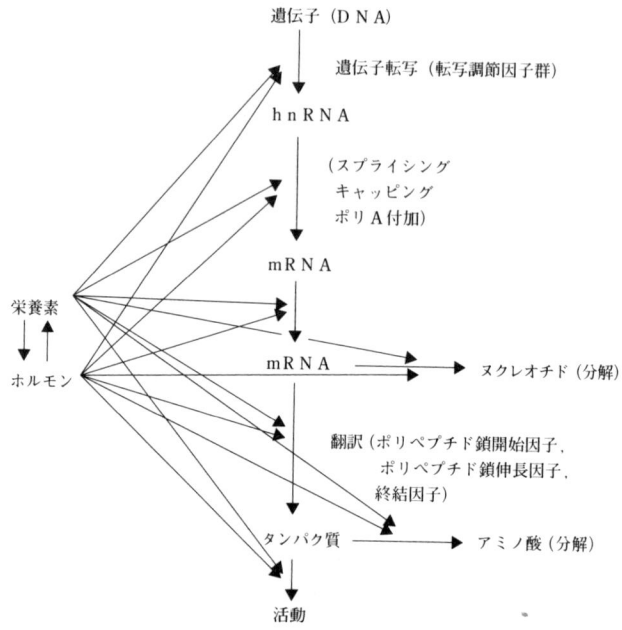

図1.1 栄養素の摂取と遺伝子発現の調節
　近年栄養素の摂取が遺伝子の転写速度，mRNA量，mRNAの翻訳速度，mRNAの安定性，タンパク質の安定性などに大きな影響を及ぼすことが明らかにされている．特に，栄養素の摂取が転写調節因子群に及ぼす影響や翻訳開始因子群に及ぼす影響もよく調べられている．栄養素の摂取とホルモンの量や活性に関する研究にも大きな進展があった．

件によって影響を受け，量の増減があることは以前から知られていたが，その量の変化がmRNAの量の変化と関連づけられ，さらに，そのタンパク質や酵素の遺伝子の転写速度との関連もつけられている．また，その転写速度の制御がどのような転写因子によって，遺伝子の調節領域のどのような所で行われるのかについての知見も集積している．それらの研究には，内分泌学との深い関連に関するものや，免疫学との共通分野に関するものなどがあり，まさに栄養学は総合的な生物科学の一分野として発展しつつある．

　一方，栄養素の受容が生体の信号系にどのような変化を引き起こすかについての研究も進んでいる．たとえば，食後の血中グルコース濃度の上昇はインスリンの分泌を引き起こし，それが肝臓等でのインスリンレセプターの特定のチロシン分子のリン酸化を引き起こし，続いてインスリンレセプター基質のリン酸化をも

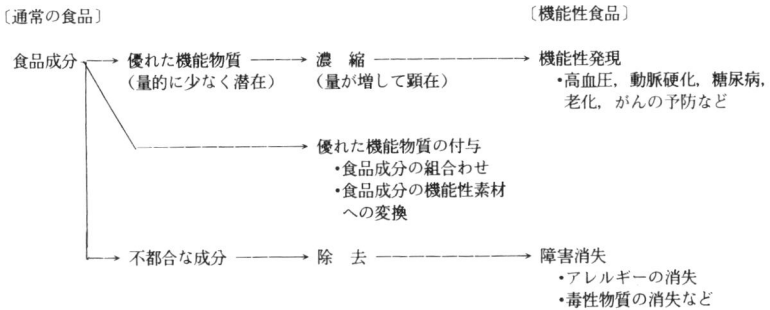

図1.2 機能性食品の考え方

引き起こす様子などがしらべられている（第3章図3.8）．絶食にともなう低血糖時のグルカゴン，エピネフリンの信号の伝達とグリコーゲンの分解の調節なども，現代の興味深いテーマの一つであろう（第3章図3.14）．

4) 食品の三次機能に関する研究の展開と食品についての新しい概念

近年のわが国での研究に端を発して，世界的に食品の生体調節機能に大きな注目が集まっている（図1.2）．生活習慣病の予防に資する食品成分なども次々に明らかにされ，アレルギーを防ぐ食品なども実際に商品が発売されるまでに至り，国も「特定保健用食品」の表示の許可をするようになり，1999年には100を越す食品が「特定保健用食品」として認可されるに至っている．まさに，栄養学もわれわれの身体の機能を重視し生活の質を重要視する時代になっている．

e. 発展する基礎栄養学

このように，現代の基礎栄養学は，生物科学の発展と軌を一にして，現在急速に発展しつつある魅力ある学である．これから栄養学を学ぶ皆さんに，生き生きとしたこの魅力ある分野を知っていただこうと，執筆者一同努力したつもりである．推薦書も含めて，ぜひ本書を活用され，この分野を楽しんでいただければと願っている．

〔野口　忠〕

参考文献

栄養機能化学研究会（編）：栄養機能化学，朝倉書店（1996）
上代淑人（監訳）：ハーパー生化学，原著24版，丸善（1997）
田中武彦・野口　忠・武藤泰敏編著：分子栄養学概論，建帛社（1996）

2. 栄養素の消化・吸収・代謝

2.1 消化管の構造と機能

消化管はもっとも早く発生する器官であり，ここから，肝臓，膵臓，呼吸器や尿道などが派生する．タンパク質やデンプン，脂肪など食物中の栄養素は，消化管で消化された後，吸収される．消化管は，食物と直接に接触する器官であり，食物から多くの情報を受けとりながら円滑な機能を行っている．

a．口　腔

食物の消化吸収は口腔内における咀嚼にはじまる．咀嚼は食物を細かく砕き，唾液中のアミラーゼと混合してデンプンの消化を助けるものである．ただし，食物が口腔内にある時間が短いため，唾液アミラーゼによる分解は完全ではなく限定的なものにすぎない．唾液によって食塊の表面が覆われることが嚥下（飲み込み）を容易にし，食道の通りを滑らかにする効果があり，咀嚼の意義として重要である．

食塊がある程度細かくなり，唾液と混合されたならば舌の上に集められ，舌の根で咽頭に送られ嚥下が開始される．気管に食物が入らないように巧妙な動きが観察される．

口腔はまた，食物の味や物性を感じる重要な器官でもある．舌で感じられた食物信号は，脳へ伝えられ，神経系を介して消化管に信号が伝達されることが知ら

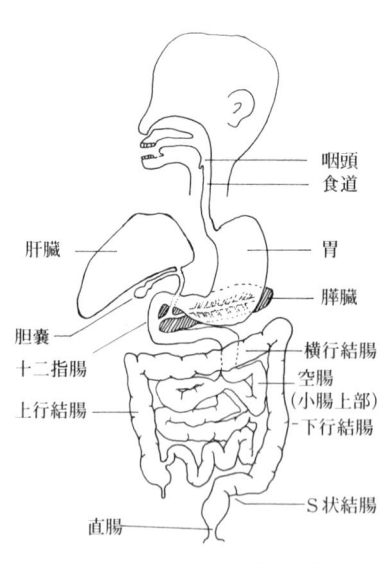

図2.1　消化管の構造（模型図）

れている．胃や膵臓はこの信号を受けて，胃酸分泌・膵酵素分泌の準備を行う．たとえば，膵臓からは，少量の膵酵素の分泌が起こる．食物の甘味の情報は膵臓に伝達されインスリン分泌を行う．いずれも，本格的な分泌に先立つ一過性の現象であり，強力なものではないが，消化・吸収・代謝の準備の役割を果たしていると考えられている．

b．咽頭，食道

咽頭は口腔から食道への入り口に位置し，水や食塊が咽頭粘膜を刺激すると反射的に嚥下がおこる．食道は，咽頭と胃をつなぐ管であり，食物の通路である．食塊が食道に到達すると，食道壁の収縮が自動的に起こり，食塊を胃へ送る．「喉もと過ぎれば熱さを忘れる」という言葉どおり，食道は温度を感じない．

c．胃

食道から胃へ送り込まれた食物は胃に一時貯留される．胃は伸縮性のある臓器で，食物を大量に貯留することができる．胃の内側は厚い粘膜のひだが縦に走っており，食塊の下方への移動を円滑にしている．

胃の食道側の4分の3は胃酸およびペプシノーゲンの分泌領域であり，管状の胃腺からなる粘膜層である．胃腺の細胞のうち，壁細胞は胃酸を分泌し，主細胞はペプシノーゲンを分泌する（図2.2）．

胃の入り口を噴門，出口を幽門という．幽門には幽門括約筋でできている幽門弁があり，この弁を絞ったり緩めたりして食物を十二指腸へ送る速度を調節している．幽門は閉じているときには約2mm程度の穴を形成しており，水分の移動は可能であるが，直径約2mm以上の固形物は移動できず，幽門の緩みを待って小腸へ輸送される．したがって，水分と固形物は胃からの輸送速度が異なる．

胃での食物の消化は食物成分の完全な消化を行うのではなくて，むしろ食物の塊を均一な状態にし，液体に近い状態にして小腸へ送り込む作用が重要である．食物の胃内滞留時

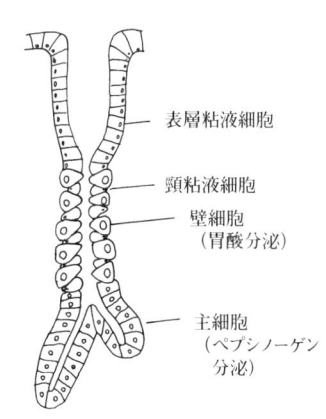

図2.2 胃腺の構造

表層粘液細胞
頸粘液細胞
壁細胞（胃酸分泌）
主細胞（ペプシノーゲン分泌）

間は，小腸での食物の消化・吸収に支障がないように調節される．浸透圧が体液に近い液体は速やかに胃から小腸へ送られるが，高濃度のグルコース溶液などは滞留時間が長い．特に，食物の脂肪含量が高いと胃滞留時間が長い．これらは，十二指腸が，胃から送られてくる食塊の成分に応答して幽門弁を調節し，胃内滞留時間を制御しているからである．

胃の表面は粘膜細胞で覆われており，胃酸やペプシンの攻撃から胃を守っている．粘膜細胞が分泌する粘液が不足すると，自己消化が起こり，胃炎や胃潰瘍の原因となる．

d. 小　腸

小腸は胃から送られてきた食物を消化・吸収する最も重要な臓器である．小腸を構成する細胞は，腸細胞（吸収上皮細胞），杯細胞，内分泌細胞およびパネート細胞である．腸細胞は栄養素の吸収を行う細胞で最も数が多い．杯細胞は粘液細胞であり，この細胞が分泌する粘液は腸管腔表面を覆い，栄養素の通過を容易にする．パネート細胞は，小腸にのみ存在し，大腸にはない．リゾチームをはじめ，タンパク質を分泌しているが，その役割は明らかではない部分が多い．内分泌細胞は，消化管ホルモンを産生・分泌する細胞であり，産生するホルモンによって十数種に分類される（図2.3）．

タンパク質，脂肪，炭水化物に関しては小腸が最も実質的な消化の場であり，最大の吸収機構でもある．胃の幽門に続く約25 cmの領域を十二指腸と呼び，膵液が分泌される膵管と胆汁が分泌される胆管が開口している．ラットでは両者

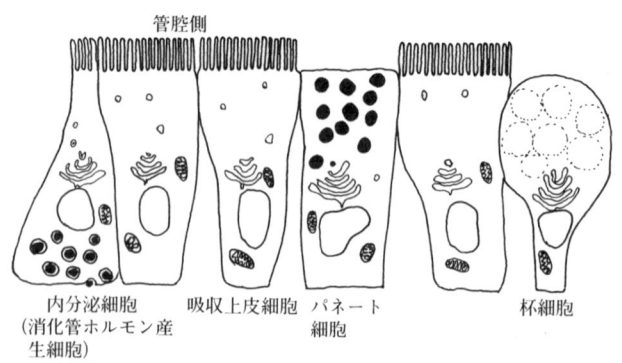

図2.3　小腸粘膜を構成する細胞

が上流で合流して開口している．胆汁と膵液は胃から運ばれてきた食物と混ぜられて本格的な消化が開始される．消化を受けた栄養素はただちに小腸で吸収される．十二指腸に続く約30～40%を空腸，その後を回腸と呼ぶが両者に判然とした境界はない．回腸の出口には回盲弁があり大腸からの内容物の逆流を防いでいる．

小腸の内壁には横にひだが走り，腸の表面積を拡げている．ひだの表面には絨毛と呼ばれる小突起が林立している．さらに，この1本1本の絨毛表面にはトウモロコシのように腸細胞が並び，その表面には微絨毛と呼ばれる細長い均一な長さの突起がブラシのようにぎっしり整然と並んでいる．栄養素はこの微絨毛の表面から活発に行われる．このような構造のために小腸の吸収表面はいちじるしく広く，ヒトでのその総面積はテニスコート以上の広さに達するという試算がある．十二指腸に近いほど絨毛は長く，総吸収面積も広い（図2.4）．

小腸の細胞は，食物の消化の際にいちじるしく傷つくため，短時間で使い捨てられる．絨毛の根の部分（クリプト）には増殖をくり返している細胞（幹細胞）が存在する．ここで分裂した腸細胞は未分化の状態から吸収機能を持つ成熟した細胞に分化しながら絨毛の表面をエスカレーターのように先端に向かって移動して行き，わずか数日で絨毛の先端から小腸の中へ次々に捨てられて行く．モルモットなどでは先端に達した細胞は腸管に捨てられずに，絨毛内のマクロファージの攻撃を受けた後に再び絨毛のなかに吸収されて回収されるという証拠が示されているが，人間では腸管内に剥落するものが大部分であろう．小腸の細胞がどの

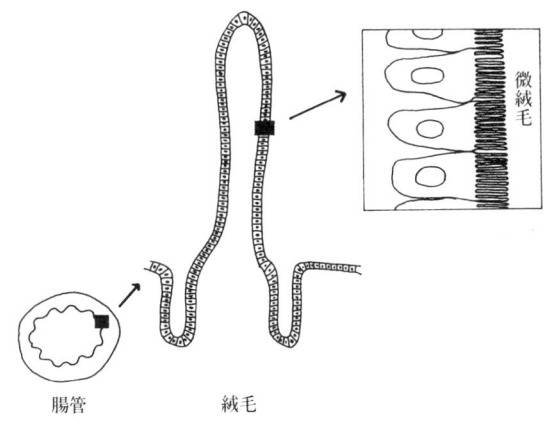

図2.4　小腸上部の構造

様なメカニズムで管腔内に脱離するのかは明らかではない部分が多いが，アポトーシス（予定された死）の関与も示唆されている．脱落した細胞と膵液に含まれる消化酵素などは，食事由来の外因性タンパク質に対して内因性タンパク質（内因性窒素）と呼ばれる．これらの大部分は，小腸内で消化されて回収される．

栄養素は小腸の細胞を介して吸収されるが，小腸の細胞間隙からの吸収もある．細胞間にはタイトジャンクションと呼ばれる癒着部分があり，細胞間を接着しているが，ここから，水やイオンの通過が認められる．

e．大　腸

大腸の細胞は，パネート細胞を欠くほかは小腸の細胞と類似している．特に粘液を分泌する杯細胞が多いのが特徴である．大腸は1本の管がくびれとふくらみを持って腹部を1周する構造をとっている．小腸に近い方から，上行結腸，横行結腸，下行結腸，S状結腸，直腸と呼ばれる．小腸に比べ，栄養素の吸収機能は低く，管腔内には絨毛は発達していない．

大腸の主な機能は，水分や塩類の吸収，糞便の形成である．小腸から大腸に送られた内容物の水分含量は約85％であるが，糞中では60〜70％くらいである．この差は大腸が正味吸収した水分に相当する．ヒトが1日に摂取する水分は約2 l といわれている．唾液が1.5 l，胃液2.5 l，膵臓，小腸，胆嚢から約3 l の水分が分泌され，合計約9 l の水分が消化管に入る．小腸からは約7.5 l が吸収され，大腸からは約1.3 l が吸収される．残りは糞中の水分として排泄される．消化管を出入りする水分は，摂取した水分よりもはるかに多いことになる．小腸並びに大腸での水分吸収の阻害はいずれも下痢を起こす原因となる（図2.5）．

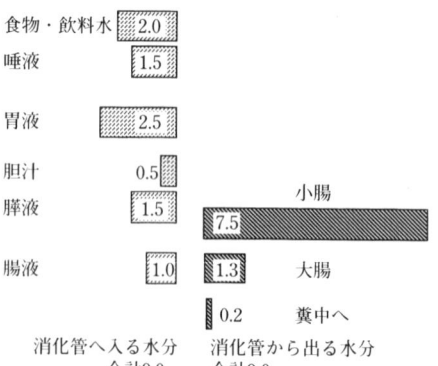

図2.5　消化管へ入る水分と消化管から出る水分（単位：l/日）

大腸にはおびただしい種類の腸内細菌が常在し，人間と共生している．成人では，大腸内容物1g中に細菌が数千億個もいるといわれている．ヒトの大腸の中にいる細菌の主なものは，大腸菌，ビフィズス菌，連鎖球菌，嫌気性連鎖球菌，乳酸かん菌，バクテロイデス，ユーバクテリウムなどである．腸内細菌は大腸の機能に重要な役割を果たしている．たとえば，腸内細菌がつくる酪酸は大腸の細胞のエネルギー源として，大腸からの水分や塩類の吸収機能に寄与している．腸内細菌の主な餌は，小腸で消化されなかった食物繊維などである．

2.2 栄養素の消化・吸収

タンパク質，炭水化物，脂肪の消化吸収については，それぞれの栄養素の項で具体的に述べられるので，それらを参照してほしい．ここでは，消化管の構造と消化吸収に関する一般的な記述にとどめる．

1) 栄養素の消化・吸収部位

主要栄養素の消化・吸収は主に小腸で行われる．小腸は成人で6~7mもある長い管であるが，実際に食物の消化・吸収が行われる場は，その上部のみである．残りの部位は，予備のために待機しており，小腸の剥落細胞や膵酵素など，内因性の栄養素の再回収のために機能している．

小腸細胞から吸収された栄養素は，血管およびリンパ管へ入る．小腸の血管は集まって門脈を形成し，肝臓に入る．吸収された水溶性の栄養素は門脈へ入る．一方，脂肪やコレステロールはキロミクロンを形成し，毛細リンパ管へ入り，小腸管膜リンパ節，腹腔リンパ節から胸管リンパを経て，鎖骨下静脈付近から静脈へと流れ込む．リンパの流れは血流に比べていちじるしく遅い．

2) 膜 消 化

デンプンやタンパク質は小腸で消化を受けて最終的にはそれぞれオリゴ糖，オリゴペプチドと呼ばれる小さな分子にまで分解される．これらを最終的な単糖，アミノ酸にまで分解する酵素は小腸の微絨毛の表面に存在する．これらの酵素によって最終的な分解を受けながら吸収される．すなわち，分解と吸収は微絨毛の近くで同時に進行し，両者を厳密に区別することはできない．このような最終的な消化・吸収過程を膜消化と呼んでいる．小腸細胞の微絨毛の間隙は，腸内細菌よりもはるかに狭いため，腸内細菌は微絨毛間隙に入り込んだ栄養素を捕捉することができない（図2.6）．最終的な消化が微絨毛の間隙で行われることは，腸内細菌に対抗して栄養素を確保するためにも重要であると考えられている．

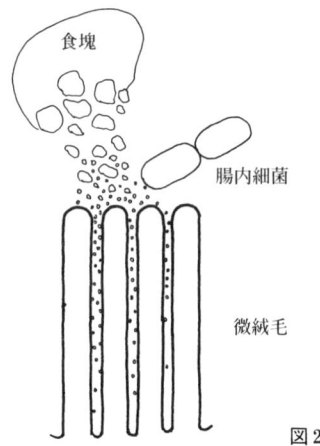

図 2.6 微絨毛のすき間に入った栄養素は腸内細菌が利用できない

2.3 消化液の組成と消化液の分泌調節

a．消化液の組成（表 2.1）

1) 唾　液

唾液の分泌量は成人で1日1～1.5 l 程度である．99％は水である．ムコ多糖とタンパク質の複合体であるムチンを含むことによって粘稠な液体になる．また，唾液腺からはアミラーゼなどの酵素も分泌される．このアミラーゼはデンプンの α-1,4 グルコシド結合を切断する酵素である．唾液は舌下腺，耳下腺，顎下腺の3つの腺組織から分泌される．

2) 胃　液

ヒトの胃液分泌量は1日に2～3 l もあり，胃酸，ペプシノーゲンおよび粘液を含む．胃液には塩酸が含まれており，pH は1～2と強い酸性である．ペプシノーゲンは胃内で活性化されてペプシンとなる．胃の酸性によって雑菌の繁殖を抑え，酸に不安定な有害成分を分解することが可能になり，身体の防御機構としても重要である．胃内の pH は食事の前後で大きく変化する．空腹時には1～2であるが，食物が送り込まれてきた直後は pH 5以上になることもあり，唾液のアミラーゼが働くことが可能である．

胃液のペプシンは，タンパク質を分解する酵素であり，pH が1～3のときにもっともタンパク質分解作用が強い．食物中のタンパク質はペプシンによって分

表2.1 消化酵素と基質および分解産物

	消化酵素	基質	分解産物
唾液	唾液アミラーゼ	デキストリン	マルトース
胃酸	ペプシン	タンパク質	高分子ペプチド
		高分子ペプチド	低分子ペプチド
膵液	トリプシン	タンパク質	高分子ペプチド
		高分子ペプチド	低分子ペプチド
	キモトリプシン	タンパク質	高分子ペプチド
		高分子ペプチド	低分子ペプチド
	エラスターゼ	タンパク質	高分子ペプチド
		高分子ペプチド	低分子ペプチド
	カルボキシペプチダーゼ	ペプチド	C末端からアミノ酸を切り出す
	アミラーゼ	デンプン	高分子デキストリン
		高分子デキストリン	低分子デキストリン
	リパーゼ	脂肪	脂肪酸とモノグリセリド
	ヌクレオチダーゼ	核酸	ヌクレオチド
	リボヌクレオチダーゼ	RNA	低分子RNA
	デオキシリボヌクレオチダーゼ	DNA	低分子RNA
小腸粘膜	マルターゼ	マルトース	グルコース
	イソマルターゼ	α限界デキストリン	マルトース
			マルトトリオース
			グルコース
	スクラーゼ	ショ糖	グルコース, フルクトース
	アミノペプチダーゼ	ペプチド	N末端からアミノ酸を切断
	エンテロペプチダーゼ	プロ酵素	小ペプチドを切断して酵素を活性化する

解され小腸に送られる．ペプシンによる分解は完全ではなく，あまり分解を受けないまま小腸に送られるタンパク質もある．胃酸によるタンパク質の変性は，ペプシンによる消化および小腸でのタンパク質分解酵素（プロテアーゼ）による消化を助けるものとして重要である．ペプシンは，食塊とともに小腸に輸送され，pHが中性になると酵素活性を失う．

3) 膵　　液

水を除く膵液の主成分は炭酸イオンであり，アルカリ性である．1日に1~3 l 分泌され，胃液によって酸性となっている食塊を中和し，膵臓から分泌される消化酵素や小腸表面にあるペプチド分解酵素の作用環境を整える．膵液には，大量の消化酵素が含まれており，小腸における消化の主役となっている．タンパク質を分解するトリプシン，キモトリプシン，エラスターゼや，脂肪を分解するリパーゼ，デンプンを分解するアミラーゼ，タンパク質の分解産物であるペプチドを

さらに細かく切断するカルボキシペプチダーゼ, 核酸の分解を行うヌクレアーゼ, リボヌクレアーゼ, デオキシリボヌクレアーゼなどがある. プロテアーゼは, 膵臓では活性を持たない不活性型の酵素として存在しており, 分泌された後, 腸管内でエンテロペプチダーゼによって分子内の一部分が切断され活性化される. 活性化を受けたトリプシンは他のタンパク質分解酵素を活性化するので, タンパク質分解酵素の活性化は急速に進行する. これらの酵素は, 膵臓の腺房細胞で合成され, チモーゲン顆粒と呼ばれる袋状の器官に蓄えられ, 刺激によって十二指腸に放出される.

4) 胆汁

胆汁には消化酵素は含まれていない. 胆汁は肝臓から分泌された直後（肝胆汁）は, 97～98%が水であり, うすい黄金色の液体であるが, 胆嚢で濃縮されて貯蔵される. 胆汁の主成分である胆汁酸塩はコレステロールの代謝産物であり, グリシンまたはタウリンと抱合体を形成して存在する. 強い界面活性作用を持ち, 石鹸のように脂肪を懸濁し, リパーゼの作用を格段に受けやすくする働きがある. 食物の到来などによる胆嚢収縮刺激を受けて十二指腸に放出される. 胆汁の成分は腸内細菌の作用を受けた後, 小腸の下部から再吸収される. 胆汁にはビリルビンなど褐色の成分が含まれており, 便の黄褐色はこれら胆汁由来の成分によるものである. 胆道閉塞などで胆汁の分泌が低下すると糞便は白色に近くなる.

5) 腸液

腸液は, 消化酵素を含まない粘液に富んだアルカリ性の液体である. 食物摂取刺激によって少量の分泌が見られるが, 消化吸収には寄与は大きくないと考えられる.

b. 膵消化酵素の分泌調節機構

小腸は, 食物到来の刺激を受けて膵酵素を分泌する. 人間では, 脂肪酸とタンパク質の分解産物であるアミノ酸とが主に膵酵素分泌を刺激する. ラットなどの齧歯類では脂肪酸のほかに, アミノ酸の代わりにタンパク質やプロテアーゼインヒビターが主な酵素分泌刺激物質となる. タンパク質やプロテアーゼインヒビターが人間の膵酵素分泌刺激物質となるかどうかについては議論があったが, 現在では, これらにも酵素分泌刺激作用が認められている.

膵酵素分泌は, 消化管から血液中に分泌されたコレシストキニン（CCK）と呼ばれる消化管ホルモンが膵臓に到達することによって惹起される. 消化管での

食物の到来は，CCK の分泌を介して膵酵素分泌刺激となる．膵酵素と膵液の分泌は別々に制御されており，膵液分泌はセクレチンを介すると考えられている．消化管ホルモンの詳細は後述する項を参照されたい．

ラットでは，消化管にプロテアーゼを投与すると膵酵素分泌が抑制され，反対に消化管のプロテアーゼを除去あるいは阻害すると膵酵素分泌は亢進する．近年，この現象がヒトでも観察されることが明らかになってきた．これは，膵酵素分泌のフィードバック調節と呼ばれており，膵酵素分泌刺激の機構を説明できるものとして受け入れられている．タンパク質は分子内に，トリプシンやキモトリプシン，エラスターゼの切断部位を有している．消化管に分泌されたプロテアーゼがこれらのタンパク質を消化するために使われることが消化酵素分泌を刺激する信号となっていると考えられている．

脂肪酸やアミノ酸は，十二指腸に存在する CCK 産生細胞を直接刺激することによって血液中への CCK 放出・膵酵素分泌を促すと考えられている．

c．胆汁分泌の調節

ヒトでは，膵酵素分泌と同様に，CCK が胆汁の分泌を刺激する．ラットやウマには胆嚢が無く，胆汁分泌は明らかな制御を受けずに常時行われている．

d．膵酵素のパラレル分泌

膵臓で合成されチモーゲン顆粒と呼ばれる袋に蓄積されていた消化酵素は，食物による刺激を受けて膵管から一斉に十二指腸に放出される．膵臓のチモーゲン顆粒にはすべての膵消化酵素が混在しており，消化酵素ごとの袋があるわけではない．したがって，放出される消化酵素の割合は一定である．これを，膵消化酵素のパラレル分泌と呼ぶ．

e．長期間摂取した食物の組成に適応した膵消化酵素遺伝子の発現調節

膵液中の各膵消化酵素の濃度や，膵臓での合成量は，摂取する食品の種類や量に適応して徐々に変化する．摂取した食品が，膵臓での消化酵素の遺伝子発現を調節する．含量の多い栄養素の消化に関係する酵素の発現は増強され，反対に含量の少ないものの消化酵素の発現は抑制される．たとえば，ラットを用いた実験では，デンプンを多くとり続けると膵液中のアミラーゼの膵臓での合成が 200～800％ も増し，脂肪を摂取するとリパーゼの合成が 170～800％ 高まる．同

様に，大量のタンパク質を摂取するとプロテアーゼの合成が高まる．

この遺伝子発現調節は速やかに開始される．高タンパク質食をラットに投与すると，24時間後には膵液のプロテアーゼ濃度が50～75％増加し，アミラーゼは25％低下する．最終的には5～10日かかって適応が完成する．高炭水化物食では，アミラーゼ濃度が24時間後に15％増加し，3日後には200％に達するという報告がある．

食物中のタンパク質がプロテアーゼ合成を誘導するメカニズムについては，小腸へ輸送されたアミノ酸と脂肪酸が，CCKを血液中に分泌し，CCKが膵臓に作用してプロテアーゼ遺伝子の発現を亢進することが明らかとなっている．デンプンによるアミラーゼの発現調節には，血液中のインスリンとグルコース分子の両方が作用している．

2.4 消化管ホルモン

a．消化管ホルモンの特徴

ホルモンは生体の細胞で作られる極微量物質で，生理的調節作用を持っている一群の物質の総称である．構造的に大きく分けて，アミノ酸の繋がったペプチドホルモンとステロイドホルモンおよびアミンに分類される．ステロイドホルモンは脂溶性のホルモンであり，水溶性のペプチドホルモンとは作用機序が異なる．

消化管ホルモンはペプチドホルモンであり，消化管に存在する消化管ホルモン産生細胞で合成・貯蔵され，管腔内の刺激を受けて血液中に分泌される．血液中に放出された消化管ホルモンは，門脈，肝臓を経て，標的臓器に作用する．この間に，ホルモン濃度は希釈されるが，全身に信号が拡散する特徴を有する．複数の臓器が同じ信号を受けることも可能である．このメカニズムは，神経が刺激部位から標的臓器まで特異的に信号を伝達するのとは対照的である．

消化管ホルモンの存在が見出されたのは，1902年BaylisとStarlingによるセクレチンの存在の報告が最初で，その構造が決定されたのは半世紀以上後の1965年のことである．その後，次々と新しい消化管ホルモンが発見され続けており，現在知られている消化管ホルモンは20種類以上にも及んでいる．

b．消化管ホルモンの前駆体と遺伝子

消化管ホルモンは，そのアミノ酸配列の相同性から，いくつかのファミリーに分類される．遺伝子解析によって，これらのファミリーは共通の先祖遺伝子に由

2.4 消化管ホルモン 17

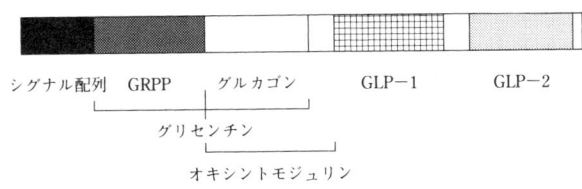

図2.7 ヒトグルカゴン遺伝子の構造
GRPP：グリセンチン関連ペプチド，GLP：グルカゴン様ペプチド

来し，その後，遺伝子の重複などによって種々のペプチドが形成されたと考えられている．グルカゴン遺伝子や，VIP遺伝子のように，一つの遺伝子上にいくつもの構造の類似したホルモンが配列されている場合もある．たとえば，グルカゴン遺伝子は6個のエクソンからなり，活性ペプチドは2個のエクソンのなかにコードされている．ここから，グリセンチン，グルカゴン，オキシントモジュリン，GLP（グルカゴン様ペプチド）-1，GLP-2などが，異なったプロセッシングを受けることによって生成する（図2.7）．

共通の前駆体に由来するにも関わらずこれらのホルモンの発現は組織特異的である．遺伝子の転写後のスプライシングや翻訳後のプロセッシングの段階で制御を受けているためである．

1) セクレチン/グルカゴンファミリー

i) セクレチン　セクレチンは最初に発見された消化管ホルモンである．セクレチンはコレシストキニンと同様に膵臓に作用するが，コレシストキニンが主に膵臓の消化酵素放出を刺激するのに対し，セクレチンは主に膵液の放出を刺激する作用がある．小腸のpHが上昇するとセクレチンの分泌も停止する．

ii) ガストリックインヒビトリーポリペプチド（GIP）　胃酸の分泌を抑制するホルモンとして発見されたが，この作用はそれほど強くないことが明らかになっている．現在ではむしろ，膵臓からインスリン分泌を促進する作用が注目され，グルコース依存インスリン分泌刺激ポリペプチド（glucose-dependent iusulinotropic polypeptide）とよぶようになってきている．一定量の糖を口から投与した時の方が，血液に投与した時よりもインスリン分泌量が多い現象が知られていたが，このホルモンの分泌が小腸に達した糖によって刺激され，インスリンの放出を促進していると説明される．糖代謝に関連する消化管ホルモンである．

iii) グルカゴンおよびエンテログルカゴン　グルカゴンは膵臓から放出されるホルモンで29個のアミノ酸からなるペプチドである．一方，エンテログルカゴンは消化管下部から放出されるグルカゴン様の作用を持つペプチドであり，

グリセンチン（アミノ酸69個）と同一のものと考えられている．プレプログルカゴン（アミノ酸180個）を前駆物質としてグリセンチンをはじめ，いくつかのペプチドが生成し，さらにグリセンチンからはグルカゴンが生成する．グリセンチンの中にはグルカゴンの配列が完全に含まれる．すなわち，グリセンチンは膵臓でも小腸でも合成されており，膵臓では29個のアミノ酸からなるペプチドであるグルカゴンに切断されて放出されるのに対し，小腸からは長いまま放出される．両者の生物活性は同じで，インスリンの作用と拮抗する作用を持つ．グルカゴンとエンテログルカゴンの分布の違いは，この前駆体が膵臓と小腸で異なったプロセッシングを受けるためと考えられている．

2) ガストリン/CCKファミリー

i) ガストリン　1905年英国のEdkinsにより発見された．ガストリンは胃のG細胞で合成され，胃幽門部への食物による機械的刺激，化学的刺激によって血液中に放出される．血液に放出されたガストリンは胃に作用して酸の分泌を刺激するが，胃内のpHが約2.5以下になるとガストリンの血液への放出は抑制される．すなわち，胃酸の分泌を刺激して胃のpHを低く保つ機能を有している．

ii) コレシストキニン(CCK)　1928年Ivyらは胆囊収縮作用を持つ物質を含む小腸由来の画分をコレシストキニンと命名したが，1943年HarperとRaperは膵酵素分泌刺激物質としてパンクレオザイミンを発見した．後に両者は同じ物質であることがわかり，現在ではコレシストキニンと呼ばれることが多い．コレシストキニンは十二指腸や小腸の上部（胃に近い側）のI細胞（M細胞と呼ぶ研究者もいる）で合成される．胆囊を収縮させて胆汁を放出させる作用のほか，膵酵素分泌，胃の幽門を閉じて食物の輸送を遅らせるなどの多彩な作用を持つ．

3) いずれのファミリーにも属さないホルモン

i) モチリン　カナダのBrownによって発見されたホルモンで，空腹時の胃の運動を刺激する．

ii) ソマトスタチン　膵分泌など消化管におけるほとんどすべての分泌を抑制し，胃や小腸の消化管の運動を抑制する．

c．食物成分によるホルモン分泌

消化管ホルモンの分泌は，動物が食物を消化吸収あるいは代謝するための情報伝達の一形式である．消化管ホルモンの分泌を介して，動物は消化管内の食物の

内容や量を化学的に把握し，食物の消化や代謝の準備をすることができる．

　食物摂取によって，消化管からは多種類のホルモンが分泌される．脂肪はガストリンを除くほとんどすべての消化管ホルモンの分泌を刺激する．一般に中性脂肪（トリグリセリド）ではなくて脂肪酸に消化管ホルモン分泌作用があると考えられている．

　タンパク質，アミノ酸は，ガストリン，コレシストキニン，ガストリックインヒビトリーポリペプチド（GIP），膵臓ポリペプチド（PP）等の分泌を促進する．炭水化物はあまり消化管ホルモンの分泌を促進しない．GIPとエンテログルカゴンなど，糖代謝に関わる消化管ホルモンの分泌を促進するだけである．そのかわり，グルコースは，消化管から吸収されて血液に入ってから膵臓を刺激してインスリン分泌を惹起する．

2.5 消化・吸収機構に関連する食欲の調節

　食欲に影響する因子の数は多く，全身の代謝の状態が脳の視床下部に認識され，食欲に反映する．血液は，代謝の結果を反映する因子を多く含む．また，神経系からも，食欲調節に関する種々の信号が送られる．

　消化・吸収過程が円滑に進行せずに滞ると，食欲が低下することが知られている．胃の拡張は，神経系を介して満腹感を脳に伝えることが知られている．この信号は不快感の一種であるとも考えられている．また，小腸での消化が活発な状態では，CCKやセクレチンなどの消化管ホルモンが血液中に盛んに分泌される．CCKは強い食欲抑制ホルモンである．CCKは胃の幽門を閉じることによって胃の拡張を促し，食欲を抑制する．また，血液中投与されたCCKにも強い食欲抑制活性があることから，血液を介した食欲抑制の存在も考えられるが，迷走神経を遮断すると食欲抑制が起こらないことから，おそらく肝臓周辺でCCKが神経系に作用してこれが脳に伝えられると考えられている．

　これら消化管ホルモンによる食欲抑制は，摂食後に消化機能が亢進している間はさらなる摂食を停止させるという意味で合目的的である．　　〔伏木　亨〕

参 考 文 献

栄養機能化学研究会（編）：栄養機能化学，朝倉書店（1996）
武藤泰敏：消化・吸収，第一出版（1988）
藤田恒夫：腸は考える（岩波新書），岩波書店（1991）
伏木　亨・井上一知：消化管ホルモン——最近の進歩，へるす出版（1989）

3. 代謝調節と分子栄養学

　栄養素の代謝がどのように調節されているかについての研究は近年急速に進歩している．とくに，各種の栄養素の摂取量，摂取の仕方などによって，生体がどのような影響を受けるかについては，以前考えられていたよりもはるかに広範な影響があることが次々と明らかにされている．また，栄養素の摂取と内分泌系の応答，さらには免疫系の応答なども広く解析されている．ここでは，このような状況を述べる．

3.1 物質代謝と各臓器・器官の機能

　食物として摂取された化学物質は体内のものと区別されることなくわれわれの体の中で変化を受け，利用され，最終的には排泄される．こうした体内で起こるすべての化学変化を代謝（metabolism）といい，とくに物質の化学反応に焦点をあてた場合に物質代謝，その化学反応に伴うエネルギー変化に注目した場合，エネルギー代謝という．

　細胞は生命の基本的単位であり，単細胞生物ではすべての代謝は一つの細胞内で起こっている．けれどもわれわれの体内では単細胞生物とは異なり，個々の細胞で同一の代謝を営んでいるわけではなく，複雑多岐に分化した臓器・器官で代謝の分担をしながら，個体全体として統一のとれた生命活動を営んでいる．したがって，栄養素がいかに利用され，代謝されているかを正しく理解するためには，われわれの体を構成する各種臓器・器官の特徴について理解しておく必要がある．

　われわれの体を構成する細胞は非常に多種多様であるが，同様の細胞が集合し，一定の構造と機能をもつものを組織（tissue）とよぶ．組織には，①体の外側や内側を覆っている上皮組織，②細胞や組織の間で固定・保護を行っている結合組織，③骨，軟骨など身体を支持している支持組織，④横紋筋，平滑筋などを形成している筋肉組織，⑤体の内外で起こった変化に応じて刺激を伝達する神経組織，などがある．これらの組織が集まって器官系を形成している．器官

系には大別して消化器系，循環器系，内分泌系，泌尿器系，神経・感覚系，筋肉系，骨格系，呼吸器系などがある．

a. 消化器系

消化器官は食物を機械的・化学的消化によって低分子物質に分解して体内に吸収し，不消化物を糞便として排泄する役割をもつものである．口腔，咽頭，食道，胃，小腸，大腸，肛門からなる．付属器官として肝臓，膵臓などがある．消化・吸収については第2章で述べられるので，ここでは，肝臓，膵臓についてのみ述べる．

1) 肝　　臓

肝臓 (liver) は吸収された栄養素が門脈を経由して最初に通過する臓器であり，物質代謝の中心臓器である．糖質，脂質，タンパク質代謝はもちろん，血漿タンパク質の合成，薬物代謝（解毒），アルコールの代謝，鉄や脂溶性ビタミンの貯蔵などほぼあらゆる代謝にかかわっているといえる．胆汁を分泌する体内最大の腺でもある．

2) 膵　　臓

膵臓 (pancreas) は種々の消化酵素を含む膵液を合成し，消化管内に分泌（外分泌）すると同時に，インスリンやグルカゴンなど代謝調節に関わるホルモンを血中に分泌（内分泌）する臓器である．また，消化管内の食物由来のタンパク質とタンパク質分解酵素との比をモニターし，膵酵素の分泌を調節するペプチドが膵液中に存在することも近年明らかになった（2.3節 b. 参照）．

b. 循環器系

循環器系は血管系とリンパ管系からなるが，血管系の機能は心臓により血液を全身に送り循環させることによって，O_2，CO_2，栄養素，老廃物，ホルモンなどを運搬することにある．また，浸透圧，pH などの調節や免疫，食菌，血液凝固といった生体防御機能も有している．

血管系は図3.1に示すように心臓左心室から大動脈を経てすべての臓器（肺を除く）に血液を供給して右心室に戻る体（大）循環系と，右心室から肺動脈を経て肺で CO_2 と O_2 の交換を行い左心室に戻る肺（小）循環系とがある．なお前者には，消化管を通った静脈血が門脈 (portal vein) という特殊な静脈に集められて肝臓へ流れる門脈循環という経路があり，腸管で吸収された栄養素を肝臓に運

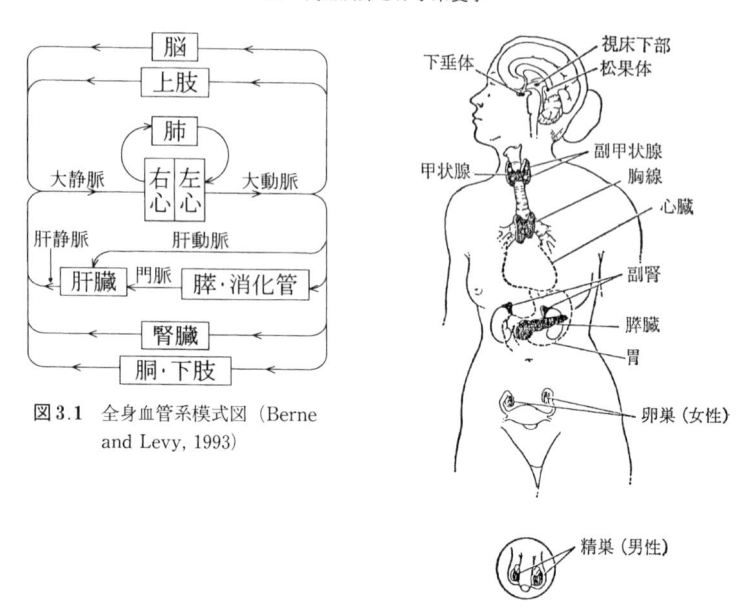

図3.1 全身血管系模式図（Berne and Levy, 1993）

図3.2 内分泌系（Lehninger, 1982）

ぶ役割を担っている．

　血液は体内の栄養素レベルや生理機能の状態がその組成によく反映され，サンプリングが比較的容易であるので，栄養・生理状態の判定によく利用される（貧血状態の判定にヘモグロビン量，タンパク質欠乏状態に血漿アルブミン濃度など）．

c．内分泌系

　体内にはホルモンを分泌する臓器・器官が点在し，各種臓器の機能を制御することにより，生体の内部環境を維持する役割を果たしている（図3.2）．下垂体では前葉から成長ホルモン，甲状腺刺激ホルモン，副腎皮質刺激ホルモン，黄体形成ホルモン，卵胞刺激ホルモン，プロラクチンなど，後葉からはバソプレッシン，オキシトシンが分泌される．甲状腺からは甲状線ホルモンとカルシトニン，副甲状腺からは副甲状腺ホルモン，副腎では皮質からミネラルコルチコイド（アルドステロンなど）やグルココルチコイド（コルチゾールなど），髄質からエピネフリン（アドレナリン）などが分泌される．膵臓からはインスリンとグルカゴンが分泌される．性腺では男性は精巣でテストステロン，女性は卵胞からエストラジオール，黄体よりプロゲステロンを生成分泌する．そのほか，胃，腸などで

は多数の消化管ホルモン（2.4節参照．ガストリン，セクレチン，コレシストキニンなど）が生成・分泌されることが明らかになりつつある．

d．筋　肉　系

体重の 40〜50% を占める体内最大の運動器官である．骨格筋（skeletal muscle）はミオシン・アクチンを中心とする筋原線維（myofibril）からなる細長い多核細胞で，機能の違いにより速筋（白筋）と遅筋（赤筋）という区別がある．筋小胞体（滑面小胞体の一種），ミトコンドリア，グリコーゲンなどが豊富である．運動時のエネルギー源としてグリコーゲンを貯蔵する一方，絶食時には中枢神経活動維持のため筋タンパク質分解によりアミノ酸をエネルギー源として供給し，糖新生を通して血糖維持に寄与する．内臓を構成する筋肉は筋原線維に規則性がなく平滑筋（smooth muscle）とよばれ，不随意筋である．

e．泌尿器系

尿を作り排泄する器官系で，腎臓，尿管，膀胱，尿道からなる．腎臓（kidney）は体内の水分量，体液の pH や浸透圧などの恒常性を保つ重要な器官である．糸球体では 1 日 180 l の血漿が濾過され，尿量は約 1 l という驚くべき効率で血液の浄化，老廃物の濃縮・排泄が行われている．尿の主成分は尿素であり，この量はタンパク質摂取量により変動し，絶食時でも体タンパク質分解に由来する量が排泄される．また，活性型ビタミン D_3（カルシウム代謝の調節），レニン（血圧調節），エリトロポエチン（骨髄の造血活動に関与）などのホルモンを産生している．

f．神　経　系

神経系は内分泌系とともに諸臓器の機能を統合し制御するために情報を伝達する役割を果たしている．大別して，全体を統合している中枢神経系と各臓器・器官を支配している末梢神経系とがあるが，中枢神経系としての脳の機能にはぼう大なものがあり，いまだ未知の領域が多く残されている．

脳組織全体への栄養の供給を考える際には血液-脳関門（blood-brain barrier）の存在が重要である（図3.3）．これは脳毛細血管の内皮細胞および脈絡叢上皮がその実体とみなされているが，各種低分子物質の透過をいちじるしく制限し，神経細胞の環境を保護している．透過性は分子の大きさや脂溶性に影響される

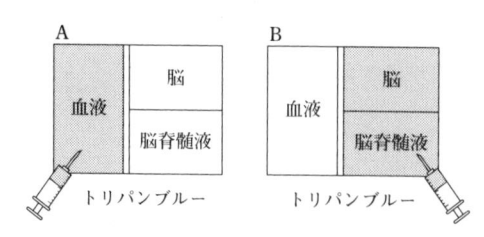

図3.3 血液・脳関門の存在
A：トリパンブルーを静脈に注射した場合．色素は脳にも脳脊髄液にも出現しない．
B：トリパンブルーを脳脊髄液内に直接注射した場合．色素は血中に出現しない．血液と脳・脳脊髄液との間には関門は存在するが，脳と脳脊髄液との間には関門は存在しない．

が，例外も多い．また，脳内における特定の機能とその局在性，そこでの代謝の詳細はまだほとんど不明であるが，近年，覚醒下での脳内の微細領域の解析に微小透析法（microdialysis）など新しい手法が開発され，近い将来飛躍的な発展が期待される．

3.2 代謝調節の基本的概念

生体物質の同化と異化，エネルギーの転換反応など生体内の代謝の流れは実に複雑に錯綜しているが，それらは常に生命を維持する方向で巧みに調節されている．外部環境の変化に対する生体内環境の維持（恒常性，homeostasis）がすなわち代謝調節である．

一般に試験管内での酵素反応はある程度まで可逆的である．しかし実際の細胞内は開放系であり，引き続いて起こる酵素反応により反応産物が速やかに取り除かれるので可逆性が成立しえないことが多い．細胞内での代謝物質の流れも大部分一方通行である．真の平衡状態というのは細胞が死んだときにのみ得られる．生きている細胞は代謝中間体の一方向の流れで維持されている動的で非平衡な定常状態の系である．細胞内では代謝中間体の濃度は比較的一定に保たれ，経路全体の流れは律速酵素（最も遅い反応）によって決定される．

栄養学で代謝調節を論ずる場合，「まずはじめに代謝流量（metabolic flow）あり」である．次いでその反応に関わる酵素の調節論に入るべきである．栄養学は結局，栄養素（代謝物質，基質）の代謝流量の議論であり，こうした流量の変化のみ（必ずしも酵素活性の変化なしに）でも十分な説明が可能である場合も多い．たとえば，生理的範囲での体タンパク質分解の変動はリソソームのカテプシン活性の変化なしに起こっている．これに関連して，ある代謝反応の細胞内（$in\ vivo$）での活性（つまり代謝流量）と，その反応をになう酵素の $in\ vitro$ 活性との違いも明確にしておきたい．後者は普通大過剰の基質存在下の最大活性で表現するが，前者にあっては細胞内の基質量ははるかに少なく K_m 値付近のことが多

い．

以上のことをよく理解した上で，次に酵素の代謝調節論を紹介する．とくに哺乳動物における例をあげる．

a．酵素の空間的配置
1) 細胞内の区画化

動物の細胞内では多くの代謝過程が細胞質や各種オルガネラに区画化（compartmentation）され，機能の分担が行われている（表3.1）．これにより精巧で調和のとれた代謝調節が可能になった．このことは同時に代謝中間体が区画の障壁を通過して輸送されねばならず，実際そうしたシャトル機構も存在する．

2) 巨大分子複合体

一連の代謝反応を触媒する酵素群を有機的に統一した巨大分子複合体では，反応中間体は代謝経路にそって無駄なく次々と受け渡される．たとえば，脂肪酸合成酵素複合体，ピルビン酸デヒドロゲナーゼ複合体，プロテアソームなど．

b．基質サイクル

一つの反応をそれぞれ逆向きに触媒する酵素が存在し，一見可逆に見える反応を基質サイクルという（図3.4）．一つの酵素で調節するよりはるかに効率的な調節を可能にする．タンパク質の代謝回転も大きな意味でこの基質サイクルの一種と考えられる．

c．タンパク質の絶対量の変化

酵素タンパク質はその合成と分解によってその存在量が調節される．その合成と分解の過程はまったく異なる過程である（第6章参照）．たとえば，肝臓アル

表3.1 オルガネラの代謝機能

オルガネラ	機能
ミトコンドリア	TCA回路，酸化的リン酸化，脂肪酸酸化，アミノ酸の分解
サイトソル	解糖，ペントースリン酸経路，脂肪酸合成，糖新生
リソソーム	細胞成分と摂取した物質の消化
核	DNA複製，転写，RNAのプロセシング
ゴルジ体	分泌タンパク質の翻訳後プロセシング，形質膜と分泌小胞の形成
粗面小胞体	膜結合・分泌タンパク質の合成
滑面小胞体	脂質とステロイドの合成

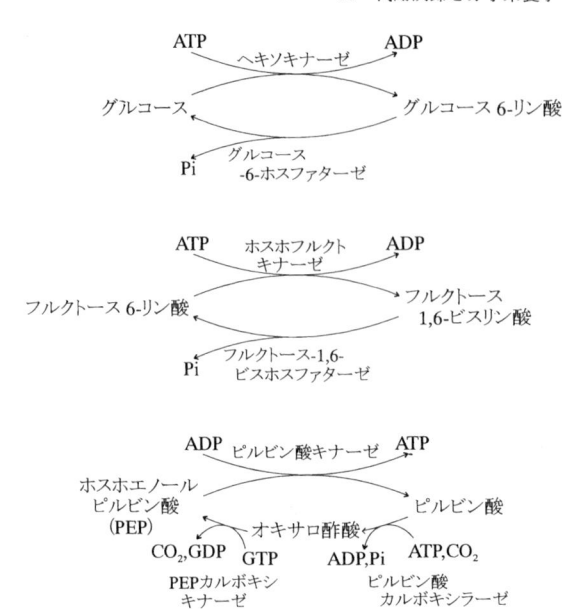

図3.4 基質サイクルの例

ギナーゼは高タンパク質食ではその合成速度の上昇で活性が高まるが，絶食にしたときはその分解速度の低下により活性上昇する．また，トリプトファンオキシゲナーゼはグルココルチコイドとトリプトファンによって活性上昇するが，ホルモンは酵素の合成速度を高めるのに対し，トリプトファンは酵素を安定化させて分解速度を下げる．

d．酵素の触媒効率の変化
1）不活性型プロタンパク質の活性化
　ある種のタンパク質はプロタンパク質と呼ばれる不活性前駆体として合成され，分泌される．これが成熟型へ変換する際，限定加水分解によりペプチド鎖が部分的に切り離されて活性をもつようになる．これは新たなタンパク合成を必要とせずに生理的要求に応じた速やかな活性動員に役立つ．例として，消化酵素のペプシン，トリプシン，血液凝固系のトロンビン，結合タンパク質のコラーゲンなどがある．

2）酵素のアロステリック調節
　ある生合成経路の最終産物がその経路の特定の（多くの場合最初の）酵素活性を阻害する現象をフィードバック阻害という．最終産物は基質や補酵素と似た構

造を持たず，触媒部位とは異なる部位に作用するアロステリックエフェクターとして働く．このような調節酵素をアロステリック酵素という．たとえば，ピリミジン生合成系の最初の段階アスパラギン酸トランスカルバモイラーゼのCTPによる阻害，解糖系のホスホフルクトキナーゼのATPやAMPによる調節などが有名である．

3) 共有結合修飾（酵素の相互変換）

機能タンパク質の特定のアミノ酸側鎖が共有結合的に修飾されて酵素活性の調節が行われる．リン酸化，アセチル化，ADP-リボシル化などがある．とくにリン酸化反応は細胞内情報伝達経路でタンパク質の化学修飾機構として用いられる最も重要な反応である．プロテインキナーゼとプロテインホスファターゼがそれぞれリン酸化，脱リン酸化を触媒し，これらを転換酵素（converter enzyme）とよぶ．リン酸化を受ける酵素として，たとえばグリコーゲンホスホリラーゼ，脂質代謝でのホルモン感受性リパーゼ，タンパク質合成に関わる翻訳開始因子eIF-4Eなどがある．

3.3 物質代謝の統合

食物中の三大栄養素である，糖質，脂質，タンパク質は生体内にあっておのおのの同化と異化の経路が存在するが，同時にエネルギーの貯蔵と供給という面では相互に密接な関係がある．これら中間代謝の相関とその調節は細胞レベルはもちろん臓器間レベルでも行われており，個体全体としてその複雑な代謝の統合を理解する必要がある．ここでは，われわれの体内での三大栄養素間の相互変換と主要代謝臓器間での相関関係について述べる．

a．三大栄養素の相互変換

図3.5に見るように糖質，脂質，タンパク質は体内できわめて複雑な相互関係を持つが，需要に応じてATPを作り，また，栄養素の豊富なときにはグリコーゲン，トリアシルグリセロール，タンパク質などを合成して必要時に備え，血中グルコース濃度を常に適正値に維持しようとする．これらの相互変換の中心に位置するのはアセチルCoA，ピルビン酸，TCA回路である．

1) グルコースから脂肪酸，アミノ酸への転換

グルコースから解糖系でピルビン酸を経てアセチルCoAとなり，アセチルCoAカルボキシラーゼや脂肪酸合成酵素により脂肪酸へと合成される．したが

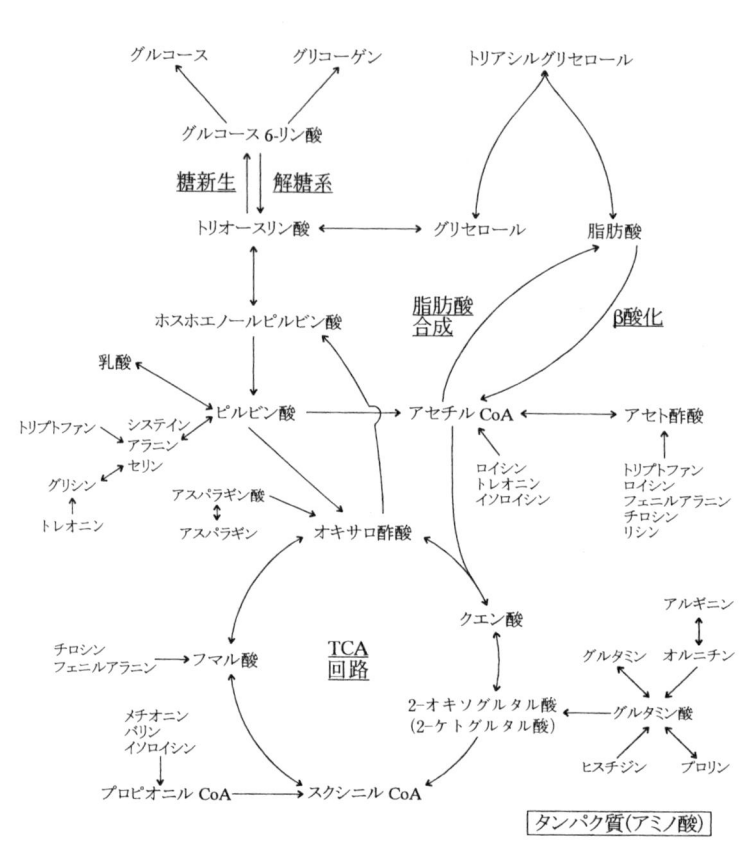

図3.5 三大栄養素の相互変換

って，糖質の大量摂取は容易に脂肪蓄積へつながる．またある種の非必須アミノ酸の炭素骨格は TCA 回路とアミノ基転移によりグルコースから合成することが可能である．

2) 脂肪酸からグルコース，アミノ酸への転換

脂肪酸の β 酸化により生じたアセチル CoA はピルビン酸デヒドロゲナーゼ複合体が不可逆のためピルビン酸に転換されない．また，TCA 回路でアセチル CoA から実質的にオキサロ酢酸へ転換されないのでグルコースを作ることができない（TCA 回路でアセチル CoA からオキサロ酢酸が生じうるが，サイクルの本質としてできた分は使われてしまうので正味の合成はないということ）．ま

た，アセチル CoA はピルビン酸にならないのでアミノ酸の炭素骨格を作る経路はない（アセチル CoA になるアミノ酸はすべて必須アミノ酸であり，その逆経路はない）．

3) アミノ酸からグルコース，脂肪酸への転換

多くのアミノ酸の炭素骨格はピルビン酸か TCA 回路中間体になるので糖新生経路にてグルコースに転換する（糖原性アミノ酸）．数種のアミノ酸はアセチル CoA になるのでケトン体か脂肪酸に転換される（ケト原性アミノ酸）（第6章参照）．

b．臓器間の相関関係

上で述べた代謝中間体の相互変換はどの臓器でも起こっているわけではなく，実際には臓器ごとの分担が行われている（図3.6）．特にエネルギー代謝に関与する臓器は脳，筋肉，脂肪組織，肝臓である．

脳はいつも大量のグルコースを消費している．筋肉は，短距離走など極度に ATP 需要が高いときには嫌気的に分解して乳酸を作り，これを血液を通して肝臓に輸送し糖新生でグルコースに戻してもらう．穏やかに活動中の筋肉はグルコ

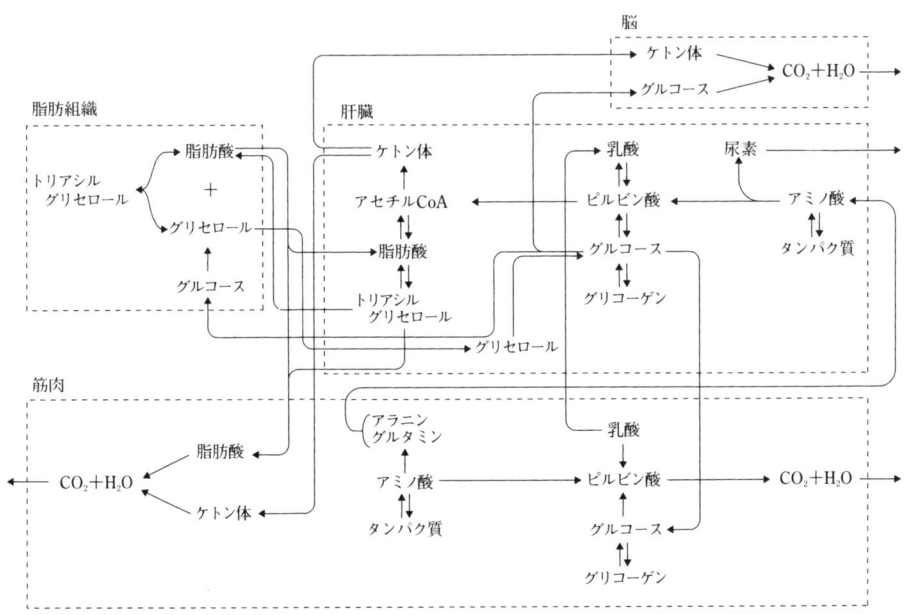

図3.6 主要臓器間の代謝 (Voet and Voet, 1995)

ースや脂肪酸，ケトン体などを TCA 回路と酸化的リン酸化で CO_2 と H_2O に完全酸化して ATP を作る．脂肪組織はトリアシルグリセロールを貯蔵し，需要に応じて脂肪酸を血中に放出する．肝臓は代謝のコントロールタワーであり，血中グルコースが多いときにはグリコーゲンとして貯蔵し，不足の時はグリコーゲン分解と糖新生でグルコースを作って放出し，血中グルコース濃度を維持する．過剰のグルコースから脂肪を合成するものも肝臓である．また，肝臓は脂肪酸をケトン体に変えて末梢組織に供給する役割もある．飢餓時にはタンパク質の分解で生じたアミノ酸を代謝中間体に分解してグルコースを生産する．飢餓状態が続くと，脳は燃料をグルコースからケトン体に切り替え，代謝のタンパク質分解依存度を軽減し，脂肪分解に依存するようになる． 〔門脇基二〕

参考文献

Berne, R.M. and Levy, M.N.: Physiology, 3 rd ed., Mosby-Year Book (1993)
Murray, R.K., Granner, D.K., Mayes, P.A. and Rodwell, V.W.: Harper's Biochemistry, 25 th ed., Appleton & Lange (1999); 上代淑人 (監訳)：ハーパー生化学 (原書24版), 丸善 (1997)
Voet, D and Voet, J.G. : Biochemistry, 2 nd ed., John Wiley & Sons (1995)

3.4 栄養素の摂取と代謝の応答

われわれの体温が一定に保たれていること一つをとっても，栄養素の代謝は，厳密に制御されていることは予想できる．糖質，タンパク質，脂肪の3種類の基本的な栄養素代謝がどのように調節されているかといった問題は，1960年代，1970年代に大きな展開をみた．その結果，酵素量と酵素活性の両方が調節されて，栄養素の各代謝経路での代謝量が調節されているという概念が確立した．この間，アロステリック効果といって，ある酵素の基質とは異なる物質，たとえば代謝経路の下流にある物質が酵素と結合して，その活性を上昇させたり，抑制させたりするという概念も形成された．すなわち，ある代謝経路の構成成分が，その代謝経路の酵素活性を制御することが証明されたのである．さらに，酵素活性の制御に酵素のリン酸化が重要な働きをしていることが明らかにされ，それが発展して現代になると，リン酸化カスケードによって多くのホルモンの作用機構も説明されるようになっている．栄養素の摂取とそれに対する応答に関する近年の知見の概略を図3.7に示した．

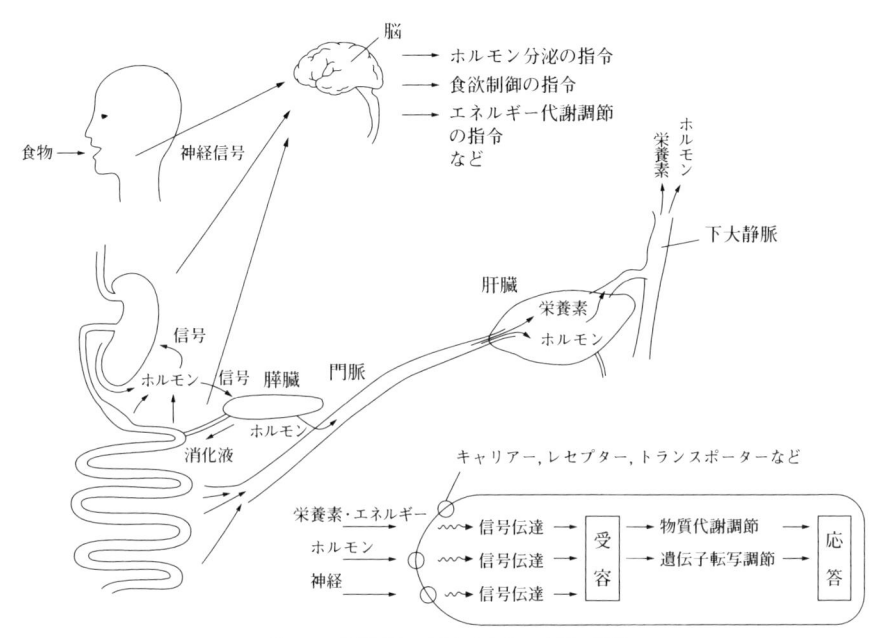

図3.7 食物摂取に対する身体の応答の概略

食物が摂取されると神経系，内分泌系，免疫系など生体の調節系の応答が引き起こされる．消化管に分布する神経系の応答，消化管ホルモンの応答，膵臓のインスリンなどの分泌の応答が起こり，また栄養素自体も信号物質となりうる．こうした応答は脳へと伝えられ，新たな神経系の応答，内分泌系の応答などを引き起こす．各組織はそれらの信号をレセプター，トランスポーター，キャリアーなどによって受容して，細胞内で物質代謝の調節や遺伝子転写の調節といった応答を起こす．

3.5 代謝調節物質

その間，代謝を調節する物質が非常に多数明らかにされた．以前から知られていたインスリンをはじめとするホルモンもその作用の詳細が明らかにされ，栄養素の代謝の調節に多くのホルモンが重要な役割を果たしていることが明らかにされた．表3.2には，これらの代謝調節物質の主なものを示した．

a．インスリン

インスリンは膵臓のランゲルハンス島のβ細胞から分泌される．分泌の刺激で，もっとも強い活性をもつものはグルコースである．主としてランゲルハンス島自身が血中のグルコース濃度が上昇したことを検知して，インスリンが分泌され，グルコース濃度を下げる方向で代謝が調節される．その機構としては，グル

表3.2　主要栄養素の代謝を調節する代表的なホルモンなど

ホルモン・生理活性物質	分泌器官	標的器官	作用
インスリン	膵臓β細胞	骨格筋，肝臓，脂肪組織など	血糖値の低下，グルコース利用促進，グルコースやアミノ酸の細胞内への取り込み促進，タンパク質合成促進・分解抑制，グリコーゲン合成促進，脂肪合成促進，RNA合成促進など．
グルカゴン	膵臓α細胞	肝臓など	血糖値上昇，グリコーゲン分解促進，糖新生促進，タンパク質分解促進
エピネフリン・ノルエピネフリン	副腎髄質神経など	肝臓，骨格筋，脂肪組織など	血糖値上昇，脂肪分解促進，グリコーゲン分解促進
インスリン様成長因子−I(IGF-I)	肝臓など	骨格筋など多くの組織	タンパク質合成促進
グルココルチコイド	副腎皮質	肝臓，骨格筋など	糖新生促進，タンパク質分解促進（骨格筋）
甲状腺ホルモン	甲状腺	骨格筋など	エネルギー代謝促進
レプチン	脂肪組織	視床下部	視床下部からの食欲抑制指令，エネルギー代謝促進指令

コースの細胞への取り込みの促進，グリコーゲン合成の促進，グリコーゲン分解の抑制，脂肪合成の促進，脂肪分解の抑制，糖新生の抑制，などがある．さらにインスリンは，細胞へのアミノ酸取り込みの促進，タンパク質合成の促進，タンパク質分解の抑制，RNA合成の促進，細胞分裂の促進などの機能ももっており，栄養素の代謝を考える上で，最も重要な部分を占めている．

インスリンのレセプターの機能も近年詳細に解析されて，インスリンがレセプターに結合すると，そのβ-サブユニットの特定のチロシンがリン酸化され，それが最初の細胞内の信号となって，次々に細胞内の信号タンパク質がリン酸化される姿が証明されている（図3.8）．

さらに，インスリンに応答する遺伝子の調節領域に，インスリンに応答して作用する転写調節因子が結合する領域があることや，その領域に結合する因子に関する解析も進んでいる．

b．グルカゴン

グルカゴンは，膵臓のランゲルハンス島のα細胞から分泌されるペプチドホルモンであり，インスリンとは逆に，血糖値を上昇させる作用がある．このホルモンが細胞内のcAMPを上昇させ，A-キナーゼ系と呼ばれる信号伝達系によっ

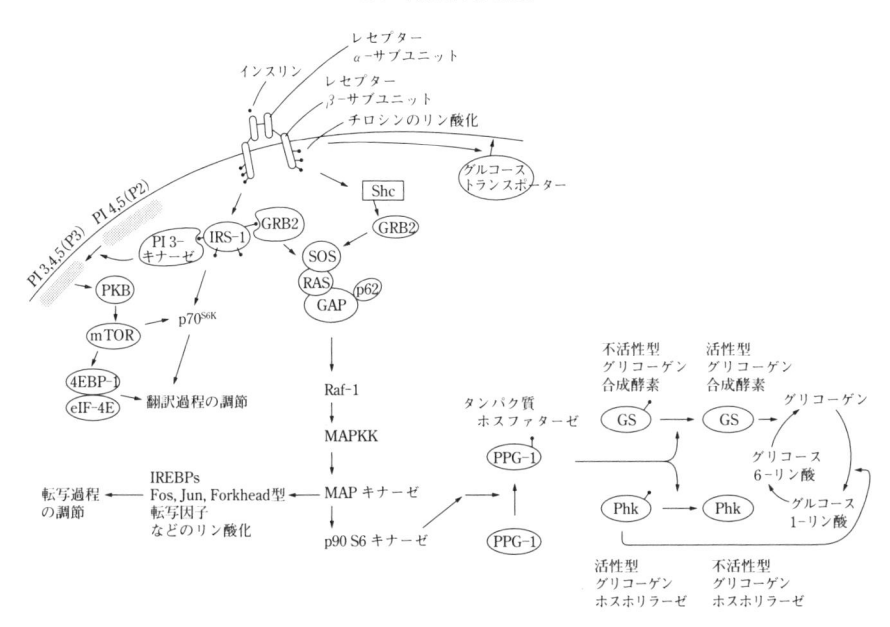

図3.8 インスリンの信号伝達の概略

インスリンが標的組織に到達すると，まずレセプターの α-サブユニットに結合する．そうすると，レセプターの β-サブユニットの特定のチロシンがリン酸化される．リン酸化された β-サブユニットは，タンパク質キナーゼの活性をもっており，インスリンレセプター基質（IRS）と呼ばれるタンパク質やその他のタンパク質をリン酸化する．IRS は発見順に IRS-1，IRS-2 と番号がつけられている．リン酸化された IRS やその他のタンパク質は，細胞内で次々とタンパク質をリン酸化して，活性化したり不活性化したりしていく．こうして，細胞内での酵素活性を調節して代謝を変化させたり，mRNA の翻訳を制御したり，遺伝子の転写を調節するといった応答を引き起こす．

て，多くのタンパク質をリン酸化し，その活性を調節して細胞の応答を引き起こすことはかなり以前から知られていた．近年さらに，cAMP によってさまざまな遺伝子の発現が調節されることも証明され，やはりインスリン同様，cAMP に応答する遺伝子に cAMP 応答領域があり，遺伝子発現の制御をしていることが明らかにされている．

c．グルココルチコイド

グルココルチコイドをはじめとするステロイドホルモンは，レセプターの構造に共通点があることが明らかにされた．図3.9に示したように，ステロイドホルモンのレセプターは，DNA に結合する領域，ホルモンに結合する領域，および活性を調節する領域があることが証明され，さらに，レチノイン酸（ビタミ

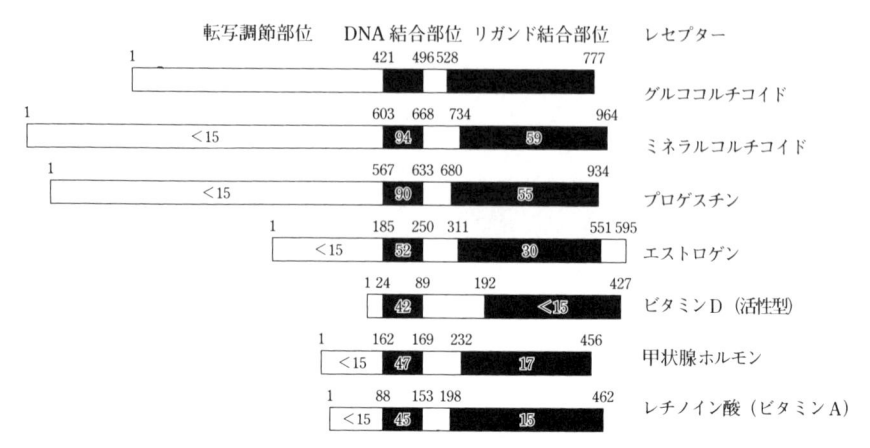

図3.9 核ホルモンレセプタースーパーファミリー

ステロイドホルモン，甲状腺ホルモン，ビタミンA，ビタミンDのレセプターの構造と機能が類似していることを示す．いずれもホルモンもしくはビタミンと結合する活性をもち，DNAと結合する活性をもち，転写を調節する性質をもっていることを示している．

番号はN末端からのアミノ酸の番号を示す．枠内の数値はグルココルチコイドレセプターとのアミノ酸の類似率を示す．

A），ビタミンDも，ホルモン様の作用をすること，その場合，それぞれにレセプターがあり，それらのレセプターはステロイドホルモンのレセプターと類似の構造を持つことが証明されて，この一群のレセプターを総称して，核ホルモン（ステロイドホルモン）レセプタースーパーファミリーと呼ぶようになった．甲状腺ホルモンのレセプターもこのファミリーに属することから，甲状腺ホルモンの作用機構もこれらのホルモンと類似していると考えられている．これらのホルモンやビタミンがレセプターに結合すると，それらは，それらのホルモンに応答する遺伝子の調節領域に結合して転写を調節する．こうして，その遺伝子がコードするタンパク質のmRNAの量が変化して，細胞の応答が起こる．

d．レプチン

1994年にレプチンというホルモンが発見されたことにより，エネルギー代謝の概念はまた大きな転換をした．このホルモンは，エネルギーの摂取量によってその分泌量が支配されると考えられ，エネルギー摂取の状況を脂肪組織が感知して分泌する．また，レプチンの遺伝子の転写はインスリンによる制御も受けている．このホルモンの主たる作用は，下垂体のレセプターに結合して食欲を抑制

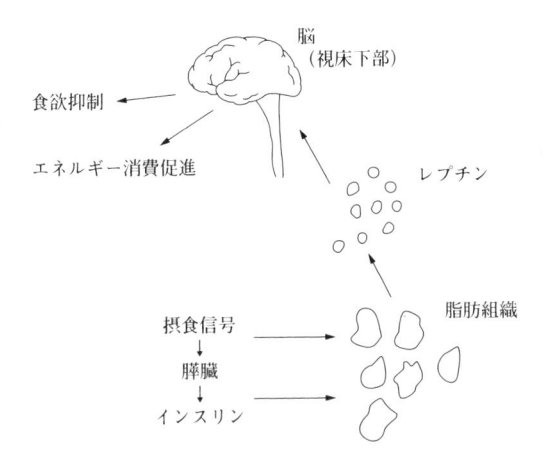

図 3.10 レプチンによる食欲とエネルギー代謝の制御
食物が摂取されるとその信号が脂肪組織へ伝わり，脂肪組織はレプチンというホルモンを分泌する．この過程にはインスリンが必須である．食物は，インスリンの分泌を促し，おそらく食物自身がもつ信号と合流してレプチンの分泌を促すものと考えられる．こうして分泌されたレプチンは血液の中を運ばれ，視床下部でそのレセプターと結合して応答を引き起こし，食欲を抑制し，脂肪組織での脂肪分解を促進するなどエネルギー代謝を促進させる．

し，さらに各組織にエネルギー消費の促進を指令するとされている．従来予想されていなかった組織でのホルモンの生産と，代謝の調節の予想以上の複雑さ，巧妙さをレプチンの発見は示したといえよう（図3.10）．

3.6 遺伝子発現の調節

1980年代以降の代謝調節の領域の大きな発展は，遺伝子のレベルでの機構の解析が可能になったことであろう．

遺伝子発現とは，遺伝子にコードされている遺伝情報をRNAやタンパク質に変換することをいう．この過程は，第1章図1.1に示したように，DNAの情報のRNAへの変換と，その遺伝子がタンパク質を作る情報をもっている場合は，さらにタンパク質への変換をいう．この過程には，RNAポリメラーゼによるRNAの合成と，mRNAの場合は，真核生物ではスプライシングと呼ばれるRNAの切断と結合，キャップ構造とよばれる部分の生成とポリAテールと呼ばれるmRNAの3′末端へのポリアデニル酸の付加，核から細胞質へのmRNAの運搬という過程をとる．さらにmRNAの情報をタンパク質，すなわちアミノ酸配列へと変換するためには，ポリペプチド鎖開始因子と呼ばれる一群の因子が働き，アミノ酸をペプチド結合で結合していく過程を開始する必要がある．そのアミノ酸の鎖を延ばすためには，ポリペプチド鎖伸長因子と呼ばれる因子群が働いてペプチド鎖を伸長し，さらに必要なアミノ酸を結合し終わると，ポリペプチド鎖終結因子と呼ばれる因子群が働いて，完成したタンパク質とmRNAを解離させてタンパク質合成が完了する．

このように，DNAに保存された遺伝情報がタンパク質になるまでには，多くの因子が関係しているため，タンパク質合成の調節は多くの段階で行われることになる．細胞内のmRNAは，合成されるだけでなく，不断に分解されているので，mRNAの分解速度もmRNA量に影響を及ぼし，ひいてはタンパク質合成活性にも影響することになる．それでは，この過程で主に調節を受けやすい点はどの点であろうか．

まず，DNAの転写についてであるが，mRNAを合成する酵素はRNAポリメラーゼIIと呼ばれる酵素である．RNAポリメラーゼIIは，図3.11のように，遺伝子の転写開始点の少し上流，プロモーターと呼ばれる領域に結合する．TATAボックスをもつ遺伝子ならば，TATAボックスを含む領域である．ここ

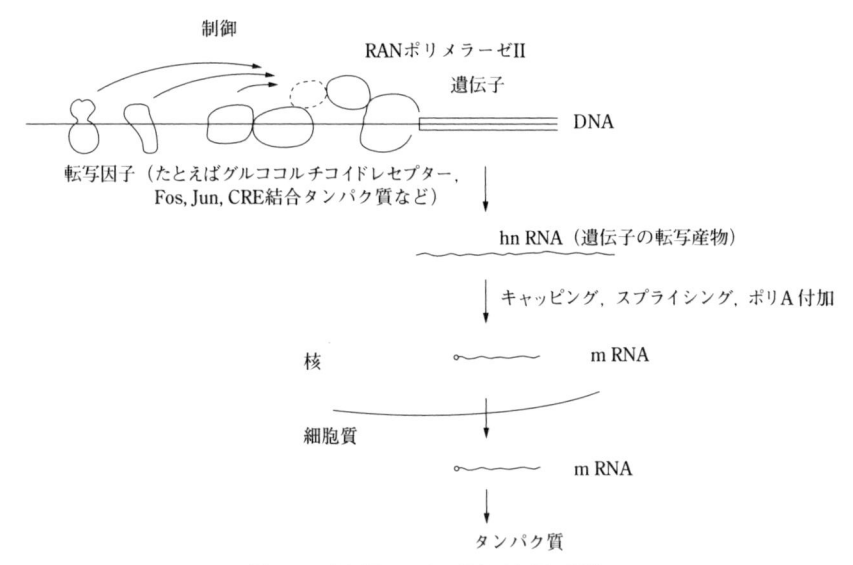

図3.11 転写因子による遺伝子転写の調節

遺伝子にはその発現を制御する調節領域があり，多くは遺伝子自体の5'上流側にその調節領域がある．転写因子とは，その調節領域に結合して遺伝子の転写を行う酵素であるRNAポリメラーゼIIの活性の調節を行う因子である．たとえば，グルココルチコイドのレセプターはグルココルチコイドと結合すると，活性化されて転写因子として作用する．転写因子が結合するDNAの領域は応答領域と呼ばれ，グルココルチコイドレセプターの結合する領域は，グルココルチコイド応答領域と呼ばれる．インスリン応答領域は，インスリンの信号を受けて活性の変化する因子の結合する領域であり，他にもcAMP応答領域（CRE）など多数の応答領域が知られている．通常これらの応答領域は遺伝子の5'上流の約1kb以内の領域にあるが，時には数千kb離れた領域にある場合もあり，そのような場合はDNAが湾曲することによってその領域がRNAポリメラーゼIIの近傍に配置するようになりその活性を調節すると考えられている．

に結合するRNAポリメラーゼIIの活性は，遺伝子の調節領域といわれる領域に結合する多種類・多数のタンパク質によって調節されているといわれる．調節領域は，通常遺伝子のプロモーター領域の上流にあるが，イントロンの部分や，転写領域の下流に存在する場合もある．上述の，インスリン応答領域，ステロイドホルモン応答領域，cAMP応答領域などが次々明らかにされたのも近年の大きな成果といえる．

3.7 分子栄養学

上述のように，近年の分子生物学の進歩は，栄養学の領域の課題を分子のレベルで解析することを可能にしつつある．本節では，この分野の進歩について述べる．

a．栄養素摂取に対する応答の遺伝子レベルでの解析

1960年代から，栄養素摂取に対する生体の応答の解析が進み，酵素をはじめとする多くのタンパク質が栄養素摂取に応答してその量が変化することが明らかにされた．たとえば，タンパク質摂取量によって肝臓のキサンチンオキシダーゼやアルギナーゼなどの活性が変化すること，絶食によって脂肪合成酵素系の酵素活性は大きく低下するが，糖質の多い食餌を摂取することによってそれらの活性が回復することなども明らかにされた（図3.12）．

近年，このような現象が，それらのタンパク質のmRNA量の変化によるもの

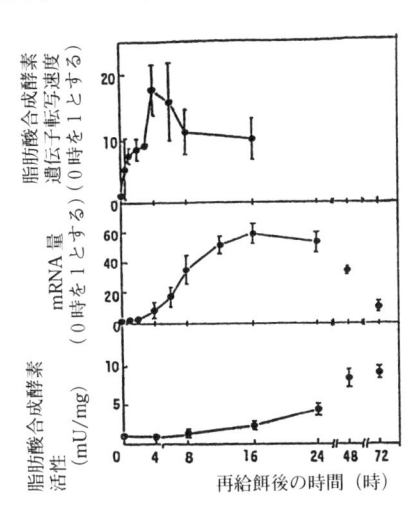

図3.12 脂肪酸合成酵素とそのmRNA，およびその遺伝子転写速度

絶食にしたラットに糖質を多く含む飼料を再給餌したときに，脂肪酸合成酵素の活性，そのmRNA量，および遺伝子転写速度がどのような影響を受けるかを調べた実験（入谷信子による）．

再給餌後，酵素活性は徐々に増加するが，その前にmRNA量が増加し，さらにそれに先行して脂肪酸合成酵素の遺伝子の転写速度がいちじるしく上昇していることが明らかである．

か，それとも，酵素の安定性によるものから始まって，それらの遺伝子の転写活性の変化も調べられた．遺伝子転写活性が変化していれば，それがどのような転写因子によって制御されているかなども解析されている（図3.11）．

一方で，mRNAの翻訳の調節機構も最近興味ある発見が見られる．ポリペプチド鎖開始因子のリン酸化による翻訳開始の制御などがその例として挙げられる（図3.13）．

また，それらの過程で，ホルモンの関与が知られていると，そのホルモンと栄

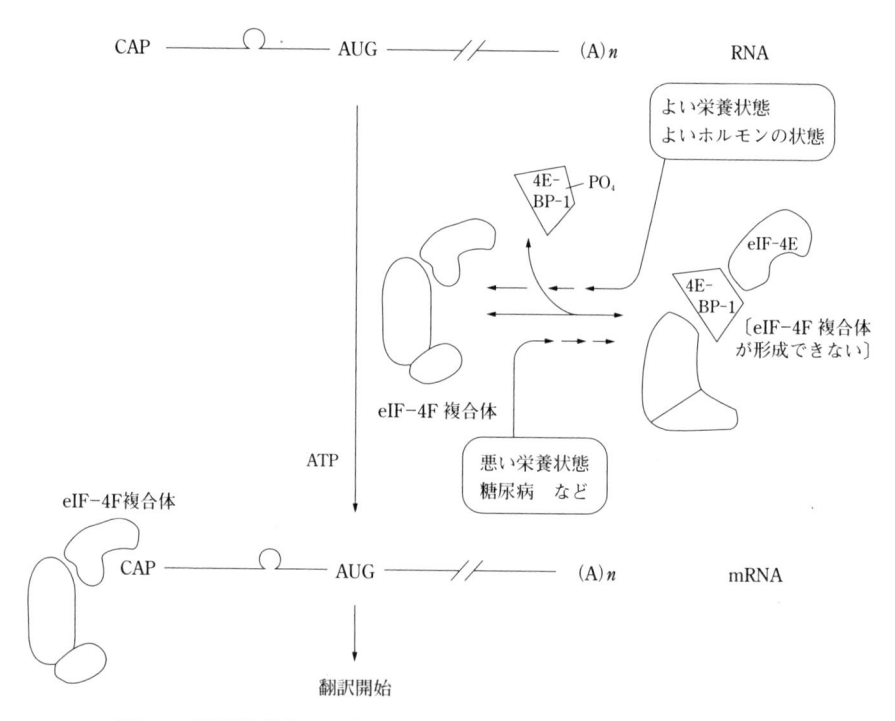

図3.13 翻訳制御機構の一例としてのeIF-4E結合タンパク質-1によるeIF-4Eの活性制御

eIF-4E（eukaryotic initiation factor-4E：真核生物ポリペプチド開始因子-4E）は，ポリペプチド鎖開始因子の一つで，他の二つのタンパク質と結合して三量体であるeIF-4FとなりmRNAおよびリボソームと結合してmRNA翻訳を開始する重要な因子である．このeIF-4Eには，特異的に結合する結合タンパク質（eIF-4EBP）があり，そのうちのeIF-4EBP-1と呼ばれるタンパク質がeIF-4Eと結合すると，eIF-4Eは三量体eIF-4Fを形成することができなくなり，翻訳活性が低下する．よい栄養状態の場合やインスリンが十分ある場合などは，eIF-4Eはリン酸化されてeIF-4Eと結合しないが，栄養状態が悪かったりインスリンが不足したりすると，eIF-4EBP-1が脱リン酸されてeIF-4Eと結合しやすくなり，翻訳に障害がでる．

3.7 分子栄養学

```
             グルカゴン・エピネフリン
                    ↓
                   cAMP
                    ↓
               プロテインキナーゼ
                    ↓ Ⓟ
  ホスホリラーゼ    ⇄   ホスホリラーゼ
  キナーゼキナーゼ       キナーゼキナーゼ
                        ↓ Ⓟ
  グリコーゲン       グリコーゲン
  ホスホリラーゼ  ⇄   ホスホリラーゼ
  キナーゼ            キナーゼ
                        ↓ Ⓟ
  グリコーゲン       グリコーゲン
  ホスホリラーゼb ⇄  ホスホリラーゼa
                        ↓ Ⓟ
  グリコーゲン → グルコース1-リン酸 → グルコース6-リン酸
     ↑                                      ↓
     └──────────── UDP-グルコース ←──────────┘
                        ↑
  グリコーゲン合成酵素 ⇄ グリコーゲン合成酵素
     ↑ Ⓟ
  プロテインホスファターゼ  プロテインホスファターゼ  プロテインキナーゼ
                              ↑ Ⓟ              ↑ Ⓟ
                          インスリン             cAMP
                                              グルカゴン
                                              エピネフリン
```

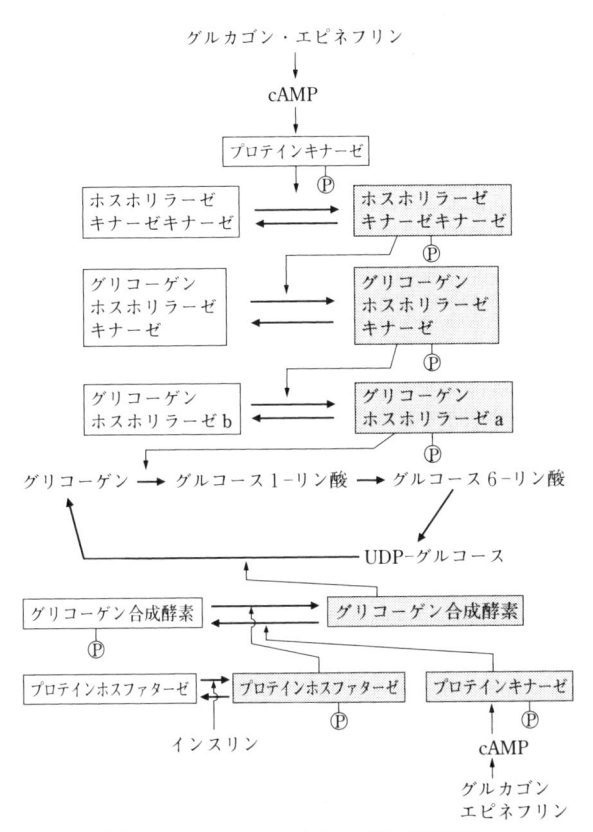

図 3.14 グリコーゲン合成・分解の調節機構

グリコーゲンの合成・分解は，血糖値によって大きな影響を受ける．空腹時や運動時などに血糖値が低下すると，エピネフリンやグルカゴンが分泌され，それらはレセプターを介して細胞内のcAMP濃度を上昇させ，それはホスホリラーゼキナーゼなどを連続的にリン酸化して最終的にグリコーゲンホスホリラーゼをリン酸化して活性型のグリコーゲンホスホリラーゼaとし，この活性型の酵素がグリコーゲンを分解して血糖値の上昇をもたらす．同時に，グリコーゲン合成酵素はリン酸化されて不活性型になり，グリコーゲンの合成活性が低下する．

一方食後などに血糖値が上昇すると，インスリンの信号が伝わり，リン酸化によるプロテインホスファターゼの活性化によってグリコーゲン合成酵素の脱リン酸が起こり活性型のグリコーゲン合成酵素量が増加してグリコーゲンの合成が活性化される．

▭ は活性型の酵素．

養素の摂取がどのように遺伝子の発現を制御しているかが解析されている．

b．栄養素摂取と信号伝達

近年の分子生物学の進歩は，栄養素摂取による細胞の応答において，細胞の信号伝達系がどのような動きをするかについての解析も可能にしている．

グリコーゲンは，食物摂取によって合成され，空腹時にその量が減少するが，その機構が解析された．絶食時に，グリコーゲン分解が促進される機構については，グルカゴン，エピネフリンによって，細胞内のcAMPの濃度が上昇し，Aキナーゼ系が活性化されて，グリコーゲンホスホリラーゼやグリコーゲン合成酵素がリン酸化され，その結果グリコーゲン分解が進むことは早くから明らかにされていた．一方，摂食時にインスリンがリン酸化カスケードを制御してグリコーゲン合成酵素を脱リン酸するホスファターゼのリン酸化を促進して，この酵素の脱リン酸を進め，その結果グリコーゲン合成が活性化されることが明らかにされた（図3.14）．グリコーゲン合成酵素は，脱リン酸化された型が活性型である（なお，グリコーゲン合成・分解の詳細は第4章4.3節c．参照）．

上述のように，栄養素の摂取量，摂取の仕方に対する生体の応答の機構の解析は急速にそして詳細になされつつある．近い将来これらの研究の成果として，糖尿病や高脂血症などの予防や治療法がさらに発展するものと予想される．

〔野口　忠〕

4. 糖　質

4.1 糖質の構造

　糖質（sugar）はアルデヒド基（-CHO）またはケトン基（=CO）と複数のアルコール性水酸基（-OH）をもつ化合物のことをさすが，これらの誘導体である糖アルコール，アルドン酸，ウロン酸，糖酸，アミノ糖なども含まれることが多い（図4.1）．一般に多くの糖質は $C_m(H_2O)_n$ で表され，炭素と水の化合物のようにみえるので，炭水化物（carbohydrate）とも呼ばれる．英語ではsugarよりもcarbohydrateの方が一般的によく使われている．糖質は単糖，二糖，オリゴ糖（少糖），多糖に分類される．

a. 単　糖

　単糖（monosaccharide）は加水分解によってそれ以上簡単な糖に分解することができない，基本単位となる糖である．アルデヒド基あるいはケトン基の存在によってアルドース（aldose）とケトース（ketose）に分けられるが，自然界では前者の方が多い．また，単糖は直鎖状の構造をもつがその炭素数にしたがって，トリオース（三炭糖），テトロース（四炭糖），ペントース（五炭糖），ヘキソース（六炭糖），ヘプトース（七炭糖）などに細分される．

　単糖の中で栄養学的あるいは生理的に最も重要なのはヘキソースで，グルコース（ブドウ糖），フルクトース（果糖），ガラクトース，マンノースがある．この中でもグルコースはデンプン，スクロース（ショ糖），ラクトース（乳糖）など

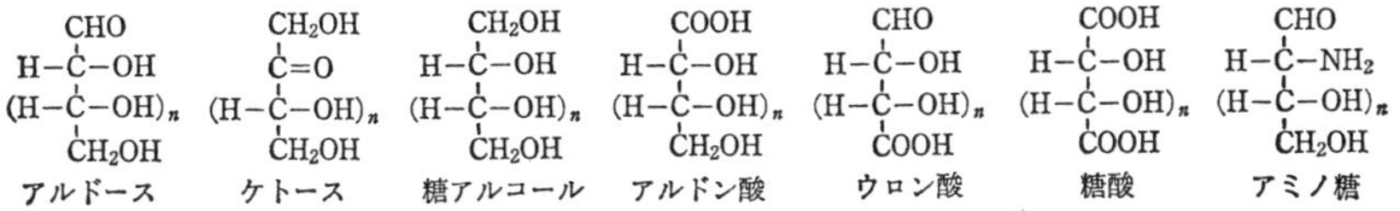

```
   CHO        CH2OH        CH2OH        COOH         CHO         COOH         COOH        CHO
   |           |            |            |            |            |            |           |
 H-C-OH       C=O         H-C-OH       H-C-OH       H-C-OH       H-C-OH       H-C-OH      H-C-NH2
   |           |            |            |            |            |            |           |
(H-C-OH)n  (H-C-OH)n    (H-C-OH)n    (H-C-OH)n    (H-C-OH)n    (H-C-OH)n    (H-C-OH)n   (H-C-OH)n
   |           |            |            |            |            |            |           |
 CH2OH       CH2OH        CH2OH        CH2OH        COOH         CH2OH        COOH        CH2OH
 アルドース    ケトース     糖アルコール    アルドン酸     ウロン酸       糖酸        アミノ糖
```

図4.1
$n=0,1,2,3,\cdots$ などがあり，それぞれ三炭糖，四炭糖，…という（図4.2参照）．

の構成成分であり，体内では脳での最も重要なエネルギー源であるので血液中に絶えず一定量が含まれるほかに，グリコーゲンとして肝臓や筋肉に貯蔵されるなど糖代謝の中心をなす重要な物質である．リボースやデオキシリボースなどのペントースはヌクレオチド，核酸，多くの補酵素を構成する糖として生化学的に重要である．その他，トリオースの誘導体はグルコースの解糖系による分解過程で生成されるし，トリオース，テトロース，ペントース，ヘプトースはペントースリン酸経路で生成する．

　もっとも簡単なアルドースであるグリセルアルデヒド（グリセロース）は不斉炭素原子が1個（2位の炭素）あり，2種類の旋光性の異なる立体異性体（光学異性体）が存在する．これらはD型，L型と呼ばれ，実像と鏡像（対掌体）の関係にある．右旋性のグリセルアルデヒドをD型とし，左旋性のグリセルアル

[三炭糖]
D-グリセルアルデヒド

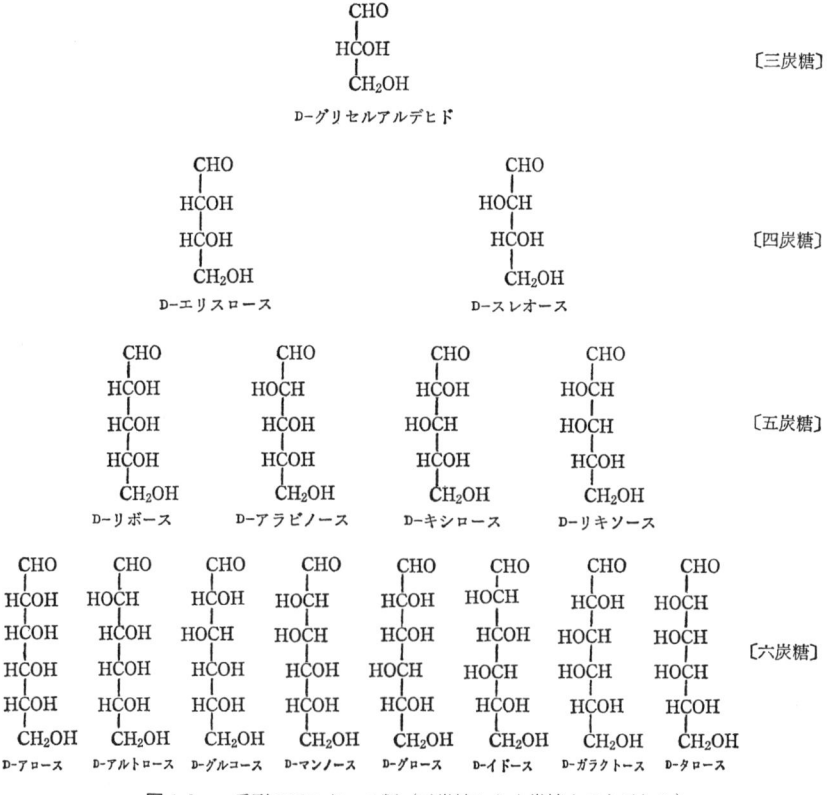

[四炭糖]
D-エリスロース　D-スレオース

[五炭糖]
D-リボース　D-アラビノース　D-キシロース　D-リキソース

[六炭糖]
D-アロース　D-アルトロース　D-グルコース　D-マンノース　D-グロース　D-イドース　D-ガラクトース　D-タロース

図4.2　D-系列のアルドース類（三炭糖から六炭糖までを示した）

デヒドをL型としている．これらから化学的に誘導されるテトロース以上の糖は実際の旋光性に関係なく，それぞれD型，L型とする．D型アルドース類の構造と名称を図4.2に示すが，自然界に存在する単糖はD型のものが多い．

ペントースとヘキソースは環状構造をとる．アルドヘキソースの場合，カルボニル基は5位の水酸基と反応して分子内ヘミアセタールを生じ，六員環を形成する．この構造はピランの環状構造と似ているのでピラノースと呼ばれる．グルコースの場合，99％以上がこの形で存在している（図4.3）．環状構造をとると1位の炭素が不斉炭素原子になるので，新たに2種類の異性体（α型，β型）を生じるが，これらをアノマーと呼ぶ．水から結晶化したD-グルコースはα型であるが，水に溶かすと1位の炭素（アノマー炭素）での異性化が起こり，α型とβ型がそれぞれ38％と62％含まれる溶液になる．この変化は直鎖状構造を経て起こると考えられ，旋光度の変化（変旋光）として検出できる．したがって，直鎖状構造がとれないようにアノマー炭素の水酸基の水素が他の原子団で置換されている場合には異性化は起こらない．

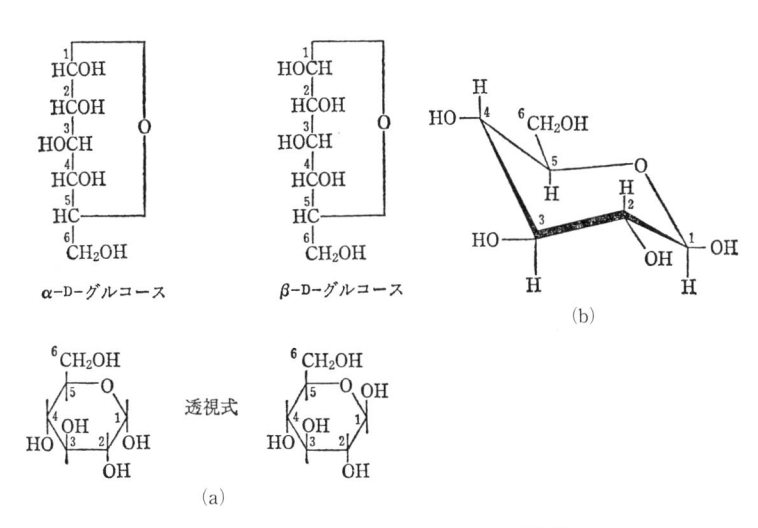

図4.3 α-D-およびβ-D-グルコースの環状構造

左側4種の図が簡便化したもの（a），右側がやや実在に近い図である（b）．糖がつくる六員環は複素環化合物であるピランに類似しているのでピラノース（型）という．（b）はβ-D-グルコースの構造．1位の炭素上の-OHは他の-OHより反応性が高く，グリコシド-OHと呼んで区別している．これが他の糖分子と反応して，エーテル結合で多数の単糖が脱水結合したものが多糖である．1位-OHが-Hと入れ代わった方向のものはα-D-グルコース．

ケトヘキソースの代表であるフルクトースの場合はカルボニル基は5位の水酸基と反応して五員環を形成するか，6位の水酸基と反応して六員環を形成する（図 4.4）．五員環構造はフランと似ているのでフラノースという．フルクトースは約 30% がフラノース型で残りはピラノース型であるが，スクロースやイヌリン中のフルクトース，フルクトース 6-リン酸やフルクトース 1,6-ビスリン酸などは大部分がフラノース型である．

また，リボースやデオキシリボースなどのペントースも五員環を形成する．

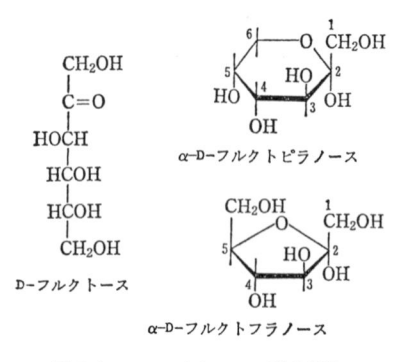

図 4.4 D-フルクトースの環状構造

b. 二糖とオリゴ糖（少糖）

アノマー炭素の水酸基は反応性に富み，他の単糖の水酸基と脱水結合する．この結合をグリコシド結合と呼ぶ．オリゴ糖（oligosaccharide）は 2~10 分子の単糖がグリコシド結合したものである．そのうち，単糖が 2 分子結合した二糖（disaccharide）が重要である．この中にはマルトース（麦芽糖），スクロース（ショ糖），ラクトース（乳糖），トレハロースがある（図 4.5）．

図 4.5 二糖の構造

マルトースはα-D-グルコースの1位の水酸基と別のD-グルコースの4位の水酸基が脱水結合（α-1,4-グリコシド結合）したもので，デンプンのα-アミラーゼによる消化物や水飴などに存在する．ラクトースは人乳や牛乳中の主要な糖で，β-D-ガラクトースの1位の炭素とD-グルコースの4位の炭素がグリコシド結合している．マルトースとラクトースは，ともに一方の単糖のアノマー炭素の水酸基が遊離しているので，単糖の場合と同様にα型とβ型の異性体が存在する．それに対し，スクロースやトレハロースはアノマー炭素の水酸基どうしで結合が行われるので，そのような異性体は存在しない．すなわち，スクロースはα-D-グルコースの1位の水酸基とβ-D-フルクトースの2位の水酸基が結合したもので，さとうきびなどに含まれ，甘味料として重要である．トレハロースはかび，酵母，昆虫の体液などに存在するが，2分子のα-D-グルコースが1位の水酸基どうしで結合している．

c. 多　　糖

多数の単糖がグリコシド結合でつながっているものを多糖（polysaccharide）という．直鎖状につながっているものと枝分かれしているものがある．また，1種の単糖だけからなるホモ多糖（ホモグリカン）と2種以上の単糖からなるヘテロ多糖（ヘテログリカン）がある．自然界には多くの多糖が存在する．ホモ多糖としてよく知られているのは，グルコースからなるデンプン，セルロース，グリコーゲンなどである．その他，マンノースからなるマンナン，フルクトースからなるイヌリンなどがある．甲殻類の殻や昆虫の外殻など無脊椎動物の骨格をつくる重要な多糖類のキチンはN-アセチル-D-グルコサミンがβ-1,4-グリコシド結合したものである．ヘテロ多糖は，植物細胞壁多糖，粘質物，ガム質，海草多糖，動物のグリコサミノグリカンなどに含まれ，その種類は多い．これらの多糖の中で消化酵素で加水分解されるのはデンプンとグリコーゲンのみで，他は加水分解されず食物繊維に分類される（第9章参照）．

1) デンプン

デンプンは普通，エネルギー源としてもっとも多く摂取する糖質である．植物におけるエネルギー貯蔵形態で，穀類，いも類，豆類などに豊富に含まれる．通常のデンプンはアミロース（15〜20%）とアミロペクチン（80〜85%）が混ざっているが，もち系のデンプンはほとんどがアミロペクチンだけで構成されている．アミロースは数百個から数千個のグルコース分子がα-1,4結合で直鎖状に

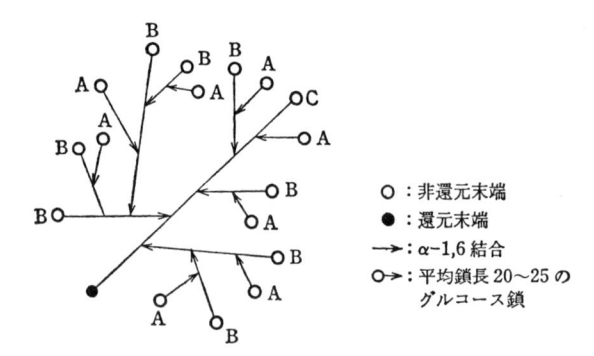

図4.6 アミロペクチンの構造模型（Meyerらのモデル：中村，1977）
A（鎖）：他の鎖の6位に対してα-1,6結合しているが自分は他の鎖によって結合されていない．
B（鎖）：他に結合するとともに他からも結合されている．
C（鎖）：還元末端をもっている鎖という特徴がある．

なっている．アミロペクチンはグルコースが α-1,4 結合で並ぶ直鎖に α-1,6 結合で 20〜30 分子のグルコース残基が結合した枝分かれ構造をしており，全体の分子量は数百万にもなる（図 4.6）．アミロペクチン分子中の α-1,4 結合の起点となるグルコース残基はアノマー炭素が遊離しているので，還元性を有し，還元末端という．枝分かれの末端になるグルコースは非還元末端である．

2) グリコーゲン

生体内で貯蔵エネルギー源として機能する多糖で，主に肝臓と筋肉に存在する．肝臓のグリコーゲン濃度は食餌条件によって大きく変動するが，最大で肝重量の 8% くらいまで貯蔵できる．それに対し，筋肉の濃度は 1% 以下であるが，筋肉量は多いので，全体の量は肝臓よりも多い．グリコーゲンの構造はアミロペクチンと同様に，α-1,4 結合のグルコースの直鎖部分に α-1,6 結合でグルコース鎖が分岐しているが，アミロペクチンよりもはるかに枝分かれした構造を持つ．

3) セルロース

植物の細胞壁を構成する成分で，10^4 個以上のグルコース分子が β-1,4 結合で直鎖状に連なった物質である．ヒトなど多くの哺乳動物は β-1,4 結合を水解する酵素を持たないが，反芻動物などの草食動物は消化管内に β-1,4 結合を水解する微生物を持つので，セルロースは重要なエネルギー源となる．

4) グリコサミノグリカン（ムコ多糖）

　二糖単位の繰り返し構造をもつ多糖類で，動物体内に存在する．その二糖単位の一つはアミノ糖（グルコサミンやガラクトサミン）で，もう一つはウロン酸（グルクロン酸やイズロン酸）からできているのが普通である．アミノ糖はしばしば硫酸基をもっている．このような多糖は以前はムコ多糖とも呼ばれた．グリコサミノグリカンは普通，いろいろなタンパク質と共有結合して存在する．これをプロテオグリカンと呼ぶ．プロテオグリカンは体内のあらゆる組織で，主として細胞外マトリックスに存在する．代表的なグリコサミノグリカンにはヒアルロン酸，コンドロイチン硫酸，ヘパリンなどがある．

5) 糖タンパク質

　ポリペプチドに糖鎖が共有結合しているタンパク質で，大部分の生物に存在する．糖含量は多いものでは85％以上にもなる．哺乳動物ではアルブミンを除くほとんどすべての血漿タンパク質が糖タンパク質であるし，多くの細胞膜のタンパク質も糖鎖を1本以上含んでいる．また，ある種のホルモンは糖タンパク質である．これらの糖鎖は糖タンパク質の溶解性や粘度などを調節する上で重要であるし，タンパク質をタンパク質分解酵素から守る役割もある．また，生物学的活性とも関係しているし，細胞間相互作用（受精，発生，がんの転移）にも関与する．糖鎖のタンパク質への結合には3種類の様式がある．一つはアスパラギンのNH_2基にNH-C結合でN-アセチルグルコサミンを還元末端とする糖鎖が結合するもの（N結合型），次はセリンやトレオニンのOH基にO-C結合でN-アセチルガラクトサミンが結合するもの（O結合型，ムチン型），最後はカルボキシル末端アミノ酸にホスホエタノールアミンがアミド結合でつながり，後者にはオリゴ糖が結合しているもので，オリゴ糖はグルコサミンによってホスファチジルイノシトールに結合している（グリコシルホスファチジルイノシトール（GPI）結合型）．

6) 糖 脂 質

　脂質に糖鎖が結合した分子で，脂質部分がセラミド（スフィンゴシンと脂肪酸が酸アミド結合したもの）からなるものをスフィンゴ糖脂質，アシルグリセロールを含むものをグリセロ糖脂質という．動物組織でみられる糖脂質の多くはスフィンゴ糖脂質で，すべての組織の細胞膜の外表面に存在している．もっとも単純な糖脂質はガラクトシルセラミドとグリコシルセラミドである．ガングリオシドはシアル酸を含む複雑な糖脂質で神経系に多量に存在し，受容体機能を有する．

4.2 糖質の消化と吸収

1996年の国民栄養調査によれば日本人は平均して1日には274gの糖質を摂取している．その多くはデンプンを中心とする消化・吸収される糖質である．これにはスクロース，ラクトースなどの二糖やグルコース，フルクトースなどの単糖が含まれる．このうち，単糖はそのまま小腸から吸収されるが，二糖やデンプンは吸収されるためには単糖まで消化される必要がある．これらの消化に関与する酵素は α-アミラーゼ，マルターゼ，イソマルターゼ，スクラーゼ，ラクターゼである（図4.7）．

α-アミラーゼには唾液アミラーゼと膵液アミラーゼがある．両者はアイソザイムで異なる遺伝子から合成されるが，同じ基質特性を有し，アミロースやアミロペクチンの α-1,4 結合をその全長にわたって任意に切断する．ただし，糖鎖の末端の結合やマルトースには作用しないし，α-1,6 結合を切断することもない．また，唾液アミラーゼは口腔内で作用する時間は短いが，胃内でもpHが4以下になるまで作用することができる．したがって，デンプンの α-アミラーゼによる消化物はマルトース，マルトトリオース（三炭糖），α-限界デキストリン（α-1,6 結合を含む5〜10グルコース残基をもつ）が中心で，グルコースはわずかしかできない．マルトースやマルトトリオースはマルターゼ，イソマルターゼ，スクラーゼによって分解されるし，α-限界デキストリンはイソマルターゼで分解されてグルコースになる．スクロースはスクラーゼにより，ラクトースはラクターゼにより分解されて，それぞれ単糖になる．生成した単糖は小腸吸収細胞の微絨毛（刷子縁）の膜にある糖輸送体によって細胞内に取り込まれる．マルターゼ，イソマルターゼ，スクラーゼ，ラクターゼなどの二糖加水分解（水解）

〔多糖〕	〔唾液と膵液〕	〔オリゴ糖〕	〔刷子縁〕	〔単糖〕
アミロース アミロペクチン	$\xrightarrow{\alpha\text{-アミラーゼ}}$	マルトトリオース マルトース α-限界デキストリン	マルターゼ イソマルターゼ スクラーゼ $\longrightarrow$	グルコース
		スクロース	$\xrightarrow{\text{スクラーゼ}}$	グルコースとフルクトース
		ラクトース	$\xrightarrow{\text{ラクターゼ}}$	グルコースとガラクトース

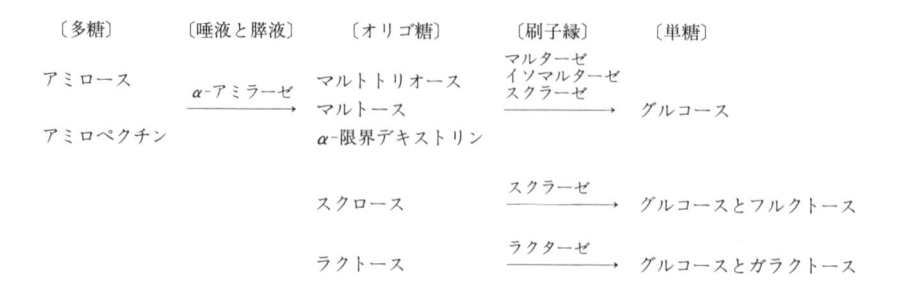

図4.7 糖質の消化

酵素は微絨毛膜に触媒部位が内腔にむき出しになった形でくっついているので，これらの酵素が関与する消化は膜消化と呼ばれる．

　スクラーゼとイソマルターゼは1本のポリペプチド鎖として合成された後，両触媒部位の間のペプチドが切断されて，スクラーゼ・イソマルターゼ複合体を形成する．両酵素部位はともにマルトースやマルトオリゴ糖も加水分解できる．ラクターゼも二機能酵素で，同じポリペプチド鎖上のN末端側にラクターゼ活性があり，中央部分にフロリジン加水分解活性があるのでラクターゼ・フロリジン加水分解酵素と呼ばれる．フロリジン加水分解活性はセラミドのような糖脂質の糖の加水分解にあずかる．二糖加水分解酵素の活性は日内リズムをもち，摂食直前から上昇する．また，栄養条件で変動し，高糖食で高く，高脂肪食では低い．ラクターゼ活性は乳児には十分に存在しているが，一般に離乳後には減少し，成人になると欠損している場合もある．このような人は日本人や中国人などアジア人に多く，牛乳などのラクトース含有食品を摂取すると，下痢や腹痛などの症状を呈する．

4.3 糖質の代謝

a．糖輸送

　日常摂取する糖質の種類は多いが，体内に取り込まれ，組織で利用されるのは実質的にグルコース，フルクトース，ガラクトースの3種類のヘキソースである．これらの中で，量的にもっとも多いのはグルコースであるが，この糖は生理的にも最も重要である．これらの糖はいずれも糖輸送担体（グルコーストランスポーター）と呼ばれる膜タンパク質によって細胞内外へ輸送される．この輸送担体には輸送形式によって2種類のものがある．一つはNa^+依存性糖輸送担体（Na^+／グルコース共輸送担体）であり，もう一つは促通拡散型糖輸送担体である．前者にはSGLUT1があり，小腸や腎臓でのグルコースとガラクトースの吸収および再吸収に関与する．Na^+の電気化学勾配を利用し，糖の濃度勾配に逆らってNa^+とともに細胞内に取り込まれる．後者はヘキソースの細胞内外の濃度勾配にしたがってエネルギー非依存性に輸送する担体で，GLUT1からGLUT5までの5種類が存在する（表4.1）．このうち，GLUT1とGLUT3は多くの細胞でのグルコースの基本的な取り込みに関与する．GLUT2は肝細胞でのグルコースの取り込みと放出に関与するほか膵β細胞，小腸，腎臓でも働いている．GLUT4は骨格筋，心筋，脂肪組織でのインスリンによるグルコー

表 4.1 促通拡散型糖輸送担体

アイソフォーム	グルコースに対する K_m	主な発現部位	ヒトの遺伝子座
GLUT 1	5 mM	胎盤, 脳, 腎, 大腸など広範囲	1 p 33
GLUT 2	6~12 mM	肝, 腎, 小腸, 膵 β 細胞	3 q 26
GLUT 3	1~2 mM	脳, 胎盤, 腎など広範囲	12 p 13
GLUT 4	5 mM	骨格筋, 心臓, 脂肪組織	17 p 13
GLUT 5	6 mM (フルクトース)	小腸, 腎, 精子, 骨格筋, 脂肪組織, 脳	1 p 31

スの取り込み促進にあずかる担体である．これは GLUT 4 の細胞内プールから細胞膜への移動がインスリンによって促進されるためである．骨格筋では運動によってもこの過程は促進されるが，両者の機構は異なるようである．GLUT 5 は小腸でのフルクトースの吸収に関与する．ガラクトースは GLUT 1 から GLUT 3 までが，フルクトースは GLUT 2 が輸送可能である．

b. グルコース代謝の全体像

糖代謝の中心となるグルコース代謝の全体像を図 4.8 に示す．グルコースはすべての哺乳動物細胞で解糖系によって代謝されてピルビン酸になりうる．酸素がない時（嫌気的）にはピルビン酸は乳酸になるが，酸素が十分にある時（好気的）にはアセチル CoA になり，トリカルボン酸回路（TCA 回路，クエン酸回路）と呼吸鎖（電子伝達系）により CO_2 と H_2O に完全酸化される．この過程で多量の自由エネルギーが ATP として放出される．すなわち，1 モルのグルコースが完全酸化されると 36 または 38 モルの ATP が生成する．過剰のグルコースはグリコーゲンとして主に肝臓や筋肉に貯蔵されたり，肝臓で脂肪に転換されたのち脂肪組織に送られ貯蔵されたりする．ただ，ヒトの場合は 50％ 過剰のエネルギーを糖質で摂取した場合でも，脂肪に変わる糖質の量はほんのわずか（10 g 以下）であると報告されている．貯蔵グリコーゲンは必要に応じてエネルギー源として利用されるが，肝グリコーゲンは血糖を維持するのに使われるのに対し，筋グリコーゲンは筋肉自身の運動のために使われるなどの違いがある．グルコースはまたペントースリン酸経路で代謝されたり，非必須アミノ酸合成の炭素骨格を供給する．ペントースリン酸経路は ATP を生成するための代謝経路ではなく，NADPH の生成とヌクレオチドや核酸合成のためのリボースの供給を主目的とする．NADPH は脂肪酸やステロイド合成などの合成反応における水素供

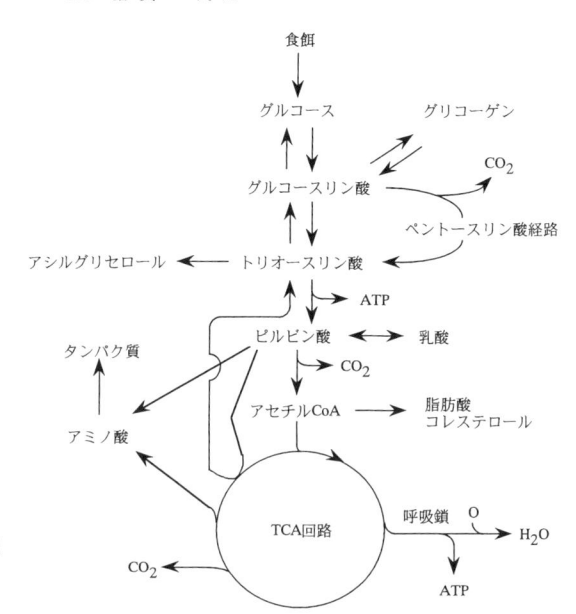

図4.8 グルコース代謝の概観

与体として働く．絶食などのように十分量のグルコースが得られない時は糖新生が主に肝臓で行われ，血糖の維持に貢献する．糖新生の主な原料としては筋肉などに由来するアラニンを中心とする糖原性アミノ酸，嫌気的解糖でできた乳酸，それに貯蔵脂肪に由来するグリセロールがある．

c. 解　糖

解糖（glycolysis）はグルコースをピルビン酸または乳酸に分解する基本的なエネルギー代謝系である（図4.9）．この系の特徴は無酸素状態でもグルコースを乳酸に代謝し（嫌気的解糖），ATP を生成することができることである．この場合，グリセルアルデヒド-3-リン酸脱水素酵素によってできた NADH は乳酸脱水素酵素で再酸化されて NAD^+ が再生されるので，嫌気的条件下でも解糖は進行する．この時生成する ATP 量は1モルのグルコースあたり2モルである．一方，有酸素状態では NADH はミトコンドリアの呼吸鎖で再酸化される．この場合，細胞質の NADH を直接にミトコンドリア内へ輸送できないので，二つの反応過程が関与して間接的に NADH をミトコンドリア内へ輸送する．一つはリンゴ酸-アスパラギン酸回路で細胞質でオキサロ酢酸と NADH からできたリンゴ酸がミトコンドリア内に入り，再びオキサロ酢酸と NADH に戻る．もう

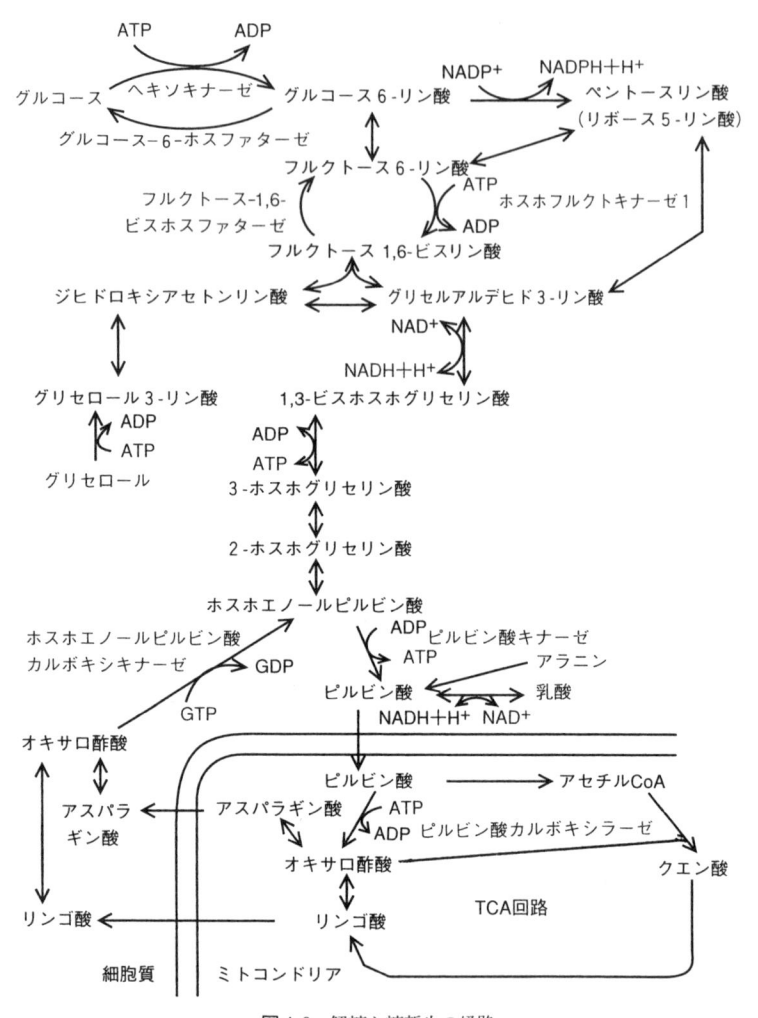

図4.9 解糖と糖新生の経路

　一つはグリセロールリン酸回路である．この過程では細胞質でジヒドロキシアセトンリン酸とNADHから生じたグリセロール3-リン酸がミトコンドリア内に入り，ジヒドロキシアセトンリン酸とFADHに転換される．したがって，前者の過程では1モルのグルコースあたり6モルのATPが，後者の過程では4モルのATPが生成することになる．

　解糖の全酵素は細胞のサイトソルに見出される．重要な酵素はヘキソキナーゼ

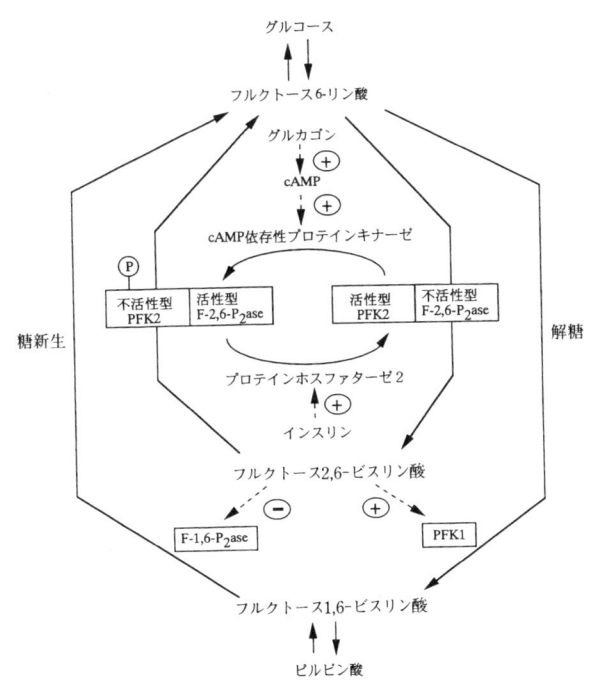

(HK)，ホスホフルクトキナーゼ1（PFK 1），ピルビン酸キナーゼ（PK）で，これらはいずれもアイソザイムを有し，不可逆反応を触媒する．エネルギー代謝の中心臓器ともいえる肝臓でのこれらの酵素の主要分子種はIV型HK（グルコキナーゼ，GK），L型PFK 1，L型PKである．これらの酵素の活性は糖質の摂取やインスリンの投与で上昇し，絶食や糖尿病では低下する．これらの調節は酵素レベルや遺伝子レベルで行われる．GKは他のHKと違って，その生成物であるグルコース6-リン酸で阻害されず，基質であるグルコースに対するK_mが高い（5〜10 mM）が，これは血糖値に応じて酵素活性が変化することを意味する．また，GKの量は主に転写レベルで調節されている．すなわち，GK遺伝子の転写はインスリンによって促進され，グルカゴンによってcAMP依存性プロテインキナーゼ（プロテインキナーゼA）を介する機構で抑制される．L型PKはプロテインキナーゼAでリン酸化されると不活性化されるし，プロテインホスファターゼで脱リン酸化されれば活性化される．本遺伝子の転写もインスリン

図4.10 フルクトース2,6-ビスリン酸によるホスホフルクトキナーゼ1（PFK1）とフルクトース-2,6-ビスホスファターゼ（F-1,6-P_2ase）の制御

で促進され，グルカゴンで抑制されるので，酵素量も変動する．しかし，GKの場合と異なりインスリンは直接の作用因子ではなく，GK遺伝子の転写を促進することでグルコースの代謝が刺激され，その結果，蓄積した代謝産物が何らかの方法で遺伝子の転写を促進すると考えられている．グルカゴンはGK遺伝子を抑制することで本代謝産物の蓄積を抑える．このようなグルコースの中間代謝産物が遺伝子の転写の制御に関与する例は脂肪酸合成系酵素の遺伝子でもみられる．

一方，L型PFK1は強力なアロステリック活性化剤のフルクトース2,6-ビスリン酸（$F\,2,6\text{-}P_2$）によって調節を受けることがよく知られている（図4.10）．$F\,2,6\text{-}P_2$はフルクトース6-リン酸からホスホフルクトキナーゼ2(PFK 2)によって合成され，フルクトース-2,6-ビスホスファターゼ（$F\text{-}2,6\text{-}P_2$ase）で分解されるが，これらの触媒活性は同一ポリペプチド鎖中に含まれる．PFK 2/F-2,6-P_2aseにもアイソザイムがあり，肝臓型はプロテインキナーゼAによりリン酸化されるとPFK 2活性が不活性化され，$F\text{-}2,6\text{-}P_2$aseは活性化される．インスリンは脱リン酸化を促進するので，両活性は逆になる．したがって，糖質摂取時には$F\,2,6\text{-}P_2$は増加するのでPFK 1活性は上昇するが，絶食時にはこれらは逆転する．

d. グリコーゲン代謝

グリコーゲンはほとんどの組織で合成と分解が可能であるが，主には肝臓と筋肉に存在する．しかし，両組織での役割は異なる．肝臓では低血糖時に分解され，グルコース6-リン酸を経てグルコースとして血中に放出され，主に脳で酸化される．筋肉では運動時に分解されるが，グルコース-6-ホスファターゼがないので，グルコースとして放出されることはなく，好気的条件下では完全酸化され，嫌気的条件下では乳酸になり血中に放出される．

1) 合　成

グリコーゲン合成の経路を図4.11に示す．グルコースは活性型であるUDP-グルコースになる．次に，グリコーゲンシンターゼの作用によってグルコース部分がグリコーゲンの末端グルコース残基に$\alpha\text{-}1,4$-結合でつながるとともにUDPを放出する．この反応はグリコーゲンプライマーが必要で，4残基以上のグルコース鎖がある場合にのみ起こる．このプライマーはグリコゲニンのチロシン残基に自己触媒的にグルコースを結合し，さらに7残基までのグルコースが自

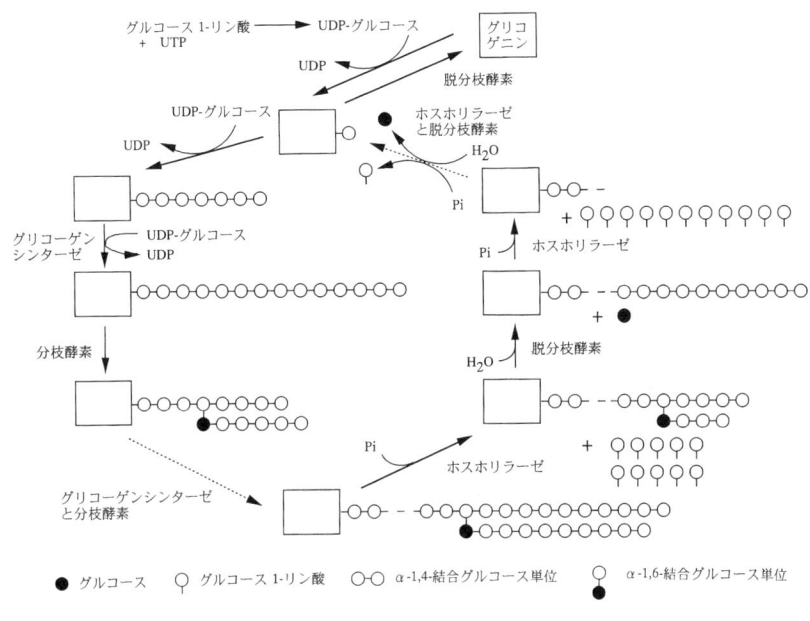

図4.11 グリコーゲンの合成と分解の経路（Bollenら，1998を改変）

己触媒的に α-1,4-結合で付加されることでつくられる．グリコーゲンシンターゼでグルコース鎖が最小11残基まで延ばされると，分枝酵素が働いて少なくとも6残基のグルコース鎖を α-1,6-結合により別の部位に移し，枝分かれ構造をつくる．結局，1分子のグルコースを付加するのに，2分子のATPを消費することになる．肝臓ではこの経路（直接経路）のほかに，間接経路によってもグリコーゲンは合成される．16時間絶食したヒトの場合，摂食後グルコースから合成されるグリコーゲンの半分は直接経路であるが，残りの半分は乳酸などのC3化合物に代謝された後，糖新生過程によりグルコース6-リン酸を経てグリコーゲンになるという間接経路で合成されるといわれる．グルコースに由来するC3化合物は肝臓の中心静脈域か末梢臓器（主に筋肉）でつくられると考えられている．

2) 分　解

グリコーゲンの分解（glycogenolysis）は合成とは別の経路をとる（図4.11）．まず，グリコーゲンホスホリラーゼにより加リン酸分解され，グルコース1-リン酸が生成する．本酵素は最も外側の鎖の末端から順次グルコース分子を取り除き，枝分かれ地点から4残基の所まで分解する．次に，脱分枝酵素のトランスフェラーゼ活性が4残基のうち3残基部分を他の枝の末端部分に α-1,4-結合で移

す．α-1,6-結合している残りの1残基は同じ脱分枝酵素のα-1,6-グルコシダーゼ活性によりグルコースとして放出される．その結果，枝分かれ構造はなくなり，再びホスホリラーゼの作用を受けることができるようになる．グルコース1-リン酸はグルコース6-リン酸に転換し，肝臓ではグルコースになって血中に放出されるが，筋肉では解糖で分解されることになる．

3) 合成と分解の調節

グリコーゲンの合成と分解の調節はそれぞれグリコーゲンシンターゼとグリコーゲンホスホリラーゼの活性を制御することで行われるが，これには酵素タンパク質の可逆的なリン酸化/脱リン酸化による調節やアロステリック作用による調節が含まれ，結果的に，両酵素の活性は逆方向に調節される（図4.12）．これを調節するホルモンはインスリン，グルカゴン，エピネフリンである．インスリンは合成を促進し，分解を抑制する．グルカゴンとエピネフリンはインスリンに拮抗的に作用するが，前者は肝にのみ作用し，筋肉には働かない．

i) グリコーゲンシンターゼ 肝型と筋型の2種のアイソザイムがある．ともにN末端とC末端近くに複数のリン酸化されうるセリン残基があり，リン酸化により不活性化されるが，その程度はリン酸化される部位によって異なる．リン酸化酵素もプロテインキナーゼA，グリコーゲンシンターゼキナーゼ3，Ca^{2+}-カルモジュリン依存性プロテインキナーゼなど複数のものが知られている．プロテインキナーゼAはグルカゴン（肝）やエピネフリン（筋）によって活性化

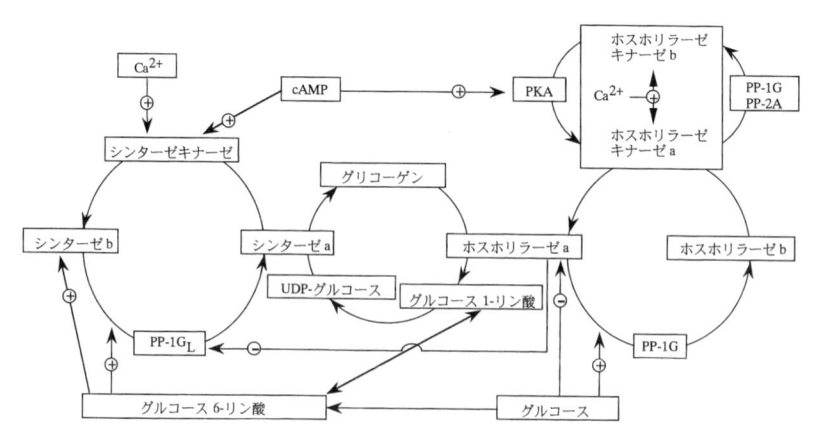

図4.12 肝臓におけるリン酸化と代謝産物によるグリコーゲンの合成と分解の調節（Bollenら，1998を改変）

され，グリコーゲンシンターゼキナーゼ3はインスリンによって不活化される．グリコーゲンシンターゼのリン酸化型をb型，脱リン酸化型をa型と呼ぶ．不活性型のb型はグルコース6-リン酸によってアロステリックに活性化されa型とほぼ同じ活性をもつが，この効果は生理的濃度の無機リン酸によって拮抗されるので，体内ではa型のみが実際には活性であると考えられる．b型はプロテインホスファターゼ-1G (PP-1G) によって脱リン酸化されてa型になる．このPP-1Gは触媒サブユニットのPP-1Cとグリコーゲン結合性Gサブユニットからなる．Gサブユニットは4種類が見いだされており，筋肉に存在するG_MはプロテインキナーゼAでリン酸化されるとPP-1G_M活性は低下するが，インスリンによって別の部位のリン酸化が促進されると活性は高くなる．肝に存在するG_Lはこのような制御を受けず，後述のホスホリラーゼaによってPP-1G_Lはアロステリックに抑制される．

ii) **グリコーゲンホスホリラーゼ** ホスホリラーゼには筋型，肝型，脳型と呼ぶ3種類のアイソザイムがある．ピリドキサール5′-リン酸が活性部位の近くに共有結合し，反応に関与している．3種類のアイソザイムともホスホリラーゼキナーゼにより14番目のセリン残基がリン酸化されると活性型のa型になる．不活性型（脱リン酸型）はb型と呼ばれる．脱リン酸化によるa型からb型への転換はPP-1Gによって行われる．筋型と脳型はアロステリック調節もうけ，AMPによって活性化され，ATPやグルコース6-リン酸によって阻害される．一方，肝型ではa型の活性部位にグルコースが拮抗的に結合すると活性が阻害されるとともに脱リン酸化による不活性化を受けやすくなる．グルコース濃度は肝臓では血液と同じなので，このことは肝ホスホリラーゼaが血糖値のセンサーとして働くことを示している．

ホスホリラーゼキナーゼは4種類のサブユニット α, β, γ, δ からなる $(\alpha\beta\gamma\delta)_4$ の構造をしている．α と β は調節サブユニットでプロテインキナーゼAでリン酸化される．γ は触媒サブユニットで，δ は Ca^{2+} 結合性タンパク質のカルモジュリンと同じである．したがって，ホスホリラーゼキナーゼ活性はcAMPを介するリン酸化によって促進されるが，Ca^{2+} によっても亢進し，両方が同時に起こると最大活性になる．この場合の脱リン酸化もPP-1Gによって触媒される．

e. 糖新生

糖新生（gluconeogenesis）は主に肝臓で起こるほかに，腎臓皮質でも行われるが，その貢献度は10%位である．糖新生の材料となるものは体タンパク質や食餌性タンパク質（高タンパク食摂取時）に由来する糖原性アミノ酸，骨格筋や赤血球での嫌気的解糖で生成した乳酸，脂肪組織由来のグリセロールがある．脂肪酸からグルコースへの転換は不可能である（3.3節 a. 参照）．糖原性アミノ酸の代表であるアラニンと乳酸は共にピルビン酸になってからグルコースに転換されるが，この過程は単純な解糖の逆行ではない（図4.9）．ピルビン酸はミトコンドリア内に輸送され，オキサロ酢酸もしくはリンゴ酸になる．前者はアスパラギン酸を経て，後者はそのままミトコンドリアからサイトソルに出てオキサロ酢酸に戻り，ホスホエノールピルビン酸になったあと解糖系を見かけ上逆行する形でグルコースになる．2分子のピルビン酸がこの経路で1分子のグルコースになると6分子のATPが消費されることになる．グリセロールからはグリセロールキナーゼでグリセロール3-リン酸になり，ジヒドロキシアセトンリン酸を経て，グルコースに転換される．この時には，1分子のグルコース生成に4分子のATPが消費される．絶食時の糖新生のエネルギーは同時に盛んになっている脂肪酸のβ酸化によるところが大きい．したがって，脂肪酸酸化が損なわれると低血糖が起こる．

糖新生が活発になるのは絶食状態の時である．運動時には，筋肉で嫌気的解糖が行われるので生成した乳酸は血中にでて肝臓でグルコースになり，筋肉でまた乳酸に分解されるという反応過程（Cori 回路または乳酸回路）が働く．また，過剰なタンパク質摂取時にはアミノ酸からのグルコースやグリコーゲンの生成が行われる．このような糖新生の調節にはインスリンとグルカゴンが重要な役割を果たしている．これらのホルモンは解糖に対する作用とは反対に糖新生に作用し，いわゆる無益回路の形成を阻止している．糖新生過程の重要な酵素はピルビン酸カルボキシラーゼ（PC），ホスホエノールピルビン酸カルボキシキナーゼ（PEPCK），フルクトース-1,6-ビスホスファターゼ（F-1,6-P_2ase），グルコース-6-ホスファターゼ（G 6 Pase）で，質的，量的に調節されている．フルクトース 2,6-ビスリン酸（F 2,6-P_2）は解糖酵素のホスホフルクトキナーゼ1の最も強力なアロステリック活性化剤であることを述べたが，F 2,6-P_2 は同時に F-1,6-P_2ase の阻害剤でもあり，絶食時にその濃度は減少する（図4.10）．PC はアセチル CoA によってアロステリックに活性化される．絶食時，肝臓では脂肪

酸のβ酸化が活発になるので，アセチルCoAは増加する．F-1,6-P_2aseはまた，PEPCKやG-6-Paseとともに量的調節も受ける．すなわち，グルカゴンはこれらの遺伝子の転写を促進することで酵素量を増加させ，インスリンはこれに拮抗する．また，PEPCK遺伝子の転写はグルコース自身によっても抑制されるが，この時グルコースが代謝されることが必要であり，何らかのグルコース代謝産物がこの抑制に関与していると考えられている．

f．血糖調節

最も重要な組織である脳は1日に安静時の全エネルギー消費量の約20%（400〜500 kcal）のエネルギーを消費するがこれはもっぱらグルコースの酸化に依存している．ただ，絶食が長時間にわたるとケトン体をエネルギー源として利用できるようになる．しかし，脂肪酸は利用できないし，グリコーゲンもほとんど貯蔵していない．したがって，血液を介して脳へ絶えず一定量のグルコースを供給することは脳の生存に必要不可欠である．それゆえ，血糖値はある狭い範囲で一定になるように巧妙な調節が行われている．これには数種のホルモンが関与しており，主に肝臓，筋肉，脂肪組織の代謝系の鍵酵素などの活性を制御している．このうち血糖低下作用（グルコースの利用促進作用）をもつものはインスリンのみで，他のホルモンはすべて血糖上昇作用をもつ．

インスリンは血糖値の上昇に応答して膵β細胞から分泌され，肝臓，筋肉，脂肪組織などでのグルコースの利用を促す．その結果，過剰なグルコースは肝臓や筋肉ではグリコーゲンとして，脂肪組織では脂肪として貯蔵される．筋肉と脂肪組織ではインスリンによってGLUT 4の細胞膜への移動が促進される結果，グルコースの取り込みが上昇するが，肝臓のGLUT 2はそのような調節を受けない．その代わり肝臓では，グルコキナーゼなどの解糖系の酵素活性，グリコーゲンシンターゼ活性を上昇させ，グリコーゲン分解や糖新生の酵素活性を低下させる．筋肉でもグリコーゲンの合成は促進され，分解は抑制される．

インスリンと反対の作用，すなわち血糖上昇作用をもつ代表的なホルモンはグルカゴンである．グルカゴンは低血糖時に膵α細胞からの分泌が亢進し，主に肝臓に作用してグリコーゲン分解と糖新生を促進するが，グリコーゲン合成と解糖は逆に抑制される．したがって，血糖は上昇することになる．グルカゴンはまた脂肪組織に働いて脂肪分解を促す．生成した遊離脂肪酸は肝臓や筋肉で利用されることにより，結果としてグルコースの利用を抑制し血糖値の低下を抑えるこ

とになる．しかし，グルカゴンは筋肉には作用しない．これは筋肉にはグルカゴンのレセプターが発現していないためである．

グルココルチコイドは副腎髄質から分泌され，血糖上昇作用をもつステロイドホルモンである．このホルモンはグルカゴンと協力してアミノ酸からの糖新生を促進する．

エピネフリンは恐怖，興奮，低血糖などのストレス性刺激によって副腎髄質から分泌され，主に肝臓や筋肉のグリコーゲン分解を促進する．しかし，肝グリコーゲンのみが直接に血糖になることができる．エピネフリンのレセプターは細胞膜に存在するが，複数の分子種があり，Gタンパク質を介してアデニル酸シクラーゼを活性化するものとホスホリパーゼCを活性化するものとに分けられる．筋肉には前者のレセプターが肝臓には両方が存在している．

g. ペントースリン酸経路（回路）

ペントースリン酸経路（pentose phosphate pathway）はヘキソース-リン酸側路（経路）などとも呼ばれ，サイトソルでグルコースを代謝する別の経路であるが，ATPは産生しない（図4.13）．この経路は酸化過程と非酸化過程からなり，それぞれの過程でNADPHとリボース5-リン酸を生成するのが主要な目的である．NADPHは主に合成反応における水素供与体として働く．一方，リボース5-リン酸はヌクレオチドや核酸の合成のためのリボース残基の供給という役割をになっている．

酸化過程は1分子のグルコース6-リン酸から1分子のリブロース5-リン酸と2分子のNADPHが生成する過程で，非可逆的である．非酸化過程ではリブロ

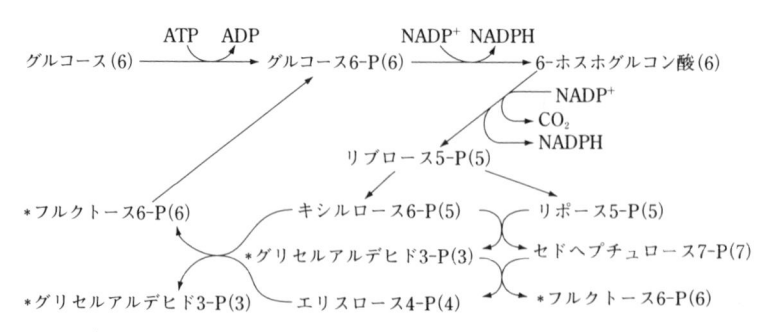

図4.13　ペントースリン酸経路
＊は解糖系にも入っていく．（　）内は糖の炭素数を示す．

ース5-リン酸から異性化反応と転移反応によりC3〜C7の糖が生成するが，主要なものはリボース5-リン酸である．結局，ペントースリン酸経路では1分子のグルコース6-リン酸から1分子のリボース5-リン酸と2分子のNADPHと1分子のCO_2が生成することになる．しかし，非酸化過程は可逆的で，リボース5-リン酸はフルクトース6-リン酸とグリセルアルデヒド3-リン酸という解糖系中間体に転換しうるので，解糖系や糖新生との関係で実際にグルコース6-リン酸から生成されるNADPHやリボース5-リン酸の量は組織によってあるいは栄養（ホルモン）状態によって異なるものと考えられる．ペントースリン酸経路の活性は肝臓，脂肪組織，副腎皮質，赤血球，がん細胞などで高く，骨格筋では低い．しかし，リボースは全組織で生成可能なので，非酸化過程はすべての組織に存在するものと考えられる．

4.4 フルクトースとガラクトースの代謝

フルクトースは単独で，あるいはスクロースとして多くの食品や飲み物に含まれている．フルクトースは主に肝臓で代謝されるが，小腸や腎臓でも利用されうる．その代謝経路はグルコースとは異なっていて，まず，フルクトキナーゼによりフルクトース1-リン酸になり，次にアルドラーゼBでジヒドロキシアセトンリン酸とD-グリセルアルデヒドに分解され，後者はグリセルアルデヒド3-リン酸になる（図4.14 A）．したがって，フルクトースは解糖経路を通って分解されることも，グルコースに転換されることも可能である．フルクトースは膵β細胞からのインスリン分泌を促進しないし，肝のフルクトキナーゼの活性はグルコキナーゼの活性よりもはるかに高く，かつ絶食やインスリンで影響されない．また，その代謝にホスホフルクトキナーゼ1を必要としない．したがって，フルクトースは糖尿病でも速やかに代謝される．フルクトースの過剰摂取は高トリグリセリド血症を引き起こすが，これは，上述のように，フルクトースがグルコースよりも速やかに代謝されるために大量のアセチルCoAができ，脂肪酸合成が高まること，フルクトースは脂肪酸合成系の酵素を誘導することなどが理由として考えられる．

一方，ガラクトースは乳汁中のラクトースに由来する．ガラクトースは肝臓で容易にグルコースに転換される（図4.14 B）．すなわち，ガラクトキナーゼでガラクトース1-リン酸になったあと，UDP-グルコースと反応してUDP-ガラクトースとグルコース1-リン酸になる．UDP-ガラクトースはUDP-グルコースに再

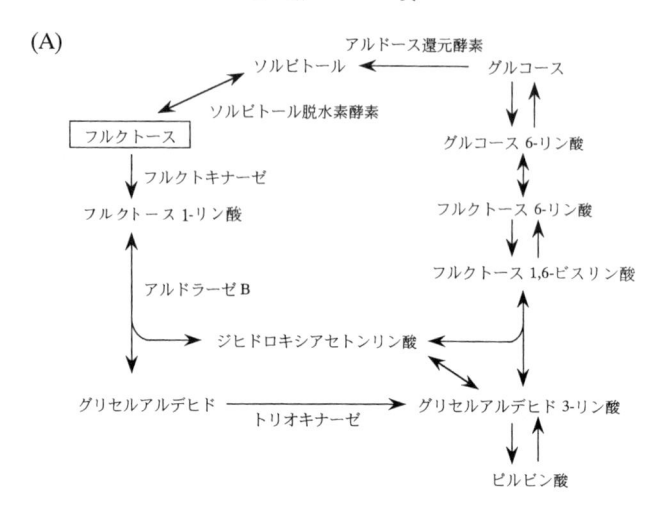

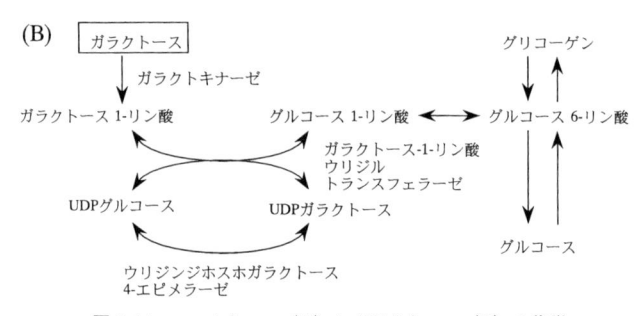

図4.14 フルクトース（A）とガラクトース（B）の代謝

生されるので，ガラクトースは結局グルコース 1-リン酸に転換されたことになる．

4.5 糖代謝異常

a. 糖尿病

糖尿病は生体内での相対的インスリン作用不足の結果，糖代謝を中心とする種々の代謝異常が引き起こされる全身疾患であり，その発症には遺伝的因子と環境因子が複雑に関与していると考えられている．単一遺伝子の異常により引き起こされる例としては，インスリン，インスリンレセプター，グルコキナーゼ，HNF-1α，HNF-4α などがある．わが国での発症頻度は 40 歳以上で約 10%

である．筋肉などのインスリン感受性臓器でのグルコース利用の低下と肝でのグルコースの過剰産生により高血糖になる．この高血糖が種々の合併症を惹起すると考えられるので，これをグルコース毒性と呼ぶ．これには次のようなものがある．① タンパク質のグリケーション（非酵素的糖付加反応）が亢進する．この反応はメイラード反応とも呼ばれ，複雑な反応を経て後期反応生成物へと変化する．② ソルビトール（ポリオール）経路が亢進し，ソルビトールが細胞内に蓄積する．腎糸球体，水晶体，末梢神経などで起こる．これはグルコースが律速酵素のアルドース還元酵素によってソルビトールになり，さらにフルクトースに変換される経路である（図 4.14 A）．③ ジアシルグリセロール産生が増加し，プロテインキナーゼCが活性化される．これが血管機能の異常と結びついていると考えられている．

b．グリコーゲン貯蔵病（糖原病）

グリコーゲン代謝に関与する酵素の遺伝的な異常によって，肝臓や筋肉などに正常または異常なグリコーゲンの蓄積をきたし，低血糖や臓器障害が起こる．原因遺伝子としてはグルコース-6-ホスファターゼ，酸性 α-グルコシダーゼ，脱分枝酵素，分枝酵素，筋型および肝型ホスホリラーゼ，M型ホスホフルクトキナーゼ1，ホスホリラーゼキナーゼがある．

c．溶血性貧血

解糖系やペントースリン酸経路の酵素の遺伝的な異常は溶血性貧血を惹起するものが多い．その中で最も多いのはグルコース-6-リン酸脱水素酵素異常症で，世界で4億人以上が異常遺伝子をもつといわれる．これは異常遺伝子がマラリア抵抗性があることによると考えられている．わが国ではR型ピルビン酸キナーゼ異常症がいちばん多く，70家系以上が報告されている．

4.6 アルコール

われわれは程度の差はあれ日常の食生活の中でアルコール性飲料を口にする．これは普通，水，種々の量のエタノールと糖質を含む．エタノールはほとんどが速やかに吸収される．その主な部位は小腸で，胃でも約20%まで吸収される．吸収されたエタノールの90%以上は主に肝臓で代謝されるが，2〜10%はそのまま呼気や尿中に排泄される．エタノールの代謝はまず，アセトアルデヒドに酸

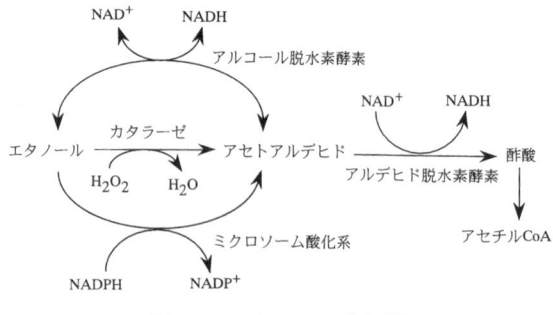

図4.15 エタノールの代謝経路

化されることから始まる．これには三つの反応経路がある（図4.15）．主要な経路はサイトソルのアルコール脱水素酵素で触媒されるもので，NADHが生成する．第2の経路は小胞体（ミクロソーム）にある系で，ミクロソーム酸化系と呼ばれる．この系にはシトクロムP450とNADPH依存性還元酵素が関与するので，NADHは生成されない．この系はアルコールの摂取によって誘導されるので，アルコールを大量摂取してアルコール脱水素酵素が飽和状態になったとき重要になる．第3の経路はカタラーゼで，この場合もNADHは生成されない．アセトアルデヒドは次にアルデヒド脱水素酵素（ALDH）で酸化されて，NADHと酢酸になる．後者はTCA回路に入り完全酸化される．ALDHには5種類のアイソザイムがあるが，アルコール代謝で重要なのはサイトソルに存在するALDH2である．このALDH2には遺伝子多型があり，不活性型のALDH2をもつ人はアルコール摂取後アセトアルデヒドが体内に蓄積する結果，顔面紅潮，心拍数・呼吸数の増加，頭痛などの一過性の生体反応が引き起こされる．このような人は日本人や中国人などモンゴロイド系の集団に見出される．

したがって，エタノールが代謝されるとNADH/NADの比が増加するので乳酸/ピルビン酸の比が増加する結果，高乳酸血症を引き起こし，腎臓の尿酸排泄能力を低下させることになる．エタノールの長期間にわたる過剰摂取は脂肪肝を引き起こし，これは肝炎や肝硬変へとつながる．この肝臓での脂肪の蓄積の機構は明らかでないが，NADH/NADの比の上昇が脂肪酸の酸化を抑制し，その結果，脂肪酸のトリアシルグリセロールのエステル化が高まることから起こると考えられている．エタノールはまた，チアミン，リボフラビン，ビタミンB_6，ビタミンA，マグネシウムなどの欠乏を引き起こす．これはアルコールの摂取の増加がこれらの栄養素の摂取の低下につながるとともに，これらの吸収を抑制し

たり，代謝を促進する結果もたらされる．

　エタノールはアセチルCoAを経てTCA回路で完全酸化されるので，ATPを産生する．しかし，アセチルCoAまでの過程は上記のように3経路あり，どの経路を通るかによってATP生成量は異なる．エタノールのエネルギー含量は7.1 kcal/gであるが，エネルギー効率は種々の条件で変わるので，生体で利用されるエネルギーはわが国では1g当たり約5 kcalとしている． 〔野口民夫〕

参考文献

上代淑人（監訳）：ハーパー生化学（原著24版），丸善（1997）
田中武彦・野口　忠・武藤泰敏（編）：分子栄養学概論，建帛社（1996）
内藤　博・杉本悦郎・安本教傅・桐山修八・菅野道廣・吉田　昭・岩井和夫・舩引龍平・木村修一：新栄養化学，朝倉書店（1987）
山田一哉・野口民夫：炭水化物による遺伝子の発現調節機構，日本栄養・食糧学会誌，**52**, 167-173（1999）
Boller, M., Keppens, S. and Stalmans, W. : Specific features of glycogen metabolism in the liver. *Biochem. J.,* **336**, 19-31（1998）
Brody, T. : Nutritional Biochemistry 2nd ed., Academic Press, San Diego（1999）
Pilkis, S. J. and Granner, D. K. : Molecular physiology of hepatic gluconeogenesis and glycolysis. *Annu. Rev. Physiol.,* **54**, 885-909（1992）
Stryer, L. : Biochemistry 4th ed., W. H. Freeman and Company, New York（1995）

5. 脂　　質

5.1　脂質の化学

　水に比較的難溶であるが，クロロホルム，エーテル，ベンゼンなどの非極性溶媒に可溶な物質を総称して脂質（lipid）という．脂質には，脂肪，油，ロウおよびそれらの関連物質が含まれる．食品脂質の大部分はトリアシルグリセロール（中性脂肪）である．

a．脂肪酸

　脂肪酸（fatty acid）は脂質の主要な構成要素であり，主にエステルの形で存在する．ほとんどは炭素数が偶数個でカルボキシル基が末端にある直鎖の一塩基酸である．
　炭素原子はカルボキシル炭素（1位）から数える．末端メチル基の炭素は ω 炭素あるいは n 炭素という．二重結合の有無によって飽和脂肪酸と不飽和脂肪酸とに大別される．$\varDelta^9$ は脂肪酸の9位と10位の炭素原子内の二重結合を示す．ω-9 とは ω 炭素から数えて9番目の二重結合を意味する．動物の体内でこれらの脂肪酸にさらに二重結合が導入されるときは，すでに存在している二重結合（ω-9，ω-6，ω-3）とカルボキシル基との間に入り，ω-9，ω-6，ω-3 と呼ばれる三つの系列の脂肪酸を生じる．
　食品中に存在する飽和脂肪酸（saturated fatty acid）と不飽和脂肪酸（unsaturated fatty acid）を表5.1と表5.2に示す．カプリル酸，カプリン酸は中鎖脂肪酸と呼ばれる．二重結合2個以上の不飽和脂肪酸を多価（あるいは高度）不飽和脂肪酸（polyunsaturated fatty acid）と呼ぶ．二重結合は通常シス型立体配置である．反芻動物の消化管では微生物の作用でトランス型脂肪酸が生じる．不飽和脂肪酸への水素添加に際して，各種のトランス型脂肪酸が生じる場合がある．

表5.1 食品中の飽和脂肪酸（油化学便覧）

炭素数	慣用名	融点(℃)
2	酢酸 (acetic)	16.6
4	酪酸 (butyric)	−7.9
6	カプロン酸 (caproic)	−3.4
8	カプリル酸 (caprylic)	16.7
10	カプリン酸 (capric)	31.6
12	ラウリン酸 (lauric)	44.2
14	ミリスチン酸 (myristic)	53.9
16	パルミチン酸 (palmitic)	63.1
18	ステアリン酸 (stearic)	69.6
20	アラキジン酸 (arachidic)	76.1
22	ベヘン酸 (behenic)	80.0
24	リグノセリン酸 (lignoceric)	84.2

表5.2 食品中の不飽和脂肪酸（油化学便覧など）

炭素数：二重結合数	二重結合の位置（ω命名法）	慣用名	融点(℃)
16：1	ω-7*	パルミトレイン酸 (palmitoleic)	0.5
18：1	ω-9	オレイン酸 (oleic)	11
18：2	ω-6	リノール酸 (linoleic)	−5
18：3	ω-3	α-リノレン酸 (α-linolenic)	−11
18：3	ω-6	γ-リノレン酸 (γ-linolenic)	−11
20：4	ω-6	アラキドン酸 (arachidonic)	−50
20：5	ω-3	〔エ〕イコサペンタエン酸** (eicosapentaenoic)	−54
22：1	ω-9	エルカ酸 (erucic)	34.7
22：6	ω-3	ドコサヘキサエン酸** (docosahexaenoic)	

* 以下, n-7, n-9, …と表す場合もある. **万国名.

b. アシルグリセロール

中性脂肪は1分子のグリセロールと1, 2あるいは3分子の脂肪酸エステルを含み，それぞれモノ，ジおよびトリアシルグリセロール（triacylglycerol）と呼ばれる（図5.1）．グリセロールの炭素原子の番号は sn（stereochemical numbering）方式に従う．

c. リン脂質

アシルグリセロールを含むグリセロリン脂質と長鎖アミノアルコール（スフィンゴシン）を含むスフィンゴリン脂質とに大別される．食品中ではホスファチジルコリン，ホスファチジルエタノールアミン，スフィンゴミエリンの順で多い．

図5.1 各種脂質の構造

生体膜ではグリセロリン脂質の sn-1 位は飽和脂肪酸, sn-2 位は不飽和脂肪酸が多い.

d. ステロール

ステロール (sterol) はフェナンスレンに類似の三つの六員環骨格にシクロプ

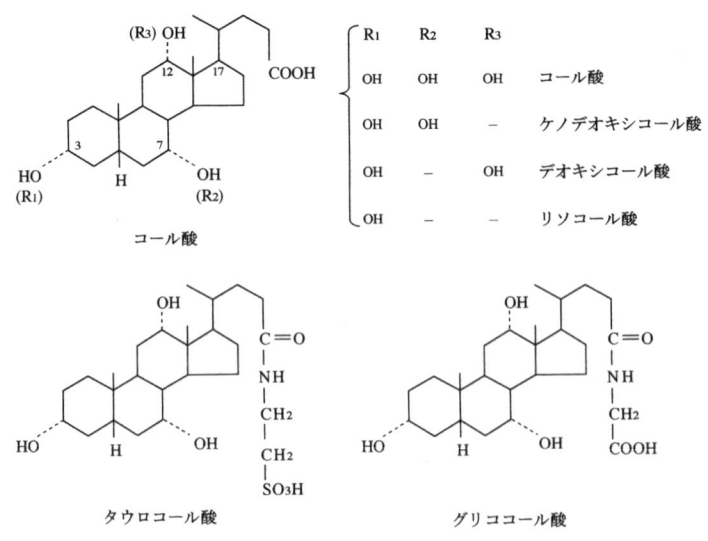

図5.2 胆汁酸の構造

ロパン環が結合しており（図5.1），不ケン化物画分に回収される．β-シトステロール，カンペステロールなどは植物ステロール（phytosterol）と呼ばれる．ヒトや動物のステロールのほとんどはコレステロール（cholesterol）である．糞便中では，コレステロールの $\varDelta^5$ と $\varDelta^6$ 位間の二重結合が還元されて生じたコプロスタノールが検出される．

動物の肝臓ではコレステロールから一次胆汁酸（コール酸やケノデオキシコール酸）が作られ，これらは腸内細菌の作用で二次胆汁酸（デオキシコール酸，リソコール酸）に変換される（図5.2）．

e．油脂の変質

飽和脂肪酸は酸化に対して安定であるが，多価不飽和脂肪酸はラジカル機構で自動酸化（autoxidation）を受けやすく，この過程で生じる共役ジエンへのラジカルの付加を経て，重合体が生じる．

乳製品，卵，肉，魚，揚げ物には少量ではあるが，各種のステロール酸化物が検出される．

5.2 脂質の消化・吸収

a．消化管の脂質

日本人の平均的な脂質摂取量60g中には，92〜96％のトリアシルグリセロール，4〜6％のリン脂質（主としてホスファチジルコリン）と0.5％のコレステロールが含まれる．

小腸内腔には胆汁や小腸の脱落細胞由来の脂質が供給されている．おおむね30gの胆汁酸，10〜15gのホスファチジルコリン，1〜2gのコレステロールである．脱落細胞由来の脂質は2〜6gである．

b．乳化

乳化（emulsification）とは脂肪を安定で微細な油/水エマルション粒子として分散させる過程である（図5.3）．リン脂質と少量のコレステロールは，エマルションの表面において単分子層（monomolecular layer）を形成し，トリアシルグリセロールを覆っている．この単分子層は約3％程度のトリアシルグリセロールを溶解できる．

100gのトリアシルグリセロールを0.5μm直径のエマルション粒子にするた

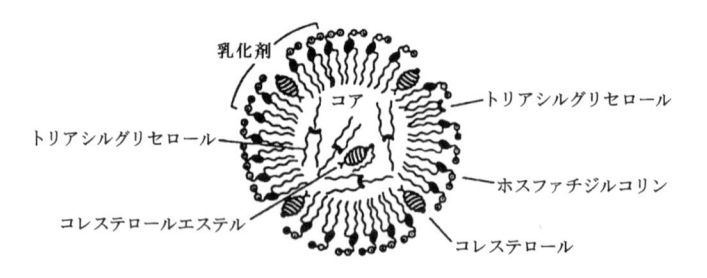

図5.3 食事脂肪の乳化（Carey and Hernell, 1992 を改変）

めには約2gのリン脂質が必要である．食事由来のリン脂質，変性タンパク質，多糖類は乳化剤として作用する．

カロテン，エステル型コレステロールは極性が低いのでエマルションのコアのトリアシルグリセロールに溶解する．やや極性がある α-トコフェロールやレチノイン酸はリン脂質の脂肪酸鎖の間に配置する．

c．ヒトの消化管のリパーゼ
1）胆汁酸刺激リパーゼ

胆汁酸刺激リパーゼ（bile salt-stimulated lipase）は人乳タンパク質の約1%を占める．pH3以上では安定であるので，乳児の胃を通過できる．胆汁酸によって活性化され，各種のエステル結合を切断する．

2）カルボキシエステルヒドラーゼ

カルボキシエステルヒドラーゼ（carboxylic ester hydrolase）は膵臓から分泌され，各種のエステル結合を切断する．

3）胃リパーゼ

胃リパーゼ（gastric lipase）はヒトでは胃粘膜の主細胞に由来し，酸性条件下でエマルションに作用する．胃リパーゼの作用でトリアシルグリセロールの sn-3位から切り出された短鎖や中鎖の脂肪酸はアルブミンと複合体を形成し，門脈へと輸送される．

4）コリパーゼ依存性の膵リパーゼ

コリパーゼ依存性の膵リパーゼ（colipase-dependent pancreatic lipase）はトリアシルグリセロールの sn-1,3のエステル結合を切断し，sn-2モノアシルグリセロールを生じる．膵臓から分泌されたコリパーゼは，膵リパーゼがエマルショ

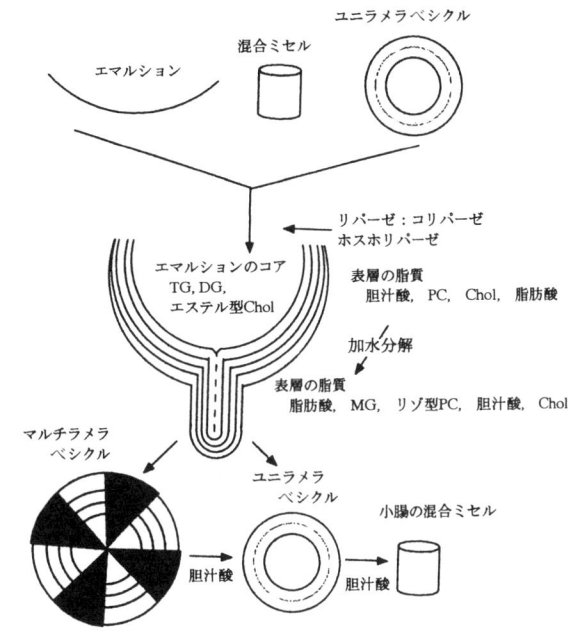

図5.4 脂肪エマルションの分解とミセル (Carey and Hernell, 1992を改変)
PC：ホスファチジルコリン，Chol：コレステロール，MG：モノアシルグリセロール，
DG：ジアシルグリセロール，TG：トリアシルグリセロール．

ン表面に結合し，作用するのを助ける（図5.4）．膵リパーゼの成人での分泌量は多く，100 gの脂肪を分解するのに必要な量の1,000倍ほどである．

5) 膵ホスホリパーゼ A_2

膵ホスホリパーゼ A_2 (pancreatic phospholipase A_2) は Ca^{2+} の存在下でグリセロリン脂質の sn-2 のエステル結合を切断し，リゾ型リン脂質を生じる．

スフィンゴミエリンは小腸刷子縁膜に存在するスフィンゴミエリナーゼの作用でコリンリン酸とセラミドに分解され，吸収される（図5.1）．

d．小腸上部における消化
1) 胆汁脂質

ヒトの胆汁には胆汁酸/コレステロールのミセル，胆汁酸/リン脂質/コレステロールの混合ミセル，コレステロール/リン脂質/胆汁酸のユニラメラベシクル (unilamella vesicle) などの会合体が混在している．

2) 脂肪消化と混合ミセルの形成

エマルションに対するリパーゼやホスホリパーゼ等の作用によってモノアシルグリセロール，脂肪酸，リゾ型リン脂質，遊離型コレステロールが連続的に生じる（図5.4）．これら分解産物はエマルション表面で多重層状のラメラ液晶あるいはマルチラメラリポソームとなって水中に移行する．これら構造体は胆汁酸モノマーの作用によってユニラメラベシクルに変換され，次いで，混合ミセルが形成される．混合ミセルの水和半径（4.0 nm）はユニラメラベシクルのそれ（20～60 nm）よりも小さいため，ミセルからの腸細胞への脂肪分解物の吸収は速い．胆汁酸分泌不良時ではベシクルを介して脂肪酸が吸収される．しかし，モノアシルグリセロールの吸収にはミセルの形成が必要である．なお，飽和脂肪酸のCa塩は融点が高く，腸内腔で沈殿するため吸収されにくい．

e. 脂質の吸収と再構築
1) 小腸粘膜細胞への取り込み

腸内腔から細胞への脂質分解産物の取り込みのバリアーとして，小腸粘膜表面のムチンゲル層（95％は水である粘質多糖）と，UW（unstirred water）層がある．これら水の層はベシクルの通過には障壁となるが，ミセルは容易に通過させる．ミセルの構成脂質はそれぞれのモノマーとして細胞膜に溶解し，拡散によって取り込まれる．胆汁酸は回腸にあるトランスポーターを介して再吸収され，肝臓に戻る（腸肝循環）．

2) 脂質の再合成

吸収されたモノアシルグリセロールの約80％はトリアシルグリセロールに再合成される．リゾ型リン脂質もリン脂質の再合成に利用される．コレステロールの再エステル化には，アシルCoA：コレステロールアシル基転移酵素が関与している．

3) キロミクロンとその構成タンパク質

小腸細胞の滑面小胞体で合成されたトリアシルグリセロールは，ミクロソームトリアシルグリセロール転送タンパク質によって運ばれ，粗面小胞体で形成されたアポリポタンパク質B-48（260 kDa）と会合して，ゴルジ装置を経て，キロミクロンとして小腸リンパへ放出される（図5.7参照）．

ヒト成人では小腸はアポリポタンパク質B-48，肝臓はアポリポタンパク質B-100（550 kDa）を作る．これらは同じ遺伝子産物であるが，小腸では，アポリ

ポタンパク質 B 遺伝子が転写される際に，転写開始点から 6666 番目のシトシンが脱アミノ化されウラシルに代わり，その結果，CAA コドンが停止コドン (UAA) に変換されるため，アミノ酸残基 2153 番目で翻訳が停止したアポリポタンパク質 B-48 ができる．

5.3 脂質の代謝

a．脂質の合成とその調節
1）脂肪酸の合成

図 5.5 はグルコースの脂肪酸への変換経路を示している．アセチル CoA はアセチル CoA カルボキシラーゼによってマロニル CoA に変換される．アセチル CoA カルボキシラーゼは短期の脂肪酸合成の制御（数分から数時間）において律速となり，クエン酸，脂肪酸 CoA 等によるアロステリック（allosteric）機構やリン酸化によって制御される．マロニル CoA はカルニチンパルミトイルトランスフェラーゼ I へのアロステリック阻害を介して脂肪酸の酸化を制御する（図 5.6 参照）．

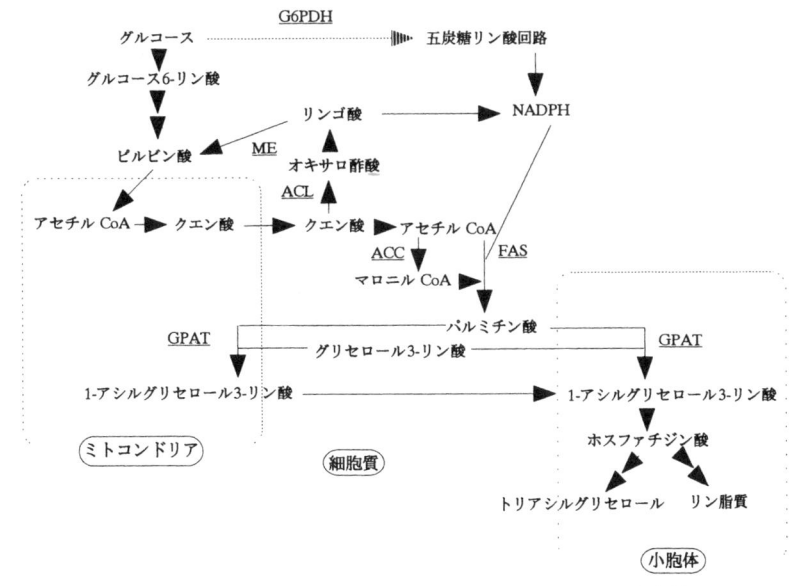

図 5.5 脂肪酸とグリセロ脂質の合成（Sul and Wang, 1998 を改変）
ACC：アセチル-CoA カルボキシラーゼ，ACL：ATP クエン酸リアーゼ，FAS：脂肪酸合成酵素，GPAT：グリセロール-3-リン酸アシルトランスフェラーゼ，G6PDH：グルコース-6-リン酸-脱水素酵素，ME：リンゴ酸酵素．

脂肪酸合成には一連の協調的な酵素反応が関与している．脂肪酸合成酵素は約 260 kDa の二つのホモダイマーから構成される．それぞれのサブユニットは 8 つの機能的な領域を有している．その内の 6 つの酵素（① アセチルトランスフェラーゼ，② マロニルトランスフェラーゼ，③ ケトアシルシンターゼ，④ ケトアシルレダクターゼ，⑤ β-ヒドロキシアシルデヒドラーゼ，⑥ エノイルレダクターゼ）は，脂肪酸の合成開始と鎖長延長のために必要である．チオエステラーゼは脂肪酸を合成系から切り出すのに必要である．8 番目の領域はアシルキャリアータンパク質で，ここに伸長中の脂肪酸は留められる．

脂肪酸合成酵素は長期の脂肪酸合成の調節（数時間〜数日）に関係している．本酵素の触媒作用に必要な NADPH はリンゴ酸酵素，グルコース-6-リン酸脱水素酵素，ATP-クエン酸リアーゼなどの作用で供給される．

脂肪酸合成酵素系の主な生産物はパルミチン酸である．乳腺では中鎖の脂肪酸が合成され，ミルクへ分泌される．

ラットの実験では，脂肪酸合成酵素系は絶食により著しく低下し，無脂肪食高糖質食の投与によって上昇する．多価不飽和脂肪酸の摂取により本酵素系は転写の過程で著しく抑制されるが，飽和脂肪酸やモノ不飽和脂肪酸では抑制されない．脂肪酸合成酵素遺伝子の発現はインスリンと甲状腺ホルモンで増加し，グルカゴンは cAMP 依存性の機構を介して抑制する．

脂肪酸合成酵素遺伝子の発現に影響する転写調節エレメントとして，インスリン応答エレメント（-68〜-52：翻訳開始点に対する相対的位置），コレステロール応答エレメント（-99〜-92），cAMP 応答性エレメント（-150〜-141）などがプロモーター領域で同定されている．なお，コレステロール負荷ラットでは脂肪酸合成酵素の mRNA 量は必ずしも減少していない．また，多価不飽和脂肪酸による本酵素の発現抑制の分子機構について活発な研究が行われている．

2) 脂質の合成

肝臓のトリアシルグリセロールはグリセロール 3-リン酸，ホスファチジン酸を介する経路（α-グリセロリン酸経路）を経て新合成される（図 5.5）．グリセロリン脂質もほぼ同様な経路を経て合成される．

絶食ラットに高炭水化物−無脂肪食を摂食させると，ミトコンドリアのグリセロール-3-リン酸-アシルトランスフェラーゼ（GPAT）活性とその mRNA レベルが上昇する．本酵素遺伝子の転写調節領域にはステロール応答性エレメントやインスリン応答性エレメントがある．

3) 脂肪酸の長鎖化および不飽和化

哺乳動物では，ω-6系のリノール酸からはアラキドン酸，ω-3系のα-リノレン酸からは〔エ〕イコサペンタエン酸やドコサヘキサエン酸が作られる．二重結合の導入にはミクロソームのΔ^6およびΔ^5不飽和化酵素が関与している．

パルミチン酸やステアリン酸のΔ^9位への二重結合の導入には，ステアロイルCoA不飽和化酵素（stearoyl-CoA desaturase）が関与する．実験動物に多価不飽和脂肪酸を給餌すると，肝臓の本酵素の活性は抑制される．本酵素遺伝子の転写調節領域は，多価不飽和脂肪酸の影響をうけるペルオキシソームプロリファレーター活性化レセプター認識配列（p. 83，PPARの項参照）を有しているが，多価不飽和脂肪酸の分子作用機構は十分解明されていない．

b. 脂肪酸の酸化とその調節
1) 脂肪酸の酸化

長鎖の脂肪酸はミトコンドリアでβ酸化を受け，カルボキシル基末端からアセチルCoAを切断する（図5.6）．この過程で1モルのパルミチン酸からは129個のATP分子（$\Delta G^{0}=30.5$ kJとして3,935 kJ）が生じる．パルミチン酸の熱量は9791 kJ/モルなので，燃焼自由エネルギーの40%が高エネルギーリン酸として獲得される．

脂肪酸は細胞質でアシルCoA合成酵素（acyl-CoA synthase）によって活性化後，カルニチンパルミトイルトランスフェラーゼの作用でアシルカルニチンに変換され，ミトコンドリア膜を通過する．短鎖や中鎖の脂肪酸はアシルカルニチンに変換されずにミトコンドリア膜を通過できる．

ペルオキシソームには，高脂肪食や血漿脂質低下剤であるクロフィブレートなどによって誘導される極長鎖脂肪酸（炭素数20以上）の酸化を助けるβ酸化系がある．ミクロソームにはω酸化系がある．

2) ケトン体の生成

脂肪酸のβ酸化によって生じた2分子のアセチルCoAからアセトアセチルCoAが生成する．ついで，3-ヒドロキシ-3-メチルグルタリルCoA合成酵素（HMG-CoA synthase）の作用でアセト酢酸が生じ，さらに，β-ヒドロキシ酪酸，アセトンなどが生じる．これらの反応はミトコンドリアで起こる．これら三者をケトン体という．ケトン体は肝外組織でエネルギーとして利用されるが，過剰生産はケトン症の原因となる．

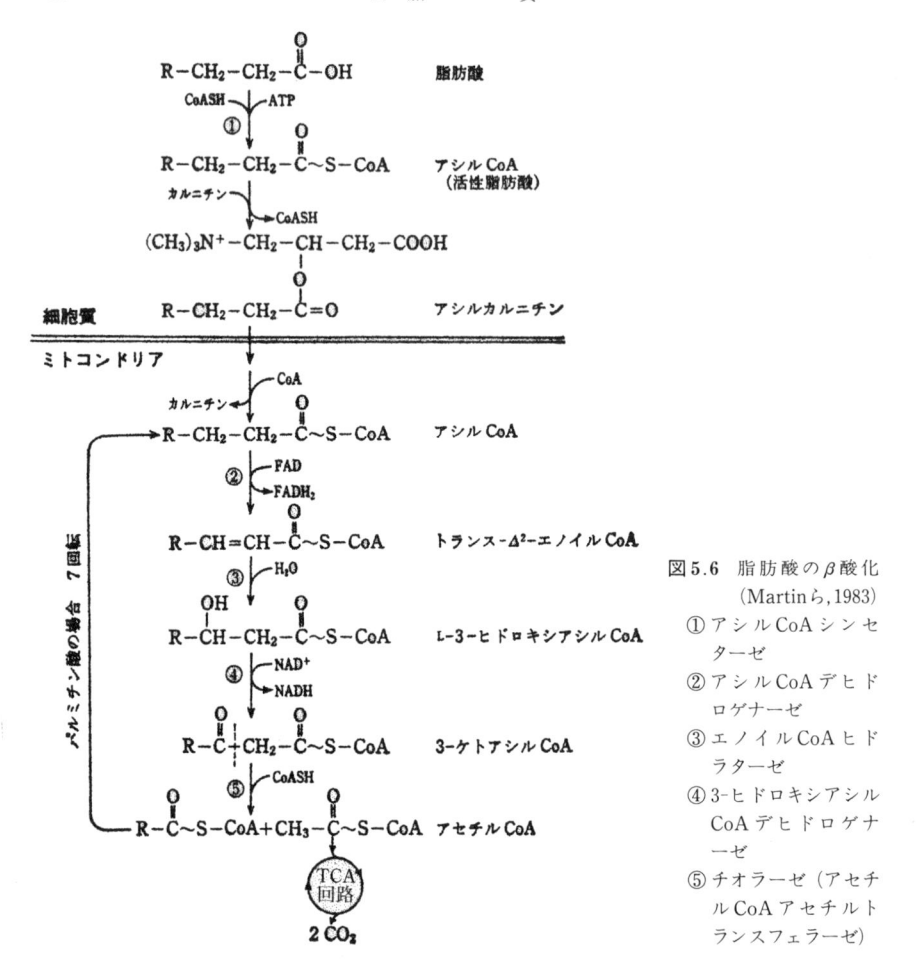

図5.6 脂肪酸のβ酸化 (Martinら, 1983)
① アシルCoAシンセターゼ
② アシルCoAデヒドロゲナーゼ
③ エノイルCoAヒドラターゼ
④ 3-ヒドロキシアシルCoAデヒドロゲナーゼ
⑤ チオラーゼ（アセチルCoAアセチルトランスフェラーゼ）

脂肪酸酸化に関与するアシルCoA合成酵素，カルニチンパルミトイルトランスフェラーゼ，HMG-CoA合成酵素ならびにアシルCoA酸化酵素（ペルオキシソーム）などの遺伝子の転写調節領域にはペルオキシソームプロリファレーター活性化レセプター認識配列（p.83, PPARの項参照）がある．

c. 脂質の輸送
1) 血漿リポタンパク質

血漿脂質は，密度で分画されるリポタンパク質として輸送されている（表5.3）．トリアシルグリセロールやコレステロールエステルは粒子の中心部に，リン

5.3 脂質の代謝

表5.3 ヒト血漿リポタンパク質の組成

	キロミクロン ($d<0.95$)	VLDL ($0.95<d<1.019$)	LDL ($1.019<d<1.063$)	HDL ($1.063<d<1.21$)	VHDL ($1.21<d<1.25$)
脂質成分（％）					
タンパク質	2	8	21	51	62
リン脂質	7	18	22	25	28
コレステロール					
エステル型	5	12	37	13	3
遊離型	2	7	8	4	0.3
トリアシルグリセロール	85	50	11	4	5
アポリポタンパク質	A-I, A-IV, B-48, C-I, C-II, C-III	B-100, C-I, C-II, C-III, E	B-100	A-I, A-II	

注）　VLDL：超低密度-，LDL：低密度-，HDL：高密度-，VHDL：超高密度リポタンパク質．
VLDLのうち $1.006<d<1.019\,\mathrm{g}/m l$ 画分はIDL（中間密度リポタンパク質）に分画される．
HDLは HDL_2（$1.063<d<1.125$）と HDL_3（$1.125<d<1.21$）とに分画される．

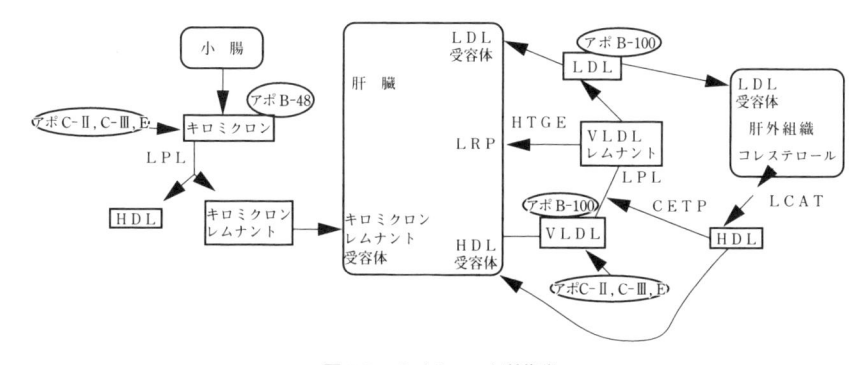

図5.7　リポタンパク質代謝
CETP：コレステロールエステル転送タンパク質，HTGL：肝性トリアシルグリセロールリパーゼ，LCAT：レシチンコレステロールアシル基転移酵素，LPL：リポタンパク質リパーゼ，LRP：LDLレセプター様タンパク質．（アポとはアポリポタンパク質の略称）．

脂質やコレステロールおよびアポリポタンパク質は粒子の表面に配置している（図5.3参照）．

2) トリアシルグリセロールに富むリポタンパク質の代謝

トリアシルグリセロールは，小腸からはキロミクロン，肝臓からは極低密度リポタンパク質（VLDL）として分泌される（図5.7）．高糖質食はVLDLの分泌を促進する．これらトリアシルグリセロールに富むリポタンパク質は血漿中でア

ポリポタンパク質C-II, アポリポタンパク質C-IIIやアポリポタンパク質Eを受け取る．アポリポタンパク質C-IIは毛細血管上に存在するリポタンパク質リパーゼの賦活化剤となる．このリパーゼの作用でトリアシルグリセロールの sn-1,3位のエステル結合が切断され，トリアシルグリセロールが少ないレムナント（remnant）が生じる．VLDLは血中でさらに代謝され，低密度リポタンパク質（LDL）に変換される．リポタンパク質リパーゼの活性は運動やインスリン投与によって増加する．

リポタンパク質は細胞表面の受容体を介して細胞内へと転送される．トリアシルグリセロールに富むリポタンパク質のレムナントは，アポリポタンパク質Eをリガンドにするレムナント受容体やLRP（LDL related protein）を介して肝臓へ輸送される．LDLは肝臓ならびに肝外組織のLDLレセプターを介して取り込まれる．

3) 高密度リポタンパク質によるコレステロール搬出

アポリポタンパク質Bを含むリポタンパク質（VLDL，LDL）は代謝中枢から末梢へのコレステロールの配送を，アポリポタンパク質A-Iを含む高密度リポタンパク質（HDL）は末梢からのコレステロールの回収を担っている．HDL受容体の一つとして，スカベンジャーレセプターB1がある．

血漿中での遊離型コレステロールのエステル化は主にレシチン：コレステロールアシル基転移酵素の作用に基づく．リポタンパク質間のエステル型コレステロールの転送はコレステロールエステル転送タンパク質によって行われる．

HDLの起源は明らかでないが，①小腸と肝臓から新生（nascent）HDLとして分泌される，②トリアシルグリセロールに富むリポタンパク質の血中での異化の過程で生じるなどが提案されている．

4) 酸化型低密度リポタンパク質(LDL)

LDLは活性酸素等による酸化的修飾を受け，いわゆる酸化LDLに変換される．酸化LDLは通常のLDL受容体では処理されず，マクロファージなどのスカベンジャー受容体や酸化LDL受容体を介して取り込まれる．酸化LDLは泡沫細胞の増加，血管内皮細胞の活性化，平滑筋細胞の遊走や増殖をもたらし，動脈硬化の進展に寄与する．

d．脂肪組織における代謝

脂肪組織での貯蔵トリアシルグリセロールの分解と再エステル化は連続的なサ

5.3 脂質の代謝

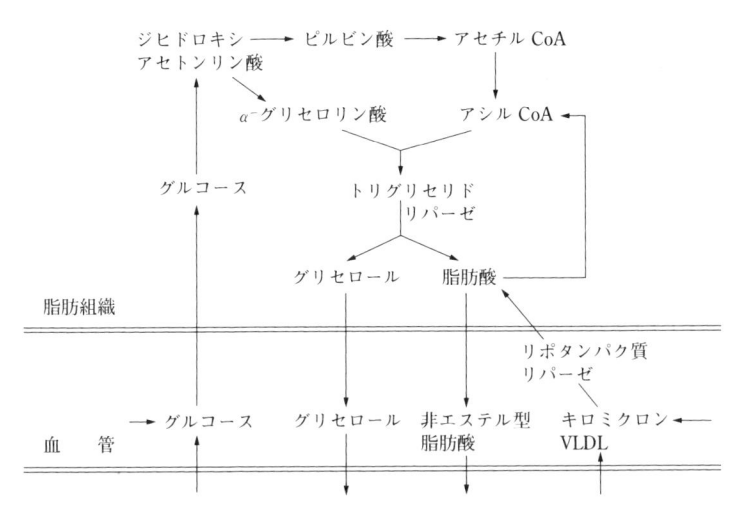

図5.8 脂肪組織における脂質代謝

イクルを形成している（図5.8）．脂肪組織にはグリセロールキナーゼがないので，グリセロール3-リン酸は解糖に由来する．

トリアシルグリセロールはホルモン感受性リパーゼによって加水分解され，遊離脂肪酸とグリセロールを放出する．遊離脂肪酸の放出量が多いと，血漿中の遊離脂肪酸濃度が上昇し，そのために，筋肉と肝臓での糖（エネルギー）代謝が影響される．例えば，脂肪組織からの遊離脂肪酸の動員は，運動時にカテコールアミンが増加している時や血漿インスリンが低い時はいちじるしく増加（約400％）する．糖尿病などの場合のように過剰の遊離脂肪酸が筋肉へ流入する時には筋肉でのグルコースの利用が阻害され，ひいてはインスリン抵抗性を惹起することになる．

脂肪の分解作用を持つカテコールアミン（エピネフリン，ノルエピネフリン）はアデニル酸シクラーゼ（adenylate cyclase）活性を高めることによって脂肪分解を促進させる．

e．コレステロールの合成・異化
1) コレステロールの合成

コレステロールとイソプレノイドの合成経路を図5.9に示す．コレステロール合成の律速段階はミクロソームの3-ヒドロキシ-3-メチルグルタリル（HMG）

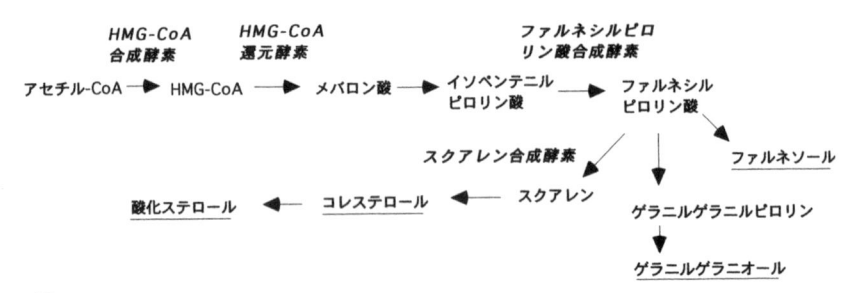

図5.9 コレステロールおよびイソプレノイドの合成経路（Edwards and Ericsson, 1998を改変）

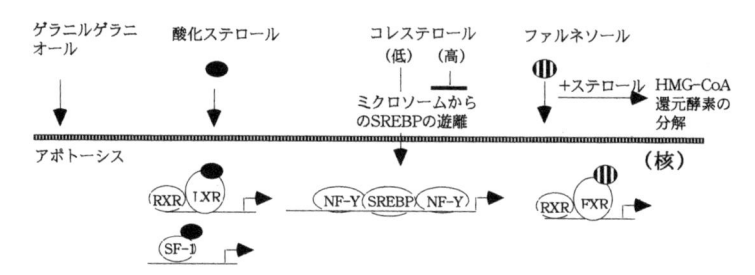

図5.10 イソプレノイドに由来する情報伝達分子（Edwards and Ericsson, 1998を改変）
NF-Y：核因子, LXR：肝Xレセプター, SF-1：ステロイド合成因子1, RXR：レチノイドXレセプター, FXR：ファルネソイドレセプター.

CoA還元酵素が触媒する反応である．

2）ステロール合成調節タンパク質

コレステロールは，転写調節因子であるステロール調節エレメント結合タンパク質（sterol regulatory element binding proteins：SREBPs）を介して，HMG-CoA合成酵素，HMG-CoA還元酵素，ファルネシルピロリン酸合成酵素，スクアレン合成酵素，低密度リポタンパク質（LDL）レセプターなどの遺伝子の発現に影響する（図5.10）．ファルネソール，ゲラニルゲラニオール，酸化ステロールなども遺伝子の転写に影響する．

SREBPsは，125 kDaの前駆体タンパク質として合成され，細胞内のコレステロール濃度が低いときには，プロテアーゼによって68 kDaの成熟タンパク質として切り出され，核内に移行する．SREBPは核因子（NF-1またはSP1）と共同して，コレステロール代謝，脂肪酸合成，およびトリアシルグリセロール合成系の遺伝子の発現を調節している．

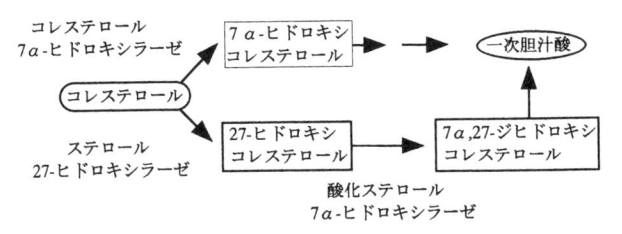

図5.11 7α-ヒドロキシ胆汁酸の生合成経路（Schwarzら，1997）

3） 胆汁酸合成の調節

ヒトでは1日あたりの胆汁酸の合成量は約0.6g，プールサイズは2～4gで，6～10回の腸肝循環がある．胆汁酸合成は身体コレステロールの平衡維持や脂肪および脂溶性ビタミンの吸収に重要である．胆汁酸合成の律速過程は肝臓ミクロソームでのコレステロールの7α-ヒドロキシル化である（図5.11）．この経路は胆汁酸によってネガティブフィードバックを受ける．一方，ミトコンドリアで27位が水酸化され，ミクロソームで酸化ステロール7α-ヒドロキシラーゼの触媒作用を介して一次胆汁酸が合成される副経路もある．この経路は胆汁酸によって抑制されない．

5.4 脂質の機能と栄養

a．脂質の栄養効果

脂質の熱量は1gあたり約9kcalで糖質やタンパク質のほぼ2倍である．通常，食事脂肪の吸収率は良く，95～98％である．中鎖脂肪酸で構成される脂肪はその消化吸収面での特性から，膵臓や肝臓の機能が低下している場合によいエネルギー源となる．

多くの油脂には種々の脂溶性ビタミンが含まれている．これら脂溶性ビタミンの生体での利用には効率的な脂肪の吸収が必要である．

b．必須脂肪酸

哺乳動物はリノール酸とα-リノレン酸を体内で合成できないのでこれらを摂取しなければならない．これら必須脂肪酸（essential fatty acid）が不足したヒトでは，〔エ〕イコサトリエン酸（20：3 ω-9）が組織中で増加する．リノール酸の必要量は摂取エネルギーの1～2％程度である．リノール酸の欠乏症状はアラキドン酸の摂取で改善されるが，皮膚ではリノール酸はセラミドとして存在し水

分の調節に与かっている．

α-リノレン酸の特別な機能（視力，脳や神経の機能）は主として〔エ〕イコサペンタエン酸やドコサヘキサエン酸を介して発揮される．

ω-6 および ω-3 系の長鎖多価不飽和脂肪酸は生体膜リン脂質に含まれ，膜の流動性を介して，膜機能の正常な働きに関与している．

c. イコサノイドとしての機能

〔エ〕イコサノイドの生成には，シクロオキシゲナーゼとリポキシゲナーゼの二つの主要合成経路がある（図5.12）．これら化合物の主要な前駆物質はアラキドン酸であるので，この経路を「アラキドン酸カスケード」と呼ぶ．

シクロオキシゲナーゼ経路を経てプロスタグランジン（PG），トロンボキサン（TX）が形成され，これらをプロスタノイドと称している．アラキドン酸，ジ

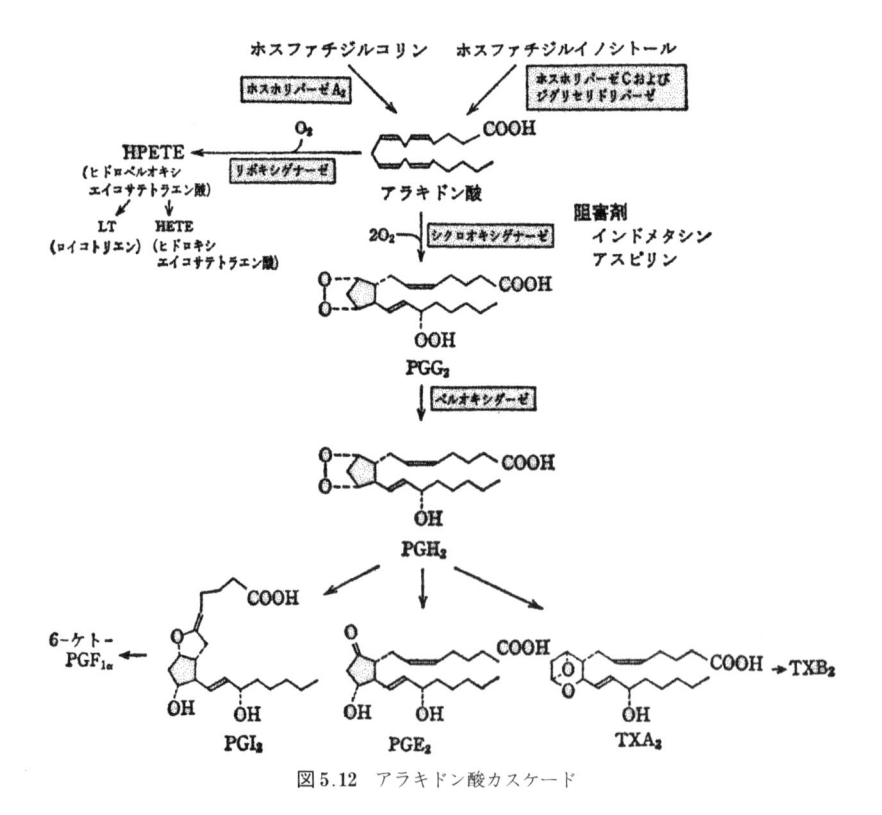

図5.12　アラキドン酸カスケード

ホモ-γ-リノレン酸（20：3 ω-6），あるいは〔エ〕イコサペンタエン酸から合成されるプロスタノイドの側鎖に含まれる二重結合数に応じてそれぞれ，PGE 2，PGE 1，PGE 3 と称する．リポキシゲナーゼの作用によってロイコトリエン類（LTB, LTC, LTD, LTE）が生じる．これら〔エ〕イコサノイドはホルモンと異なり細胞に蓄積されず，外部刺激に応答して直ちに合成・分泌され，隣接した標的細胞に作用するオータコイドである．

〔エ〕イコサノイドは生体防御，血行動態，血管透過性，平滑筋の収縮，生体膜のイオン輸送，神経伝達，好中球の走化性などの調節に関与している．

d. 食事脂肪と疾病

i) 血漿脂質濃度 飽和脂肪酸（ラウリン酸，ミリスチン酸，パルミチン酸）は，多価不飽和脂肪酸と比較して，ヒト血漿コレステロール濃度上昇作用がある．ステアリン酸やオレイン酸にはそのような上昇作用がないとされている．

マーガリンやショートニングにはトランス型脂肪酸が含まれる．日本人のトランス酸摂取量は1日2gを越えず，問題は少ないようであるが，多量の摂取は血漿コレステロールを上昇させる場合がある．

魚油に含まれる脂肪酸は，β 酸化の亢進を介して血清トリアシルグリセロール濃度を低下させる．

ii) 血栓症 魚油はアラキドン酸に由来するトロンボキサンの生成抑制を介して血栓形成に対して抑制的に作用する．

iii) がん，免疫機能 脂肪酸の摂取量や種類は乳がんや結腸がんと関係があることが，疫学調査で指摘されている．脂肪酸は各種の免疫担当細胞における，〔エ〕イコサノイド，サイトカインの産生や細胞内情報伝達系を介して免疫機能を修飾する可能性がある．

e. 脂肪酸と遺伝子の発現

脂肪酸は各種の疾患と密接な関係があることから，その生体内でのレベルは厳密なコントロール機構によって制御されていると考えられる．

i) PPAR 核ホルモンレセプターの一種であるペルオキシソームプロリファレーター活性化レセプター（PPAR）は，標的遺伝子のDNA結合領域（5′-TGACCT-3′）である PPAR 応答配列（PPRE）にレチノイン酸レセプターとヘテロ二重体（ヘテロダイマー）を形成して結合する．フィブレート系の薬物

(クロフィブレート，ゼンフィブロジル等)，遊離脂肪酸，数種の〔エ〕イコサノイドなどは PPAR と結合できる．

脂肪酸酸化系の酵素，脂肪酸結合タンパク質，アポリポタンパク質 A-I, A-II やリポタンパク質リパーゼなどの遺伝子はその転写調節部位に PPRE を有している．したがって，各種の脂肪酸は PPAR を介して脂質代謝系のいくつかに直接関係している可能性がある．

ii) HNF-4α　脂肪酸は，核レセプター転写調節因子の一種である肝臓の核因子 (hepatocyte nuclear factor)-4α の発現調節を介して，各種の疾患の発症と関係する可能性がある．この核因子は，アポリポタンパク質 (アポリポタンパク質 A-I, A-II, B, C-III) や血液凝固因子 (VII, IX, X) 遺伝子の発現を調節している．長鎖脂肪酸 CoA と HNF-4α のリガンド領域への親和性は脂肪酸の種類によって異なる．たとえば，飽和脂肪酸 (ラウリン酸，ミリスチン酸やパルミチン酸) は HNF-4α 依存性の上記の遺伝子の転写活性を上昇させるが，多価不飽和脂肪酸やステアリン酸は抑制作用がある．　　　　〔今泉勝己〕

参考文献

板倉弘重 (編)：脂質の科学 (食品成分シリーズ)，朝倉書店 (1999)
日本油化学協会 (編)：油脂化学便覧，丸善 (1990)
原　健次：生理活性脂質—EPA・DHA の生化学と応用，幸書房 (1996)
日本生化学会 (編)：細胞機能と代謝マップ-I. 細胞の代謝・物質の動態，東京化学同人 (1997)
Brody, T.: Nutritional Biochemistry-2 nd ed., Academic Press (1999)
Food and Agricultural Organization of the United Nations and the World Health Organization: Fats and oils in human nutrition-Report of a joint expert consultation (1993)
McDonald, R. E. and Min, D. B.: Food Lipids and Health, Marcedl Dekker (1996)
Vance, D. E. and Vance, J.: Biochemistry of lipids, lipoproteins and membranes, Elsevier (1991)
Yehuda, S. and Mostofsky, D. I.: Handbook of essential fatty acid biology, Humana Press (1997)

6. タンパク質・アミノ酸

　われわれの体内の主要窒素成分である核酸とタンパク質はともに生命の根源といわれる．このうち，タンパク質の栄養学的必須性の証明は1816年，フランスのMagendieのイヌを用いた実験にまでさかのぼる．タンパク質を食物として摂取しないイヌはすべて約4週間で死んでしまった．以来，この栄養素の本質解明にむけての努力が生化学，栄養学の両面から脈々と続けられてきた．他方，核酸はその遺伝学的重要性からその詳細が究められつつあるが，体内でその材料から完全に合成することができ，その栄養学的必須性は認められていない．

　では，われわれは一体どのようなタンパク質をどのくらい，そしてどのように摂取すればよいのだろうか．また，摂取したタンパク質の消化・吸収の様子，体内での代謝や排泄に至る経路はどのようになっているのだろうか．本章ではこの全体の流れを概観する．

6.1 タンパク質・アミノ酸の生化学

a．アミノ酸

　アミノ酸（amino acid）は一つの分子内にアミノ基（$-NH_2$）とカルボキシル基（-COOH）という酸をもつ化合物で図6.1に示す一般式で表すことができる．アミノ酸は天然界には400種以上存在することが知られているが，タンパク質を構成するアミノ酸はそのうちの約20種である（図6.2）．側鎖（R）が水素（H）であるグリシンを除いてアミノ酸には光学異性体が存在し，タンパク質を構成するアミノ酸はすべてL-型である．水溶液中では，pHの変化により酸や塩基としての性質を示す両性イオンとしてふるまう．

　生体内にはタンパク質の構成成分にはならないが代謝的に重要なアミノ酸も数多く存在する（図6.3）．たとえば，β-アラニンはパントテン酸や補酵素Aの構

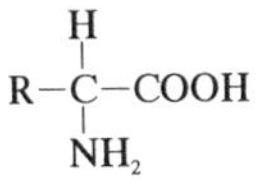

図6.1　アミノ酸の基本構造
R：各アミノ酸に固有な側鎖

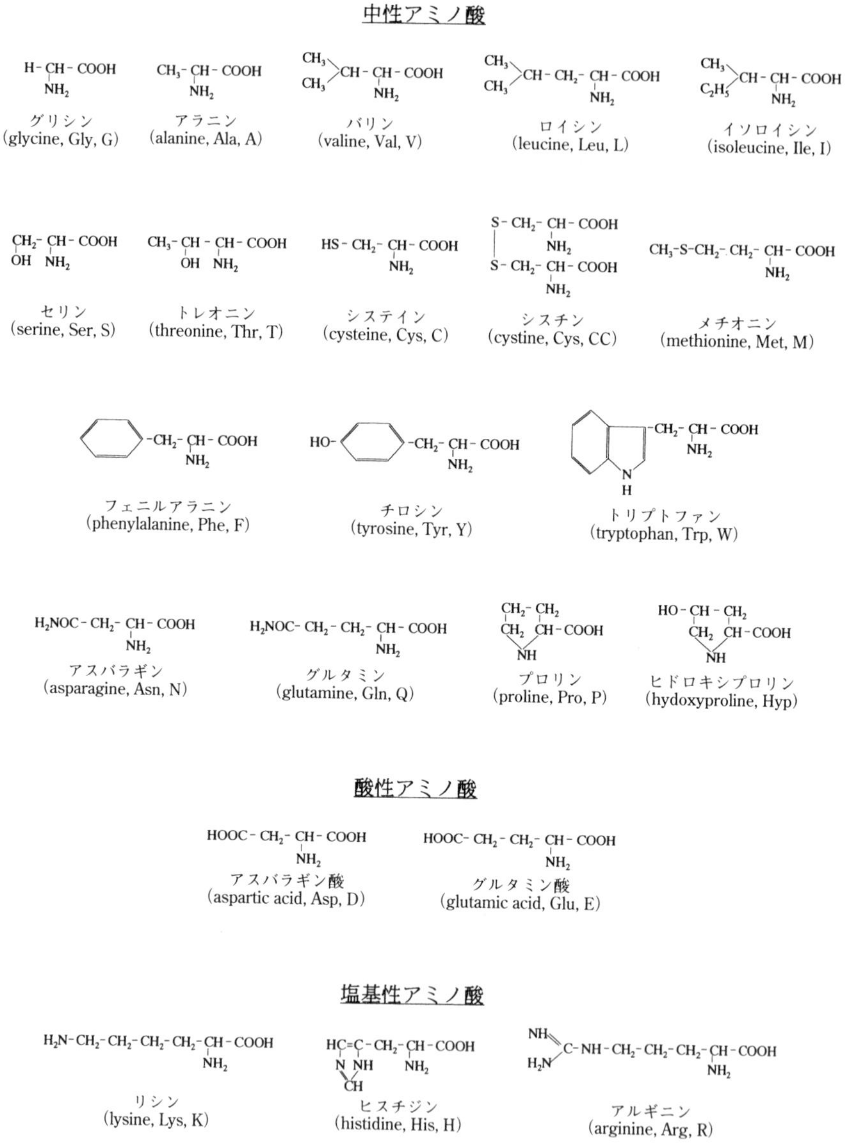

中性アミノ酸

H-CH-COOH
　　|
　　NH₂
グリシン
(glycine, Gly, G)

CH₃-CH-COOH
　　　|
　　　NH₂
アラニン
(alanine, Ala, A)

CH₃\
　　>CH-CH-COOH
CH₃/　　　|
　　　　　NH₂
バリン
(valine, Val, V)

CH₃\
　　>CH-CH₂-CH-COOH
CH₃/　　　　　|
　　　　　　　NH₂
ロイシン
(leucine, Leu, L)

CH₃\
　　>CH-CH-COOH
C₂H₅/　　|
　　　　 NH₂
イソロイシン
(isoleucine, Ile, I)

CH₂-CH-COOH
|　　|
OH　NH₂
セリン
(serine, Ser, S)

CH₃-CH-CH-COOH
　　|　 |
　　OH　NH₂
トレオニン
(threonine, Thr, T)

HS-CH₂-CH-COOH
　　　　|
　　　　NH₂
システイン
(cysteine, Cys, C)

S-CH₂-CH-COOH
|　　　|
|　　　NH₂
S-CH₂-CH-COOH
　　　|
　　　NH₂
シスチン
(cystine, Cys, CC)

CH₃-S-CH₂-CH₂-CH-COOH
　　　　　　　　|
　　　　　　　　NH₂
メチオニン
(methionine, Met, M)

⌬-CH₂-CH-COOH
　　　　|
　　　　NH₂
フェニルアラニン
(phenylalanine, Phe, F)

HO-⌬-CH₂-CH-COOH
　　　　　　|
　　　　　　NH₂
チロシン
(tyrosine, Tyr, Y)

⌬-CH₂-CH-COOH
　|　　　|
　N　　　NH₂
　H
トリプトファン
(tryptophan, Trp, W)

H₂NOC-CH₂-CH-COOH
　　　　　　|
　　　　　　NH₂
アスパラギン
(asparagine, Asn, N)

H₂NOC-CH₂-CH₂-CH-COOH
　　　　　　　　|
　　　　　　　　NH₂
グルタミン
(glutamine, Gln, Q)

CH₂-CH₂
|　　 |
CH₂　CH-COOH
　＼ /
　 NH
プロリン
(proline, Pro, P)

HO-CH-CH₂
　　|　 |
　　CH₂ CH-COOH
　　　＼/
　　　 NH
ヒドロキシプロリン
(hydoxyproline, Hyp)

酸性アミノ酸

HOOC-CH₂-CH-COOH
　　　　　|
　　　　　NH₂
アスパラギン酸
(aspartic acid, Asp, D)

HOOC-CH₂-CH₂-CH-COOH
　　　　　　　|
　　　　　　　NH₂
グルタミン酸
(glutamic acid, Glu, E)

塩基性アミノ酸

H₂N-CH₂-CH₂-CH₂-CH₂-CH-COOH
　　　　　　　　　　　|
　　　　　　　　　　　NH₂
リシン
(lysine, Lys, K)

HC=C-CH₂-CH-COOH
|　|　　　|
N　NH　　NH₂
｜
CH
ヒスチジン
(histidine, His, H)

NH\
　 >C-NH-CH₂-CH₂-CH₂-CH-COOH
H₂N/　　　　　　　　　|
　　　　　　　　　　　NH₂
アルギニン
(arginine, Arg, R)

図 6.2　タンパク質を構成するアミノ酸

```
H₂N-CH₂-CH₂-COOH          H₂N-CH₂-CH₂-CH₂-COOH
    β-アラニン                    γ-アミノ酪酸
    (β-alanine)                  (γ-aminobutyric acid,
                                  GABA)

H₂N-C-N-CH₂-COOH          H₂N-(CH₂)₃-CH-COOH
    ‖  |                              |
    NH CH₃                           NH₂
     クレアチン                      オルニチン
     (creatine)                    (ornithine)

H₂N-C-NH-(CH₂)₃-CH-COOH   H₂N-CH₂-CH₂-SO₃H
    ‖            |
    O           NH₂
     シトルリン                       タウリン
     (citrulline)                   (taurine)
```

図6.3 タンパク質の構成成分でないアミノ酸の例

成成分として各種酵素反応の補酵素として働き，γ-アミノ酪酸は脳内でグルタミン酸から作られ，神経伝達物質として働く．クレアチンは筋肉でリン酸化されてエネルギーを貯蔵する働きがあり，オルニチンやシトルリンは肝臓の尿素回路で尿素の生成に関与する．タウリンはカルボキシル基のかわりにスルホン基をもつアミノ酸で，胆汁酸と抱合したり，神経機能に関与している．

b．ペプチド

ペプチド（peptide）とは2個以上のアミノ酸が一方のカルボキシル基と他方のアミノ基との間で脱水縮合して酸アミド結合（ペプチド結合，-CO-NH-）を形成した化合物をいう（図6.4）．構成するアミノ酸の数 $n=2,3,4,\cdots$ に従ってそれぞれジ-，トリ-，テトラペプチドなどと呼び，10個以下のものをオリゴペプチド（oligopeptide），10〜50個のものをポリペプチド（polypeptide）というが，ふつうペプチドというときは前者を指す．

ペプチドは食物タンパク質から消化管内で大量に生成するが，生体内には内因性の，つまり生体が合成するペプチドも数多く存在する．代表的なペプチドを図6.5に示す．ホルモンなど重要な生理活性を持つものが多い．近年，超微量物質

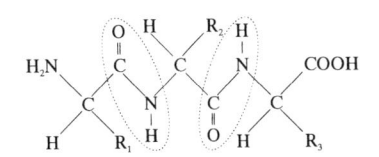

図6.4 ペプチドの構造式の例
点線部分がペプチド結合を示す．Rn は側鎖．左端をアミノ（N）末端，右端をカルボキシル（C）末端と呼ぶ．

カルノシン	β-Ala-His (β-アラニルヒスチジン)
アンセリン	β-Ala-1-MeHis (β-アラニル-1-メチルヒスチジン)
グルタチオン	γ-Glu-Cys-Gly (γ-グルタミルシステイニルグリシン)
バソプレシン	Cys-Tyr-Phe-Gln-Asn-Cys-Pro-Arg-Gly-NH$_2$
オキシトシン	Cys-Tyr-Ile-Gln-Asn-Cys-Pro-Leu-Gly-NH$_2$
アンギオテンシンII	Asp-Arg-Val-Tyr-Ile-His-Pro-Phe
ガストリン	17個のアミノ酸
グルカゴン	29個のアミノ酸

図6.5 生体中のペプチドの例

の分離分析技術や合成法の格段の進歩により、さらに次々と新物質が単離・同定されている。

c. タンパク質

タンパク質は約50個以上のアミノ酸がペプチド結合でつながった直鎖状高分子である。生体内には膨大な種類のタンパク質が存在し、大きさ（分子量）も数千から数百万まである。

タンパク質はそれぞれ異なる複雑な立体構造をとることにより、多様な機能を発揮することができる。タンパク質の一次構造とはポリペプチドの基本的なアミノ酸の配列順序をいう。このポリペプチドは複雑な形によじれ、折れ曲がっているがこれを二次構造という。これには規則的ならせん状で1回転につき3.6個のアミノ酸残基をもつαヘリックス構造や、複数のペプチドが平行あるいは逆平行に並び水素結合で安定化されているβ構造などがある。三次構造とはこれら二次構造の成分の空間的位置関係、いわゆる立体構造のことをいう。そして、2本以上のポリペプチドが非共有結合で会合しているタンパク質の場合、このサブユニット間の相互関係を特に四次構造と呼ぶ。なお、二次構造以上を高次構造というが、これは酸、アルカリ、熱などに弱く、容易にこわれて機能を失ってしまう。これをタンパク質の変性という。

膨大な数のタンパク質は分類の仕方もまた多様である。最も古典的な分類は溶解性によるものであるが、アルブミンは水に可溶なタンパク質をいい、グロブリンは水に不溶であるが塩類溶液に可溶なタンパク質のことである。形のうえでは球状タンパク質や繊維状タンパク質という分類がある。タンパク質のうち、加水分解によってアミノ酸のみを生じるものは単純タンパク質と呼ばれ、核酸、糖質、脂質、リン酸、金属などと結合したものはそれぞれ核タンパク質、糖タンパ

表 6.1 タンパク質の主な生理機能

機能	内容	例
代謝	体内で起こるすべての化学反応の触媒	酵素(加水分解酵素,酸化還元酵素など)
代謝調節	代謝などの細胞機能の調節	ペプチドホルモン,サイトカインなど
輸送	酸素や脂溶性物質などの輸送	ヘモグロビン,リポタンパク質,トランスフェリンなど
貯蔵・栄養	アミノ酸やミネラルの貯蔵	血清アルブミン,カゼイン,卵白アルブミン,フェリチンなど
生体防御	病原菌や異物の侵入防御	抗体,補体,血液凝固因子など
生体保護	組織に強度・弾性を与え,臓器を保護	コラーゲン,ケラチン,ムコタンパク質など
運動	筋肉の収縮,細胞の運動	ミオシン,アクチン,チューブリンなど

ク質, リポタンパク質, リンタンパク質, 金属タンパク質などと呼ばれ, これらをまとめて複合タンパク質という. また, 食品栄養的には動物性タンパク質, 植物性タンパク質と分類されたり, 牛乳タンパク質, 卵タンパク質, 肉タンパク質などと分類されることもある.

多岐にわたるタンパク質の生理機能を分類すると表 6.1 のようになる. 代謝とその調節, 輸送, 貯蔵・栄養, 生体防御, 生体保護, 運動などあらゆる生命維持活動にかかわっているのが良くわかる.

6.2 タンパク質・アミノ酸の消化・吸収

食物中のアミノ酸はその大部分がタンパク質の形で存在しているので, 消化管内でまず加水分解されて小分子となる必要がある. 消化管内でペプチド結合を加水分解する酵素をタンパク質分解酵素(プロテアーゼ, protease)と呼ぶ. プロテアーゼには表 6.2 に示すようにポリペプチド内部のペプチド鎖を切断するエンドペプチダーゼ, N 末端や C 末端から切断していくエキソペプチダーゼがある. N 末端からアミノ酸を遊離する酵素をアミノペプチダーゼ, C 末端から遊離する酵素をカルボキシペプチダーゼと呼ぶ. これらの酵素はいずれも作用に特異性があり, 特定のペプチド結合を切断する.

a. タンパク質の消化

タンパク質を含む食物はまず口腔内でかみ砕かれ, 唾液と混合されて粥状となる. 唾液中にはタンパク質の消化酵素は含まれていないので, 胃に送り込まれて初めて消化酵素ペプシンの作用を受ける. 胃酸(塩酸)はタンパク質を変性させ酵素作用を受けやすくすると同時に, 胃液中に含まれるペプシノーゲンを活性化

表 6.2 消化管内の主なタンパク質分解酵素

酵素名	分泌（局在）	チモーゲン	活性化	特異性
エンドペプチダーゼ （プロテイナーゼ）				
ペプシン	胃	ペプシノーゲン	HCl（pH 1～2） ペプシン	芳香族アミノ酸残基 のカルボキシル側
トリプシン	膵臓	トリプシノーゲン	エンテロキナーゼ トリプシン	リシン，アルギニン残 基のカルボキシル側
キモトリプシン	膵臓	キモトリプシノーゲン	トリプシン	芳香族アミノ酸残基 のカルボキシル側
エラスターゼ	膵臓	プロエラスターゼ	トリプシン	グリシン，セリン残 基のカルボキシル側
エキソペプチダーゼ				
カルボキシペプチ 　ダーゼA	膵臓	プロカルボキシペプチ ダーゼA	トリプシン	C末端の芳香族アミ ノ酸残基
カルボキシペプチ 　ダーゼB	膵臓	プロカルボキシペプチ ダーゼB	トリプシン	C末端の塩基性アミ ノ酸残基
アミノペプチダーゼ	小腸刷子縁	なし		複数あり
トリペプチダーゼ	小腸刷子縁 ／細胞質	なし		複数あり
ジペプチダーゼ	小腸刷子縁 ／細胞質	なし		複数あり
γ-グルタミルトラ 　ンスペプチダーゼ	小腸刷子縁	なし		

してペプシンとする．ペプシンはさらに自己触媒的に活性化する．ペプシンの作用により生成したタンパク質の部分加水分解物はプロテオースやペプトンと呼ばれ，水に溶けやすくなり，その後の消化が受けやすくなる*．

　この部分消化物が胃の幽門を出て十二指腸に入ると膵液分泌が始まる．膵液中に含まれるタンパク質の消化酵素はアミラーゼやリパーゼなど他の栄養素の消化酵素と異なり，みな不活性型のチモーゲン（zymogen）として消化管内へ分泌され，活性型酵素に変換される．トリプシンは小腸上皮のエンテロキナーゼで活性化され，さらに自己触媒的に生成する．キモトリプシン，エラスターゼ，カルボキシペプチダーゼなどもトリプシンによりそれぞれ前駆体から活性化される．

　さらに小腸粘膜上皮細胞にはペプチドの最終消化にかかわるアミノペプチダーゼ，トリペプチダーゼ，ジペプチダーゼ，γ-グルタミルトランスペプチダーゼなどが存在する．これらの酵素は管腔内に分泌されるのではなく，上皮細胞の刷子縁膜または細胞質に局在しており，これらの最終消化と吸収が不可分の様式を膜消化（membrane digestion）と呼び，管腔内消化（luminal digestion）と区

別する．

* このほか，子ウシの第4胃から分泌される凝乳酵素キモシン（chymosin, rennin）はカゼインに作用して糖ペプチドを切り出しパラカゼインとし，凝固させ，カード（curd）を生成する．昔からチーズ製造に用いられてきた．

b．アミノ酸およびペプチドの吸収

タンパク質の消化により生じたアミノ酸は小腸上皮細胞の刷子縁膜に存在するアミノ酸輸送体（transporter）を介して吸収される．L-型のアミノ酸は濃度勾配にさからって，つまり能動輸送によって（多くの場合，Na^+と共役して）吸収されるが，D-型のアミノ酸は拡散によって吸収される．小腸の細胞では管腔内からアミノ酸を吸収し，血管へ送り出すという方向性があることから，特に刷子縁膜上のアミノ酸の輸送体には独自のものがあり，他方，血管側の基底膜の輸送体は他の組織のそれと変わりない*．

以前はタンパク質は小腸管腔内でアミノ酸に完全に加水分解されてから吸収されると考えられてきたが，近年，ペプチドの方がより吸収されやすいという知見も得られている．たとえば，空腸でグリシルロイシンのジペプチドを含む溶液と遊離のグリシンとロイシンの等モル液からの吸収を比べた場合，ジペプチド溶液からの吸収のほうがそれを構成するアミノ酸溶液よりも吸収率が高いこと，さらにアミノ酸溶液の場合に起こる両アミノ酸の吸収速度の差がペプチド溶液では起

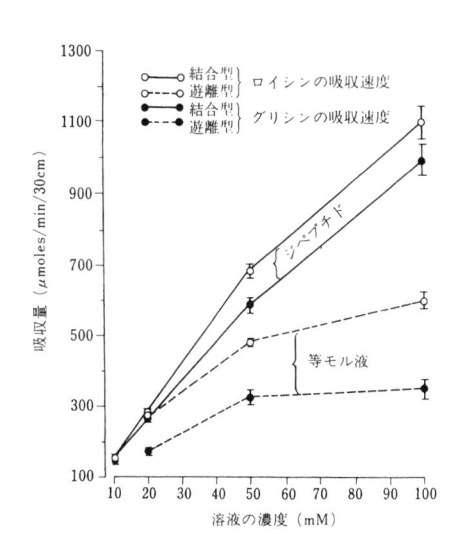

図6.6 空腸におけるペプチドの吸収
（Adibi, 1974）
空腸におけるグリシンおよびロイシンの吸収速度．ジペプチドからの吸収のほうが吸収速度も速いし，両アミノ酸の吸収速度の差も少ない．

こらないことが観察されている（図6.6）．また，芳香族アミノ酸の吸収障害を持つハートナップ病の患者はフェニルアラニンのジペプチドならばよく吸収でき，アルギニンの吸収障害のあるシスチン尿症ではアルギニンとロイシンのジペプチドだとよく吸収できる．これらの事実から，小腸にはアミノ酸とペプチドを吸収する異なる機構が存在すると考えられる**．

しかし，ペプチドとアミノ酸がそれぞれどの位の割合で吸収されるのかについてはまだ明らかではない．また，食物としてタンパク質を摂取する場合とアミノ酸混合物で摂取する場合を比較すると，アミノ酸の利用のされやすさに本質的な差はないとされている．消化管疾患で経口的に食物をとれない患者でアミノ酸混合液を静脈から補給する経静脈栄養法はこの考えに基づいている．

* 普通の組織のアミノ酸の輸送体には A, ASC, Gly, N, X^-_{AG}, L, T, y^+ などの系があり，刷子縁膜上のアミノ酸輸送体には，それ以外に IMINO, $B^{0,+}$, B, $b^{0,+}$ などの系が知られている．
** 最近，これまで実体が明らかでなかったペプチド輸送体がはじめて発現クローニング（expression cloning）法によりその存在が証明された（PepT 1）．これは主にジ-，トリ-ペプチドを輸送し，非常に広い基質特異性を持っている．

小腸でタンパク質としての吸収があるか否かは昔からの疑問である．新生児が初乳から母親の免疫性を獲得するという現象はよく知られており，小腸での免疫グロブリンの吸収を示唆するが，その詳しい機構は明らかではない．また，小麦グルテンを消化できないヒトに起こるグルテン過敏性腸症（セリアック病）は精神分裂病の発症と相関するともいわれるが，グルテン成分に対する抗体が脳中で反応することから一部は脳内にまで到達している可能性がある．いずれにせよ，アミノ酸の必要量を供給するようなマクロな吸収機構としては考えにくいが，ミクロの現象としては今後，より多くの例が発見されていくかもしれない．

c．小腸から門脈への移動

小腸での吸収はアミノ酸やペプチドなどさまざまな形で細胞内に入るが，上皮細胞から毛細血管へ出ていく段階ではすべてアミノ酸の形になり，門脈（portal vein）を経て肝臓に運ばれ，さらに体循環を経由して全身へと運ばれ，利用・代謝される．門脈血のアミノ酸組成は摂取したタンパク質のアミノ酸パターンをおおむね反映するが，中にはグルタミン酸など小腸組織で完全に代謝されてしまい，血液中には移行しないものもある．また，非必須アミノ酸であるアルギニンはその体内での合成のために小腸でのシトルリン合成が必須であることが近年明

らかになった．血液中にはペプチドの存在量はきわめて少ない．

6.3 タンパク質・アミノ酸の代謝

a. 体内でのアミノ酸の流れ

食物タンパク質は内因性タンパク質（消化酵素や粘膜細胞に由来）と区別されることなく小腸で消化吸収され，遊離アミノ酸の形で門脈を経由し，肝臓に運ばれる．一部は肝臓に取り込まれ，構成タンパク質やアルブミンなどの血漿タンパク質の合成に使われる．残りのアミノ酸はさらに血液を通じて筋肉，心臓，腎臓，脳など全身に運ばれ，タンパク質やアミノ酸の代謝に供される．アミノ酸の場合，糖や脂肪と異なり体内に貯蔵態がないため，余剰のアミノ酸は速やかに分解される．大部分のアミノ酸は肝臓で分解され，窒素は主として尿素に，炭素骨格はグルコース，脂肪酸などに転換される．ただし，分枝アミノ酸（branched chain amino acids，バリン，ロイシン，イソロイシン）は肝臓では分解されにくく，筋肉，腎臓などの肝外組織で分解される．

b. タンパク質の代謝回転

われわれの体，とくに成人は体重も変化せず，あたかも内部では何も起こっていないかのようにみえる．果たしてわれわれの体の中ではどのような変化が起こっているのか．食事として摂取するタンパク質は体内の代謝とどのような関係にあるのか．これは生理学者たちの長年にわたる大きな疑問であった．19世紀後半のVoitや20世紀初頭のFolinは，食事タンパク質量の違いにより尿中に排泄される窒素化合物の成分と量が大きく変化するという事実から，われわれの体内には二種類のタンパク質代謝が存在し，食事タンパク質の影響を受けて変動する外因性代謝（exogenous metabolism）と，食物に影響を受けない生命維持に不可欠な（最低限の）内因性代謝（endogenous metabolism）に分けられると考えた（Folinの二元説）．

けれども，この概念は1930年代後半，生化学の研究にはじめてアイソトープを導入したSchoenheimerらの実験により最終的に打ち破られた．彼らは^{15}N-ロイシンを含む食餌を体重一定のネズミに食べさせ，これがあらゆる臓器の体タンパク質に取り込まれることを証明した．つまり，ここでは体タンパク質量が変化しないのであるから，食餌からのアミノ酸が新たなタンパク質に取り込まれたと同時に同じ量のタンパク質が分解したことになる．このように体タンパク質の

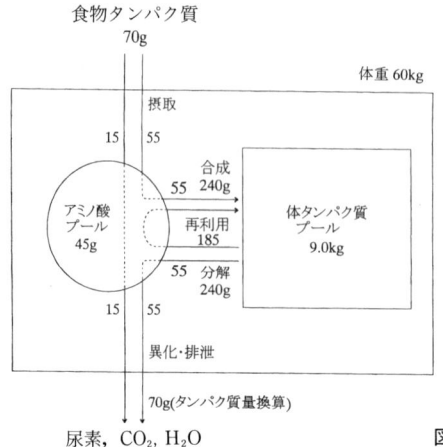

図6.7 体タンパク質の動態

外因性代謝と内因性代謝は明確に区別されるものではなく，あらゆる組織で常に合成・分解をくり返して動的状態（dynamic state）にある（Schoenheimerの一元説）．この体成分が合成・分解をくり返すことを特に代謝回転（turnover）という．その後の数多くの研究により，①体内では細胞自体も少しずつ新しいものに置き換わっているが，それよりもはるかに速い速度で細胞内のタンパク質は入れかわっていること，②特定のタンパク質については新しいものと古いものとが同じ確率で分解されるが，異なるタンパク質では分解速度が違うこと，③一定の生理的条件のもとではタンパク質ごとに固有の平均寿命のあること，などが明らかにされている．

タンパク質栄養を考えるうえで，このタンパク質が代謝回転しているという事実は最も基本的かつ重要な考え方である．全身の窒素の流れの量的関係を簡単に示すと図6.7のようになる．われわれの体窒素は99％以上タンパク質の形で存在し，流通する遊離アミノ酸はごくわずかである．定常状態にあっては毎日のタンパク質代謝回転速度（2～3％/日，240g）のうち，食事から取り入れて利用するのは1/4程度（55g）に過ぎず，残りの3/4（185g）は体タンパク質の分解に由来するアミノ酸を再利用していることになる．つまり，体窒素代謝全体に占める体タンパク質の代謝回転の寄与は非常に大きいといえる．基礎代謝エネルギー量の少なくとも20％は全身タンパク質代謝に用いられるといわれている．

このタンパク質の合成と分解の調節は臓器によっても異なり，たとえば，タンパク質栄養が悪くなると，肝臓では合成速度はそれほど変化せず，分解速度が上

昇してタンパク質量が減少する．一方，筋肉では合成も分解も抑制されるが，合成の抑制がやや大きく，やはりタンパク質量が減少する．こうした研究はこれまでもっぱら動物実験に頼ってきたが，近年，質量分析法の改善によりトレーサーとして安定同位元素（^{15}N, ^{13}C など）の利用が可能になり，実際にヒトの体内でどのくらいタンパク質の合成や分解が起こっているかが明らかになりつつある．成長期における栄養的調節にタンパク質合成は重要であるが，成人に近づくにつれてその調節機能は少なくなる．成人では短期的な調節（アミノ酸の供給，インスリンなど）においてはタンパク質分解が重要な因子といわれている．

1) タンパク質合成

タンパク質合成（protein synthesis）の分子機構については遺伝子発現を含めて膨大な知見が集積しつつある．その詳細についてはその分野の専門書を参照されたい．ここではその概略を述べるにとどめ，特にタンパク質栄養学とのかかわりで議論されてきた点について紹介する．

細胞内におけるタンパク質の合成は，核内に存在する DNA の塩基配列をメッセンジャー RNA（messenger RNA, mRNA）の形に読みとらせ（転写，tran-

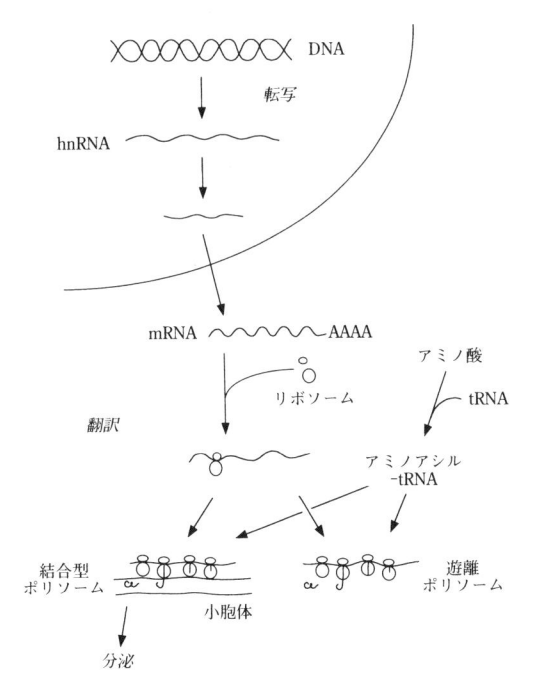

図 6.8 動物細胞でのタンパク質合成の概略

scription), 細胞質に出てきた mRNA の情報を 40 S, 60 S のリボソーム (ribosome) が多数の調節因子群 (ポリペプチド鎖開始因子, 伸長因子, 終結因子) の関与のもとに一定のアミノ酸配列に結合させていく作業 (翻訳, translation) である (図 6.8). 合成の盛んな時には多数のリボソームが 1 本の mRNA に付着しており, 特にポリソーム (polysome) という. 分泌性タンパク質 (肝臓でのアルブミンや膵臓でのインスリンなど) はポリソームが小胞体に付着し, 合成されたタンパク質は小胞体の内腔を通って細胞外に放出される. 他方, 通常の細胞内タンパク質は遊離のポリソームで合成される.

特異的な酵素タンパク質の合成誘導など時間を要する調節はほとんどの場合転写段階で行われる. 翻訳段階で行われる調節にはリボゾームの濃度と翻訳活性による調節がある. リボソームの濃度は組織としてのタンパク質合成能を表し, 食餌タンパク質レベルやインスリン, 甲状腺ホルモン, グルココルチコイドなどによって影響される. 翻訳活性とは単位リボソーム当たりの合成活性のことで, インスリン, グルココルチコイド, アミノ酸などにより, 主に翻訳開始段階で調節を受ける. 近年, インスリンの作用点の一つがこの開始段階, 特に開始因子 eIF -4 F 複合体のリン酸化にあることが明らかになった.

また, タンパク質栄養学では全身や各臓器での実際 (*in vivo*) の合成速度を知ることがきわめて重要である. その測定はほとんどの場合アイソトープ標識アミノ酸の利用によっているが, その測定法の問題がいまだ完全には解決していない. 問題の中心は, タンパク質合成に材料を供給しているアミノ酸プール中のアイソトープ標識量の定義である. 真のプール (アミノアシル tRNA) のアイソトープ標識量の測定は困難であり (ヒトでは実際上不可能), 近似値として細胞外または細胞内遊離アミノ酸プールを用いているのが現状である.

2) タンパク質分解

ここでは 6.2 節で述べた消化過程ではなく, 細胞内での体タンパク質の分解を取り扱う. タンパク質分解 (proteolysis, protein degradation) は不必要なタンパク質を除去するという役割と同時に, 新しいタンパク質の合成のために材料であるアミノ酸を常に供給するという積極的な役割もある. 細胞内には非常に数多くのプロテアーゼが存在し, したがってタンパク質の分解機構も多種多様できわめて複雑である. これはタンパク質合成が mRNA の違いはあれ, 基本的には統一的な機構であるのと大きな違いで, われわれの統一的な理解を阻んでいる.

生体が飢餓状態になると, 自分自身の体タンパク質を分解してアミノ酸を補給

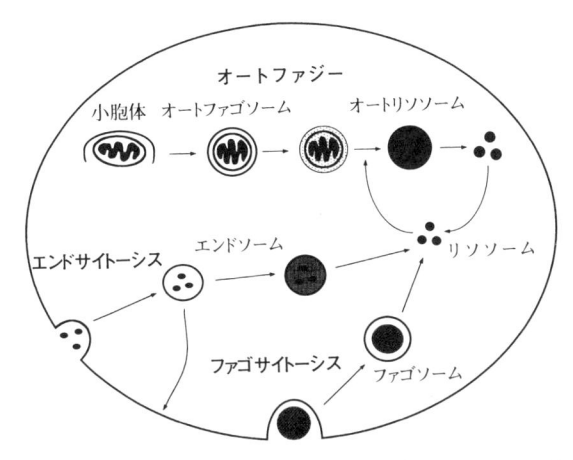

図 6.9 動物細胞でのタンパク質分解の概略（特にリソソーム系）

する．このとき，細胞内では各種オルガネラや細胞質を取り込むオートファジー（自食作用, autophagy）が亢進し，リソソーム（lysosome）内でのタンパク質分解が著しく亢進する（図6.9）．取り込まれたタンパク質はリソソーム内のカテプシン群（cathepsin B, D, H, L など）によって完全にアミノ酸にまで分解される．この経路の調節はタンパク質分解の段階ではなく，タンパク質やオルガネラを自食胞（autophagosome）に取り込む最初の段階である．ロイシンなど数種のアミノ酸で調節され，さらにホルモンのグルカゴン（促進）やインスリン（抑制）によっても調節される．現在，体タンパク質の代謝回転を説明しうるタンパク質分解量の大部分はこの経路に由来すると考えられている．なお，オートファジーはタンパク質だけではなく，細胞を構成する膜脂質や糖質，RNA なども同時に分解している．リソソームはエンドサイトーシスやファゴサイトーシスにより取り込まれたタンパク質の分解にも関与する．

　異常タンパク質が生じたときや機能タンパク質がその役割を終えて速やかに分解される必要があるときには，細胞質に存在するユビキチン-プロテアソーム系が関与する．ユビキチン（ubiquitin）は76個のアミノ酸からなるタンパク質で，標的タンパク質のリシン残基に結合して標識する．この標識を26Sプロテアソーム（proteasome）が識別し，標的タンパク質を特異的に分解する．この経路も各組織に広く分布し，比較的広い基質特異性をもち，ATP依存的に完全な加水分解を行う．その他，カルシウム依存性のタンパク質限定分解系としてカルパイン（calpain）がよく知られている．筋肉Z帯のタンパク質分解を介して

筋原線維タンパク質分解の最初の段階を触媒する．

　タンパク質分解については全身や臓器での実際（in vivo）の分解速度を直接測定するよい方法がなく間接法に頼っており，これが研究の発展を大きく阻んでいる．特殊な方法として筋原線維タンパク質の分解をその微量構成アミノ酸である 3-メチルヒスチジンの尿中排泄量から推定する方法が工夫されている．これは，このアミノ酸がタンパク質分解後再利用されることなく尿中へ定量的に排泄されることを利用している．

c．アミノ酸の代謝

　アミノ酸はタンパク質の構成成分であると同時に，分解を受けたり，他の物質へと転換されたり，非常に多様な代謝が生体内で営まれている．その基本的代謝経路はほぼ解明されているといってよいが，ヒトを含む高等動物においては各臓器に代謝的特徴があり，その詳細についてはいまだ未知の点も多い．

1) アミノ酸の分解（異化）

　アミノ酸の分解はアミノ基に由来するアンモニアの代謝とアミノ基を除いた後の炭素骨格の代謝に分けられる．

i) アミノ基の代謝

　大部分のアミノ酸は肝臓で分解されるが，その最初の段階は α-アミノ基の 2-オキソグルタル酸へのアミノ基転移反応である（図 6.10）*．最も一般的なのはグルタミン酸トランスアミナーゼで多くのアミノ酸の α-アミノ基は結局グルタミン酸を経由する．グルタミン酸はグルタミン酸脱水素酵素で酸化的脱アミノ反応をうけ，アンモニアを遊離する．この酵素は体内窒素代謝の中心を占めるともいわれる．この遊離したアンモニア**はただちに肝臓内で尿素サイクルで無毒な尿素にして血中に放出され，腎臓を経由して尿中に排泄される．バリン，ロイシン，イソロイシンの分枝アミノ酸の場合は肝臓ではなく末梢組織でアミノ基転移を受け，アラニンとグルタミン酸を生じる．

　なお，肝臓や腎臓には別の経路として L-アミノ酸オキシダーゼも存在するが，活性は小さく実際の寄与は疑問視されている．むしろ，通常ほとんど存在しな

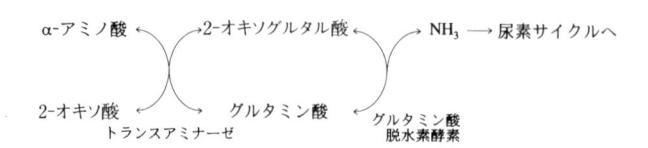

図 6.10　アミノ酸の分解における窒素の流れ

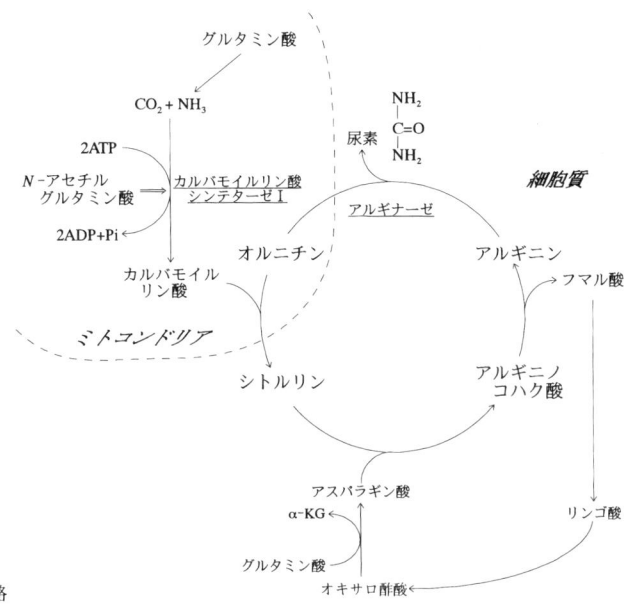

図 6.11 尿素回路

いD-アミノ酸を代謝するD-アミノ酸オキシダーゼの活性が高いが,その生理的意義は明らかではない.

> * セリン,トレオニン,ヒスチジン,リシン,トリプトファンなどのα-アミノ基はアミノ基転移反応ではなく,それぞれに特異的な酵素反応によって代謝される.
> ** アンモニアは中枢神経系に対する毒性が強く,血中アンモニアレベルは$10 \sim 80 \mu g/dl$と非常に低濃度に維持されている(尿素は$8 \sim 20 \, mg/dl$).この調節には肝臓が主たる役割を担っており,肝硬変など肝機能の障害が起こると神経過敏,麻痺,けいれん,呼吸不全などアンモニア中毒を呈し,重症では昏睡,死に至る.

尿素の生成は図6.11に示す尿素回路(urea cycle)で行われる.アンモニアを固定する最初のカルバモイルリン酸シンテターゼIは回路の律速酵素でアロステリック活性化剤のN-アセチルグルタミン酸により調節される.尿素のもう一つの窒素はアスパラギン酸に由来する.最後のアルギナーゼにより尿素とオルニチンが生成する.また,尿素回路はオキサロ酢酸とフマル酸でTCA回路とも代謝的に連結している.現在,肝臓での窒素処理は二とおりの方法,尿素合成とグルタミン合成で起こることが知られている.前者は門脈周辺肝細胞で,後者は中心静脈周辺肝細胞で起こっている.これに対し,末梢組織ではもっぱらアラニンかグルタミンの形で窒素を処理して血中へ放出している.

ii) 炭素骨格の代謝　アミノ酸の炭素骨格は各アミノ酸に特有な経路で代

表6.3　アミノ酸の炭素骨格の代謝*

糖原性アミノ酸		ケト原性アミノ酸	糖原性および ケト原性アミノ酸
アラニン	グルタミン酸	ロイシン	イソロイシン
セリン	グルタミン	リシン	トリプトファン
システイン	メチオニン		フェニルアラニン
グリシン	バリン		チロシン
アルギニン	アスパラギン酸		トレオニン
プロリン	アスパラギン		
ヒスチジン			

* それぞれのアミノ酸の代謝中間体の運命については図3.5を参照．

謝されるが，最終的にはTCA回路中間体の酸になるか，アセト酢酸，アセチルCoA，ピルビン酸になる（第3章図3.5参照）．TCA回路中間体とピルビン酸はグルコース合成の前駆体となるので，これらになるアミノ酸はグルコースとなることができ，糖原性アミノ酸（glucogenic amino acid）という（表6.3）．絶食の場合のように糖が不足した場合は体タンパク質を素材としてグルコースを作ることができる（糖新生，gluconeogenesis）．一方，ロイシンとリシンはアセチルCoAを経て代謝される．アセチルCoAはTCA回路を経て代謝される過程で完全にCO_2になってしまうため，グルコースになることができない．このように，アセチルCoAとなってケトン体の合成材料となるアミノ酸をケト原性アミノ酸（ketogenic amino acid）という．ケト原性と糖原性の両方の性質を持つアミノ酸もある．実際，これらのアミノ酸を絶食や糖尿病状態で与えるとその性質に応じて血中のグルコースやケトン体の増加が認められる．

アミノ酸の代謝（酸化）は食事タンパク質の摂取量の変化に伴い，急速（数時間以内）に変化する．短期・長期のタンパク質摂取量の変化はどちらもインスリン，グルカゴン，グルココルチコイドのレベルを変化させ，アミノ酸の代謝量を変化させる．

2）その他の反応：生理活性物質の生成

アミノ酸は酸化分解されるだけでなく，他の数多くの生体内化合物の合成に使われる．たとえば，アスパラギン酸は尿素生成やピリミジンの前駆体である．システインはタウリン前駆体であり，グルタチオンの成分である．ヒスチジンからはヒスタミン，トリプトファンからはセロトニンやニコチンアミド，フェニルアラニンからはチロシンを経てカテコールアミン，DOPA，メラニン，チロキシンなどが作られる．メチオニンは生体内のメチル基供与体，リシンはカルニチンの

前駆体である．また，最近ではアルギニンに一酸化窒素 NO の合成前駆体としての役割が発見された．

3) アミノ酸代謝の臓器相関性

血中アミノ酸濃度は食間時においては体内タンパク質からのアミノ酸放出と種々の組織におけるアミノ酸利用のバランスにより決まる．とりわけ筋肉は体内遊離アミノ酸プールの 50% 以上をしめ，一方，肝臓は窒素処理を行う尿素回路を持つので，両者はアミノ酸の循環血中濃度の維持に主要な役割を演じている．

アミノ酸代謝の主要な部位は小腸，肝臓，筋肉，腎臓，脳などであるが，中心は肝臓であり，糖代謝や脂肪酸代謝と連携して栄養状態に応じたアミノ酸プールの恒常性を維持している．ここで大部分のアミノ酸の代謝が起こると考えてよい．ただし，分枝アミノ酸（ロイシン，バリン，イソロイシン）については末梢組織（主に筋肉）で代謝が開始され，生じた分枝ケト酸は肝臓へ移動して代謝されるという臓器間で代謝が分担・進行する臓器相関性が知られている（図 6.12）．ただし，これがヒトでも同じかどうかはまだよくわかっていない．

絶食で筋肉から放出されるアミノ酸はアラニンが非常に多く，肝臓に運ばれてピルビン酸を経てグルコースが作られる．このグルコースが肝臓から放出されてまた筋肉で消費される．これをグルコース-アラニンサイクルという．グルタミンはグルタミンシンテターゼによりグルタミン酸とアンモニアから合成される．これは肝臓以外の組織での主要なアンモニア固定の役割を担っているが，血中の

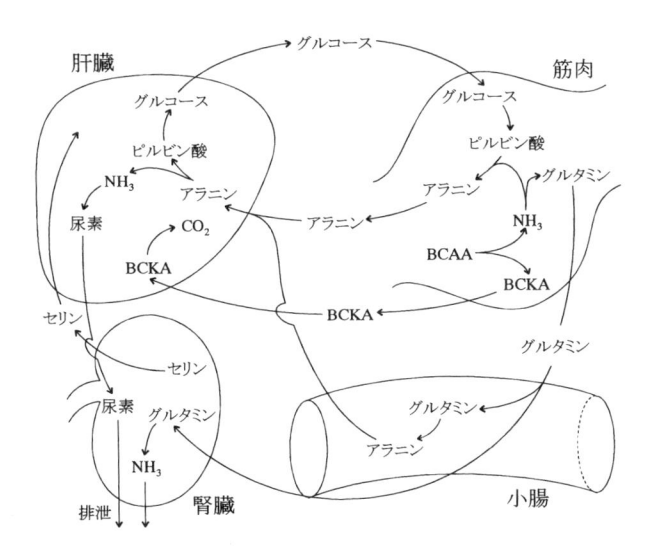

図 6.12 アミノ酸代謝の臓器相関性（ラット）
BCAA は分枝アミノ酸，BCKA は分枝ケト酸

窒素キャリアーとしてアラニンとともに働く最も高濃度のアミノ酸であり，小腸や腎臓に運ばれる．なお，このグルタミンは小腸をはじめとして細胞分裂の活発な組織では窒素，エネルギー源として必須なアミノ酸である．また，小腸ではグルタミン，グルタミン酸がグルタチオン，プロリン，アルギニンの生合成前駆体として重要な機能を担っている．腎臓はグルタミンを取り込み，そのアンモニアを酸塩基平衡に使い，直接尿へ排泄することができる．また，セリンを血流に多く放出する．D-アミノ酸の脱アミノ化の主要な部位でもある（D-アミノ酸オキシダーゼ）．

脳では神経伝達物質カテコールアミンやセロトニンの前駆体であるチロシンやトリプトファン（芳香族アミノ酸）の血中からの供給が重要であるが，この脳内への輸送の際，血液－脳関門（第3章第1節参照）で他の中性アミノ酸（主に分枝アミノ酸）との競合が起きる．したがって，これら血漿中性アミノ酸総量に対する芳香族アミノ酸の比（フィッシャー比）は中枢神経系のアミノ酸栄養を判断する際の非常に重要な指標となる．

6.4 タンパク質・アミノ酸の栄養機能

はじめに述べたように，われわれはタンパク質を食物から摂取しなければ生命活動を維持することはできない．では，一体われわれはどのようなタンパク質をどのくらい，そしてどのように摂取すればよいのだろうか．また，タンパク質とアミノ酸で栄養上本質的違いがあるのだろうかといった疑問についても考えてみよう．

a．タンパク質・アミノ酸栄養の意義

生体は食事からタンパク質を摂取しないときでも，尿や糞からの排泄，皮膚の脱落や発汗などによりつねに窒素成分が失われている．これを不可避窒素損失 (obligatory nitrogen loss) という．この不可避窒素損失量は無タンパク食摂取時に体から失われる窒素総量とされ，健常成人では1日3～4g程度といわれている（図6.13）．これは内因性窒素 (endogenous nitrogen) とも呼ばれ，尿と糞からの排泄量が大部分を占める．尿中からは尿素をはじめ，尿酸，クレアチニンなどが排泄される（内因性尿中窒素, endogenous urinary nitrogen）．糞からは消化管内に含まれる内因性窒素のうち再吸収されない部分が糞へ排泄され，代謝性糞中窒素 (metabolic fecal nitrogen) と呼ばれる．これには消化液，腸粘

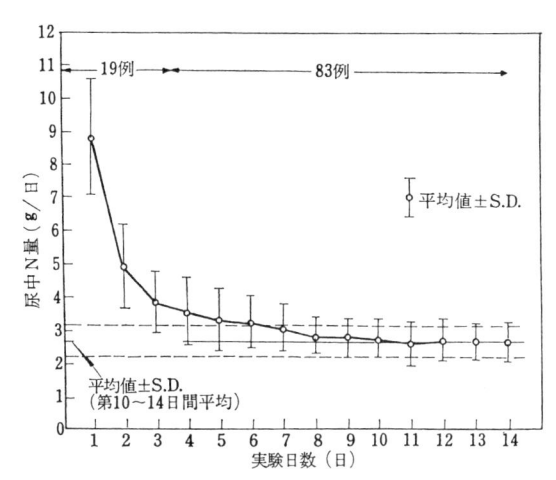

図 6.13 無タンパク質食（エネルギー量は十分）摂取時における尿中窒素排泄量の経時変動（Scrimshaw ら）
不可避窒素損失量の大部分を占める．

膜からの脱落細胞，腸内細菌などの窒素が寄与している．われわれが食事からタンパク質を補給する第一の意義は，まさにこの損失量を補ってタンパク質代謝の動的平衡を保つためである．

摂取あるいは吸収された食物タンパク質は排泄されるときは尿素などの低分子窒素化合物となり，同じ形ではない*．したがって，ともに窒素の形で出入りを表すと直接比較することができる．この窒素の形での吸収と排泄の差を窒素出納（N-バランス）といい，このバランスが取れているとき窒素平衡が維持（体のタンパク質量が維持）されているといい，タンパク質栄養の基本となる考え方である．

* タンパク質にはおよそ 16% の N が含まれる．まず，窒素（N）含量をケルダール法で測定して，タンパク質量はそれに一定の係数（一般には 6.25＝100/16）を乗じて求められる．食品の種類によってはかなりこの係数が異なるので注意を要する．

b．必須アミノ酸と非必須アミノ酸

体タンパク質は約 20 種のアミノ酸からなるが，その合成のためにはすべてのアミノ酸が供給されねばならない．およそ半分のアミノ酸は体内で他のアミノ酸や糖の代謝中間体から合成されるので，必ずしも食物として摂取する必要がな

表6.4 ヒトおよび動物の必須アミノ酸 (＋：必須, －：非必須)

アミノ酸	ヒト 幼児	ヒト 成人	ラット 幼若	ラット 成熟	マウス (幼若)	イヌ (幼若)	ニワトリ (幼若)
イソロイシン	＋	＋	＋	＋	＋	＋	＋
ロイシン	＋	＋	＋	＋	＋	＋	＋
バリン	＋	＋	＋	＋	＋	＋	＋
リシン	＋	＋	＋	＋	＋	＋	＋
メチオニン	＋	＋	＋	＋	＋	＋	＋
フェニルアラニン	＋	＋	＋	＋	＋	＋	＋
トレオニン	＋	＋	＋	＋	＋	＋	＋
トリプトファン	＋	＋	＋	＋	＋	＋	＋
ヒスチジン	＋	＋*	＋	＋	＋	＋	＋
アルギニン	－	－	＋	－	＋	＋	＋
グリシン セリン	－	－	－	－	－	－	＋

* 以前はヒスチジンは成人に対して非必須アミノ酸と考えられていたが近年，必須性が明らかになった．
(*Ann. Rev. Nutr.*, **4**, 141, 1984 ; Present Knowledge in Nutrition, 1984 ; FAO/WHO/UNU : Energy and protein requirements, 1985).

い．これらのアミノ酸は非必須アミノ酸 (nonessential amino acid) または可欠アミノ酸 (dispensable amino acid) と呼ばれる．一方，体内で合成できず食物から摂取せねばならないアミノ酸もあり，これを必須アミノ酸 (essential amino acid) あるいは不可欠アミノ酸 (indispensable amino acid) という．ヒトでは現在，バリン，ロイシン，イソロイシン，リシン，メチオニン，トレオニン，トリプトファン，フェニルアラニン，ヒスチジンの9種類とされている．このうち，ヒスチジンに関しては従来は幼児の正常な成長のためにのみ必要と考えられていたが，成人においても長期試験の窒素出納や血中ヒスチジン値の維持に必要であることなどから，必須アミノ酸としての取り扱いになった（国連FAO/WHO/UNU合同委員会，1985年）．必須アミノ酸は動物種によって若干異なる（表6.4）が，アルギニンはたいていの幼動物で必須であるがヒトでは必須ではない．ニワトリではさらにグリシン，セリンが必須である．

　生体で必須アミノ酸が"必須"である理由は，アミノ基を受け渡す相手の炭素骨格である2-オキソ酸（α-ケト酸）を合成できないからである（6.3節参照）．したがって，相当するケト酸を外から供給すれば有効な場合もある．これは体内でアミノ基転移によりそのアミノ酸が生成するためである．また，可欠アミノ酸は食事から供給されなくてもよいが，生体はこれらのアミノ酸も代謝的には必要

としているのであり，もし食事から供給されなければそれらを体内で合成しなければならない．もし，食品中に必須アミノ酸と可欠アミノ酸のアンバランスがあれば，可欠アミノ酸の窒素供給のために必須アミノ酸が酸化されることになり，したがって必須アミノ酸の必要量が増すことになる．たとえば，メチオニンとシスチンは代謝的に密接な関係にあるため，シスチンが十分あればメチオニンは少なくてすむし，シスチンが足りなければメチオニンの必要量が増すことになる．フェニルアラニンとチロシンも同様の関係である．

トレオニンは最後に発見された必須アミノ酸で（1935年），この発見によりタンパク質のかわりにアミノ酸混合物のみで動物の成長が可能になり，必須アミノ酸の種類やその必要量が求められるようになった．なお，グルタミンは個体全体では非必須とされるが，DNA 合成を盛んに行っている増殖期の細胞や小腸，骨髄，がん組織など成長のいちじるしい組織では必須成分（窒素とエネルギーの供給源）としてよく知られている．

c．食品タンパク質の栄養評価法

食品中には様々なタンパク質があるがその質は必ずしも同じではなく，種類によってその利用効率が異なる．これを数量化したものをタンパク質の栄養価といい，その消化吸収率と構成するアミノ酸組成によって決定される．

1）タンパク質の消化・吸収率

食品タンパク質は摂取したものがすべて消化吸収されるわけではない．一部は未消化のままで糞便中に排泄される．したがってその利用率を次のように計算でき，見かけの消化吸収率（apparent digestibility），真の消化吸収率（true digestibility）と呼ぶ．なお，タンパク質の場合，摂取と排泄の化合物の形態が大きく異なり共通成分が窒素であることから，計算は通常窒素量で行われる．

$$見かけの消化吸収率（\%）=\frac{I-F}{I}\times 100 \quad \cdots\cdots (1)$$

$$真の消化吸収率（\%）=\frac{I-(F-F_0)}{I}\times 100 \quad \cdots\cdots (2)$$

I：試験タンパク質の摂取 N
F：試験食摂取時の糞中排泄 N
F_0：無タンパク食摂取時の糞中排泄 N（代謝性糞中窒素）

ここで試験食を摂取したときの糞中窒素には摂取タンパク質の未消化部分に由来するだけではなく，消化管内から由来する内因性のものが含まれるのでその分

（代謝性糞中窒素）を補正すると真の消化吸収率となる．肉，魚，牛乳，卵などの動物性タンパク質の消化吸収率は97%と非常によい．植物性タンパク質はやや低く70～90%である．穀類は精白の程度によっても違い，精白米では88%，玄米では77%くらいとなる．

2) 栄養評価法

タンパク質の質つまり栄養価は，動物の成長や窒素出納などの生物学的方法とアミノ酸組成の比較で決定する化学的方法が数多く工夫されてきた．

i) 生物学的評価法 体重変化を指標にする成長試験法と体内窒素のバランスで評価する窒素出納法の二つに大別される．前者は幼若ラットなどで体重変化が体成分の変化なしに起こる場合に適用でき，歴史的によく用いられた．タンパク効率（protein efficiency ratio: PER），正味タンパク比（net protein ratio: NPR），窒素成長指数（N-growth index）などがある．現在では，次に述べる二つの窒素出納法が主に用いられる．

生物価（biological value, BV） 吸収窒素のうち体内で保留されたものの割合で示される．

$$\text{生物価 (BV)} = \frac{\text{体内保留 N}}{\text{吸収 N}} \times 100 = \frac{I-(F-F_0)-(U-U_0)}{I-(F-F_0)} \times 100 \cdots\cdots (3)$$

I, F, F_0 については消化吸収率の項と同じ

U：試験食摂取時の尿中排泄 N

U_0：無タンパク食摂取時の尿中排泄 N（内因性尿中窒素）

正味タンパク質利用率（net protein utilization, NPU） 摂取窒素のうち体内で保留された割合．

$$\begin{aligned}\text{正味タンパク質利用率 (NPU)} &= \frac{\text{体内保留 N}}{\text{摂取 N}} \\ &= \frac{I-(F-F_0)-(U-U_0)}{I} \times 100 \cdots\cdots (4) \\ &= \text{BV} \times \text{真の消化吸収率} \\ &= \frac{C_p - C_0}{I}\end{aligned}$$

C_p：試験タンパク食摂取群の体 N

C_0：無タンパク食摂取群の体 N

タンパク食摂取動物の体窒素量と無タンパク食摂取動物の体窒素量の差は結局窒素保留量に相当するので，NPUは摂取Nのうちどのくらいが体内に保留されたかを示し，食品タンパク質の消化吸収率も加味した生物価といえる．最もよ

く用いられる．

　比較的低タンパク条件では吸収 N 量と N-出納値の関係は直線となり，その勾配は生物価に相当する．したがって，必ずしも無タンパク食を用いなくても異なる 2 点の N 摂取量で N-出納を比較することにより栄養価を比較することができる．これを窒素出納指数（nitrogen balance index）という．これは特にヒトに適用可能な方法である．なお，これらの評価法による値は一定不変のものではなく，タンパク質摂取量やエネルギー摂取量によって大きく変化するものである（たとえば，成人では卵タンパク質でさえ窒素平衡維持レベル付近では 100 から 55 までに低下する）．

ii) 化学的評点法（chemical scoring method）　タンパク質の必須アミノ酸のパターンから評価する方法．これは煩雑で再現性の少ない動物実験に頼らず，食品タンパク質の化学分析に基づく方法．体内で利用される理想的なアミノ酸組成と食品タンパク質のアミノ酸組成を比較し，理想量に対して相対的に最も不足している必須アミノ酸（制限アミノ酸，limiting amino acid）の割合をケミカルスコア（化学価，chemical score）と名づけた．ここでは比較の基準として天然タンパク質で最も生物価が高い全卵タンパク質を用いた（表 6.5）．これが生物価とよい相関がある（図 6.14）．

表 6.5　必須アミノ酸必要量パターンと良質タンパク質のアミノ酸組成

（タンパク質 1 g 当たりのアミノ酸 mg）

	必須アミノ酸必要量パターン				1973 年の FAO 評点パターン（一般用）	必須アミノ酸組成		
	乳児*	幼児** (2～5歳)	学童 (10～12歳)	成人		卵	牛乳	牛肉
ヒスチジン	26	19	19	16	—	22	27	34
イソロイシン	46	28	28	13	40	54	47	48
ロイシン	93	66	44	19	70	86	95	81
リシン	66	58	44	16	55	70	78	89
メチオニン＋シスチン	42	25	22	17	35	57	33	40
フェニルアラニン＋チロシン	72	63	22	19	60	93	102	80
トレオニン	43	34	28	9	40	47	44	46
トリプトファン	17	11	9	5	10	17	14	12
バリン	55	35	25	13	50	66	64	50
合　計								
ヒスチジンを含む	460	339	241	127		512	504	479
ヒスチジンを除く	434	320	222	111	360	490	477	445

* 人乳のアミノ酸組成．　**1985 年では幼児のパターンを基準に用いることが多い．
（FAO/WHO/UNU, 1985）

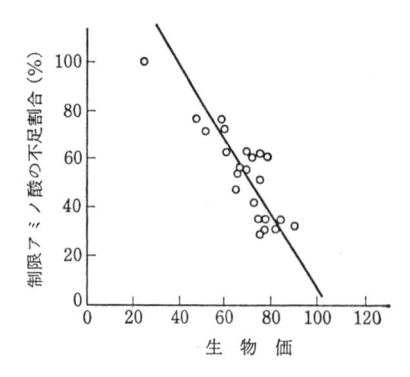

図6.14 制限アミノ酸の不足割合と生物価の関係（Block-Mitchell, 1946〜47）アミノ酸スコアの基礎となっている．

その後，1973年FAOではこの栄養評価の基準とすべきアミノ酸の評点パターンを年代別のアミノ酸必要量に基づいて暫定的に設定した．これをアミノ酸スコア（amino acid score）と呼ぶ．さらに1985年に国連のFAO/WHO/UNU合同委員会は，アミノ酸必要量や栄養評価のための基準アミノ酸パターンを新たに報告した（表6.5）．ここでは乳児，幼児，学童，成人と分けられており，通常，幼児のパターンが比較として用いられる．しかしながら，高齢者の栄養などが注目される今日，どのパターンを基準に用いるかによってスコア値は大きく異なることを銘記しておくべきである＊．

＊ ちなみに成人の評点パターンを用いるとわが国で消費するほとんどの食品タンパク質のアミノ酸スコアは100になる．

iii） 両者の比較　種々の食品タンパク質のアミノ酸スコアとNPUを表6.6に示す．NPUのような生物学的測定値はわずかな実験条件の違い（動物種，年齢など）で変動するから，その数値は絶対的なものではない．逆にアミノ酸スコアなどの化学的測定値は分析値は信頼できるが，比較の基準をいずれに取るかで大きく変わってしまう．そういう不確定要因はあるにせよ，異なる原理で推定された食品タンパク質の栄養価は両者で大きな傾向は一致している．鶏卵，牛乳，肉類などの動物性タンパク質は米，小麦，大豆，トウモロコシなどの植物性タンパク質より優れている．米，小麦のタンパク質はリシンが不足しており，トウモロコシはリシン，トリプトファンが不足している．動物タンパク質でもゼラチンはトリプトファンが全く含まれず，栄養価は低い．米のタンパク質は小麦のタンパク質よりも栄養価は高いが，タンパク質含量は小麦の方が高く，食品全体としてみると栄養価はほぼ等しい．食品タンパク質の栄養を考える場合，栄養価のみではなく食品中のタンパク質含量も考慮されねばならない．

d．食品タンパク質の栄養価の改善

食品タンパク質の栄養価の改善は，① 育種学的または遺伝子工学的方法によ

表6.6 食品タンパク質のアミノ酸スコアとNPU

タンパク質	アミノ酸スコア (FAO, 1973)	NPU 児童	NPU ラット
全　卵	100	87	94±4
人　乳	100	85〜95	87
牛　乳	95	74〜81	82±4
大　豆	74*		
豆　乳		75〜78	
大豆粉		54	
荒びきいり大豆		71〜80	
ゴ　マ	50	53〜54	54±1
落花生	65	52〜57	47±6
綿　実	81	38〜47	54±10
トウモロコシ	49	36	52±6
ア　ワ	63	43	44
精白米	67	63	59±4
小麦（全粒）	53	49	48±9

* 1985年のFAO/WHO/UNUによる幼児，児童の必須アミノ酸必要量パターンと改訂「日本食品アミノ酸組成表」(1986)によって計算するとアミノ酸スコアは100となる．
(FAO/WHO, 1973: Energy and Protein Requirements.)

り，食品タンパク質のアミノ酸組成を改良する，②制限アミノ酸の異なるタンパク質の組み合わせで互いの欠点を補うようにして栄養価を高める，③工業的に生産されたアミノ酸を補足してアミノ酸バランスを良くする，などの方法がある．①については，高リシン米や高リシントウモロコシなどの育成があり，②については，メチオニンの少ない大豆とリシンの少ない米との組合せで，いずれのタンパク質よりも栄養価が高くなる．③については近年，アミノ酸の製造技術の進歩により経済的にも可能となり，特に飼料タンパク質の改善に広く用いられている．

また，上に述べた基準とは異なるが，近年の各種疾患の増加に対応して腎臓病患者の負担を軽減するための低タンパク米や食品アレルギー患者のための低アレルギー米などさまざまな工夫がなされている．

e. アミノ酸のインバランス・拮抗現象

普通，食品タンパク質に不足しているアミノ酸を添加すると栄養価は改善され

るが，単一のアミノ酸を多量に摂取すると過剰毒性が見られることがある（たとえば，不眠症患者によるトリプトファンの大量摂取など）．

食品タンパク質中に複数のアミノ酸が不足している場合，一方のアミノ酸を添加すると動物の成長がかえって低下し，他方の制限アミノ酸を補足すると回復する．これをアミノ酸インバランス（amino acid imbalance）という．これは単にアミノ酸組成が理想のパターンと比べて比例的ではない，つまりアンバランス（unbalance）を意味するのではなく，一方の制限アミノ酸の添加で他の制限アミノ酸の要求量が増加する現象をいう．リシンとトレオニン，トレオニンとトリプトファンなどのインバランスが有名である．バリン，ロイシン，イソロイシンの分枝アミノ酸の間では，ロイシンの添加によりバリン，イソロイシンの要求量が増す．この場合は，構造類似のアミノ酸間の拮抗（antagonism）と考えられる．塩基性アミノ酸のリシンとアルギニンの間にも栄養的拮抗現象が見られる．

f．タンパク質カロリー栄養不良

わが国は現在飽食の時代といわれ，むしろ過剰栄養の問題に直面しているが，目を地球全体に転じてみた場合，いまだ低栄養に悩む地域が多いのが現実である．これらの地域の，特に子供達に多い代表的栄養疾患にタンパク質カロリー栄養不良（protein-calorie malnutrition, PCM）と呼ばれるものがある．主としてタンパク質欠乏によるクワシオコール（kwashiorkor）とタンパク質・エネルギー両方の欠乏によるマラスムス（marasmus）という損耗症状がよく知られている．両者の中間型もある．幼児期にこうしたタンパク質欠乏を経験すると，特に脳・中枢神経系の発達に致命的な影響を受けるため，その後の完全な回復や成長は期待できない．開発途上国ばかりではなく地球の将来を考えるとき，その損失は計り知れない．

g．タンパク質栄養の新しい展開

これまで述べてきた食品タンパク質の栄養は基本的に体重増加や窒素出納を維持するという基準で評価されてきた．そこではタンパク質はアミノ酸の栄養の総和としてとらえられ，したがってタンパク質とアミノ酸は栄養学的には等価とみなされてきた．実際，養鶏や養豚など家畜生産の現場ではこの理論に基づき，大きな成果を上げている．けれども食品の栄養価値をどこに求めるかにより，これまで述べてきた理論だけでは説明できない例も増えてきている．たとえば，近年

わが国の過剰栄養の傾向を反映して脂質代謝の改善が求められているが，特に血中コレステロール値の低下に植物タンパク質が動物タンパク質より優れていることがよく知られている．けれども，この場合上記の理論では説明できない．また，近年食品タンパク質由来の生理活性ペプチドが続々と報告されているが，カルシウム吸収促進作用，血圧降下作用，免疫賦活作用，平滑筋収縮作用など，いずれもアミノ酸栄養の総和としては到底把握できない．今後，タンパク質栄養は古典的な領域を越えて，ますます広範な深い理解が必要になっていくであろう．

〔門脇 基二〕

参考文献

芦田 淳：栄養化学概論，養賢堂（1972）
栄養機能化学研究会（編）：栄養機能化学，朝倉書店（1996）
健康・栄養情報研究会（編）：第六次改定 日本人の栄養所要量－食事摂取基準，第一出版（1999）
島薗順雄・中川一郎（編）：タンパク質の代謝と栄養，朝倉書店（1972）
鈴木敦士・中川弘毅・渡部終五（編）：タンパク質の科学（食品成分シリーズ），朝倉書店（1998）
田宮信雄他訳：ヴォート生化学 第2版（上・下），東京化学同人（1996）
武藤泰敏：新版 消化・吸収，第一出版（1988）
内藤 博，野口 忠：栄養化学，養賢堂（1981）
日本生化学会（編）：細胞機能と代謝マップ，第I巻，東京化学同人（1998）
Ciechanover, A. J. and Schwartz, A.L. (eds.)：Cellular Proteolytic Systems, Wiley-Liss (1994)
Murray, R. K., Granner, D. K., Mayes, P. A. and Rodwell, V. W.：Harper's Biochemistry, 25 th ed., Appleton & Lange (1999)

7. ビ タ ミ ン

7.1 水溶性ビタミン

a. チアミン（ビタミン B_1）

チアミンの欠乏症として代表的な病気に脚気（かっけ）がある．脚気に関する報告は古く，中国では600年代の隋や唐の時代から，日本でも平安時代の「あしのけ」，元禄・享保の時代には「江戸煩（えどやみ）」または「江戸患い」と呼ばれ，恐れられていた．田舎から都会に丁稚奉公などに出ていって，白米食を食べ始めたことが原因と考えられている．明治15年，日本海軍の軍医であった高木兼寛は当時水兵の多くが患っていた脚気の予防・治療について検討していた．当時，約10カ月の航海で半数近くの乗り組み員が脚気になり，死亡するものもあった．このことから，明治17年の航海では，船内の食事に着目し，白米中心の食事をパン，肉，野菜食に切り替えたところ，脚気を患ったものはわずか数％で，死亡したものはいなかった．この観察は，脚気が食事性因子に関係していることを示した世界初の研究であった．それから15年ほど後になってオランダのEijkmanはニワトリを用いた研究で，よく搗いた白米を与えたものは脚気型の神経症状を起こしたが，これが米糠で治療できることを報告した（1897, これはビタミン学研究の第一歩であると称賛されている）．Eijkmanは，1906年になって未知の必須栄養素（protective factor）が米糠に存在することを推定した．1911年，Funkはこの抗白米病因子をビタミンと名づけ，1912年，鈴木梅太郎はこの因子をオリザニンの名で報告した．実は，鈴木梅太郎がこの因子にアベリ酸と名づけ，東京化学会に発表したのはFunkより1年早い1910年であったが，発表が日本語であったためFunkの"ビタミン"がその後の通称となってしまったのである．

* 脚気（beriberi）はビタミン B_1 欠乏が主因であるが，他のビタミンも欠乏している場合が多い．食欲不振になり，末梢神経が障害され，皮膚や下肢の麻痺，脛下に浮腫が生ずる．症状としては肺や心臓などの循環器系の障害と膝蓋腱やアキレス腱の反射障害，知覚

障害などの末梢神経系障害に大別される．最近ではほとんど見られなくなった疾患だが，過激な運動を続けたときなどはビタミン B_1 の需要量が増加するし，インスタント食品だけに偏った食生活を続けた場合など軽度のチアミン欠乏は最近でも認められている．

1) 単離と構造

チアミンの単離・精製は1926年，Jansen と Donath によって行われ，1936年，Williams らが合成と構造決定を行い，チアミンと命名した．チアミンは図7.1の構造式のようにピリミジン環とチアゾリウム環が連結した形をとり，チアゾリウム環の側鎖のRがHであればチアミンで，リン酸が一つの場合がチアミン一リン酸（TMP），二つの場合がチアミン二リン酸（TPP，チアミンピロリン酸ともいう），三つの場合がチアミン三リン酸（TTP）である．

2) 吸収と輸送

植物組織中のチアミンは遊離型が多いが，動物組織中のチアミンはそのほとんどがリン酸エステル型で存在し，小腸の微絨毛の膜酵素であるアルカリホスファターゼにより加水分解され，遊離型チアミンとなる．小腸管腔のチアミン濃度が $1\mu M$ 以下のような低濃度の場合には，Na^+ に依存した能動輸送によって，高濃度の場合は受動拡散によって小腸上部から吸収されるものと考えられている．吸収は空腸で行われ，吸収されたチアミンは小腸上皮細胞内でリン酸化され，TPP となり，門脈を介して肝臓に運ばれる．血液中でのチアミン輸送は，その大部分を TPP の形で血球が担体となって行っている．

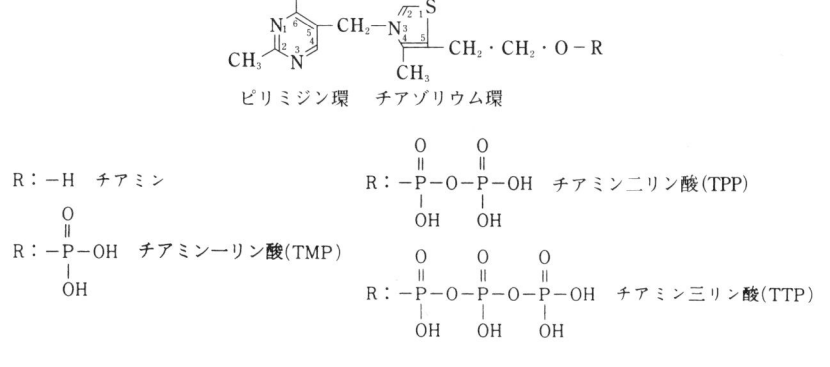

図7.1 チアミンの構造式

3) 補酵素作用と生理作用

チアミンの生理作用は三つに大別される．第1は脱水素酵素複合体の触媒による2-オキソ酸の酸化的脱炭酸反応である．チアミン酵素は2-オキソ酸の脱炭酸反応とα-ケトール類の生成ならびに転移反応を触媒する酵素で，TPPを補酵素としている．すべてのチアミン酵素に共通して最初に起きる反応はチアゾリウム環の2位の炭素原子（1位の硫黄原子と3位の窒素原子の間に位置している）に基質が付加し，酵素-TPP-基質複合体が形成される過程である．ピルビン酸がアセチルCoAになる反応も，2-オキソグルタル酸が2-オキソグルタル酸デヒドロゲナーゼによってスクシニルCoAになる場合も全く同様の反応で，これらはATPの産生に関与している．図7.2は3種類の酵素で構成されるピルビン酸デ

E1：ピルビン酸デヒドロゲナーゼ（リポアミド）
E2：ジヒドロリポアミドアセチルトランスフェラーゼ
E3：ジヒドロリポアミドデヒドロゲナーゼ

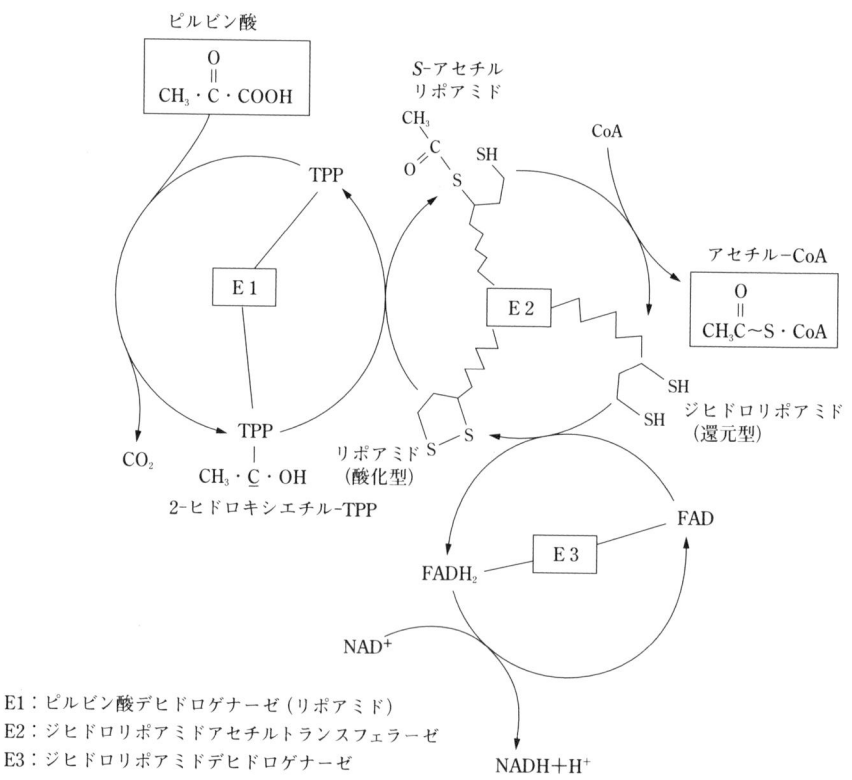

図7.2 ピルビン酸デヒドロゲナーゼ複合体によるピルビン酸の酸化的脱炭酸

TPP：チアミン二リン酸，FAD：フラビンアデニンジヌクレオチド，NAD^+：ニコチンアミドアデニンジヌクレオチド．

ヒドロゲナーゼ複合体によるピルビン酸の酸化的脱炭酸を模式的に示したものである．まず，ピルビン酸デヒドロゲナーゼ（リポアミド）（E1）の反応では，ピルビン酸が脱炭酸され，2-ヒドロキシエチル基が酵素-TPPに転移し，次に，ジ

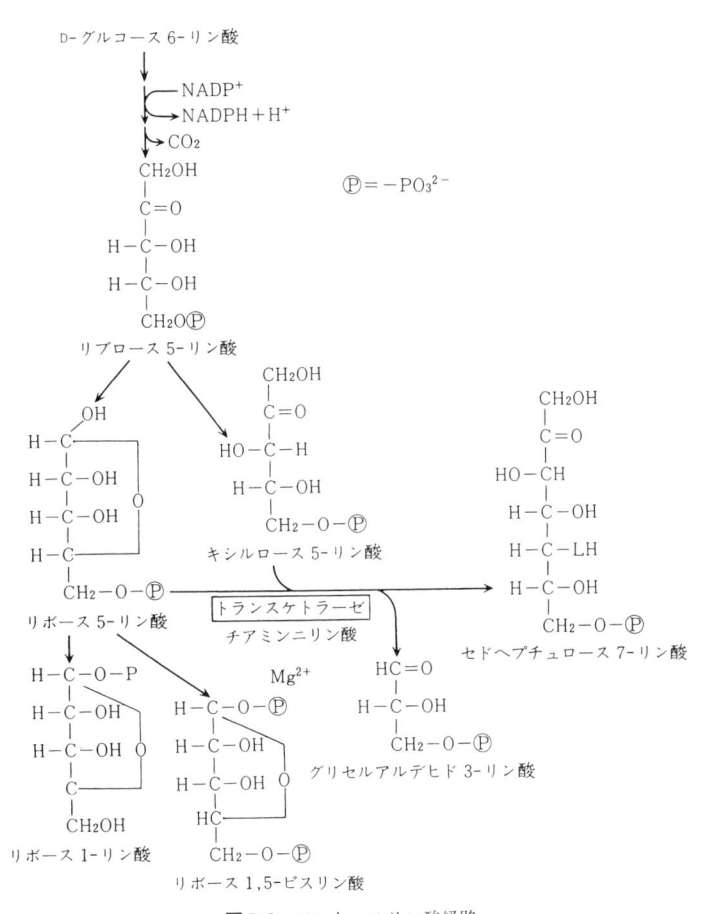

図7.3 ペントースリン酸経路

ホスホグルコン酸経路とも呼ばれ，解糖系の側路で肝臓，脂肪組織をはじめ授乳期の乳腺，精巣など代謝の活発な組織で活性が高く，グルコースが活発に分解され，生成したNADPHをアセチルCoAからの脂肪酸，ステロイド，アミノ酸などの合成やグルタチオンレダクターゼによる酸化型グルタチオンから還元型グルタチオンへの還元（図7.6）に用いている．

このあとセドヘプチュロース7-リン酸とキシルロース5-リン酸はそれぞれトランスアルドラーゼ（補酵素はTPP）とトランスケトラーゼ（補酵素はTPP）によりフルクトース6-リン酸に転換される．

ヒドロリポアミドアセチルトランスフェラーゼ（E2）の作用では，アセチル基がリポアミド-酵素に転移され，次にアセチル基を CoA に渡してアセチル CoA を生成するのである．アセチル基を放した還元型のジヒドロリポアミドはジヒドロリポアミドデヒドロゲナーゼ（E3）の存在下で FAD を含むフラビンタンパク質によって再酸化され，反応の回路が完結する．還元された $FADH_2$ は NAD^+ によって酸化され，$NADH+H^+$ は呼吸鎖へと繋がる．

第2は解糖系のバイパスとしてのペントースリン酸経路（ホスホグルコン酸経路）（図7.3）のトランスケトラーゼの補酵素として働く作用である．すなわち，2個ないし3個の炭素鎖部分の転移によっていくつかの炭素鎖をもつ糖の相互変換を可能にしているのである．図7.3に示したペントースリン酸経路では，ATP は生産されないが NADPH の生成とリボースの供給という重要な二つの機能を行っている．すなわち，前者は脂肪酸やステロイドホルモンの生合成のような還元的合成に必須なものであり，後者はヌクレオチドや核酸の生合成の材料としてきわめて重要なのである．

第3は膜や神経伝達の機能への関与である．チアミン欠乏では心臓血管系，筋肉・神経系に影響が生じる．その根拠としては，神経細胞の機能を維持するエネルギーがグルコースに依存しており，そのグルコースの分解反応の補酵素にチアミンが関与していること，また NADPH の関与で生合成される脂肪酸は神経の髄鞘の形成に必須であることなどが推論されている．

4) チアミン欠乏と神経機能

脚気の主な症状は神経系と心血管系に関連したものである．神経系への影響は特に末梢神経に対するもので，知覚異常と四肢の感覚鈍麻などで，腱反射がなくなり，筋力が弱体化し，足や手足の緊張がなくなり，ついには歩行ができなくなる．一方，心血管系への影響は中枢神経と心臓の機能に対するもので，労作時に動悸の亢進，心拍出量の増加，心電図異常，頻脈，心臓肥大，呼吸困難などが起こり，ついには心不全となる．チアミン欠乏の主たる要因は食物からの摂取不足によることが多いが，先進工業国では慢性アルコール中毒がその主たる要因となっている．チアミン欠乏と神経炎との関係は次のように考えられている．神経細胞のエネルギー源はグルコースである．そのグルコース代謝に関わるチアミン補酵素の働きとして，ペントースリン酸経路におけるエネルギーの生産，$NADPH+H^+$ の生産は生体にとって重要な反応で，これらの生産反応に多くのチアミンが必要となる．また，神経細胞を構成しているミエリン鞘にはスフィン

ゴミエリンなどの脂質，脂肪酸が多く含まれており，それらの生合成に $NADPH+H^+$ は不可欠なのである．

b. リボフラビン（ビタミン B_2）

1926年，Shermanにより抗脚気因子とは明らかに異なる成長促進因子の存在が示され，これをビタミンGと呼ぶことが提案され，イギリス医学研究会副栄養素会議はこの物質をビタミン B_2 と決め，その呼び名が一般化した．1933年，Kuhnらは白ネズミの成長促進物質として黄色で緑色蛍光を発する物質を卵白や乳漿から取り出し，これをflavinと命名した．

1) 構造と補酵素作用

1934年，Karrerにより，化学構造はイソアロキサジン核（isoalloxazine ring＝10個の置換基を持ったアロキサジンの誘導体）の10位のNにリビトール（ribitol＝1′-Dリビチル基）が結合したものであることが証明され，リボフラビン（riboflavin）と名づけられた（図7.4）．1938年，Warburg and ChristianがD-アミノ酸酸化酵素の補酵素がフラビンアデニンジヌクレオチド（FAD）であることを証明し，ビタミン B_2 はFMN，FADの形で各種の酵素の補酵素となって作用していることが示された．ビタミン B_2 という名称は，狭義ではリボフ

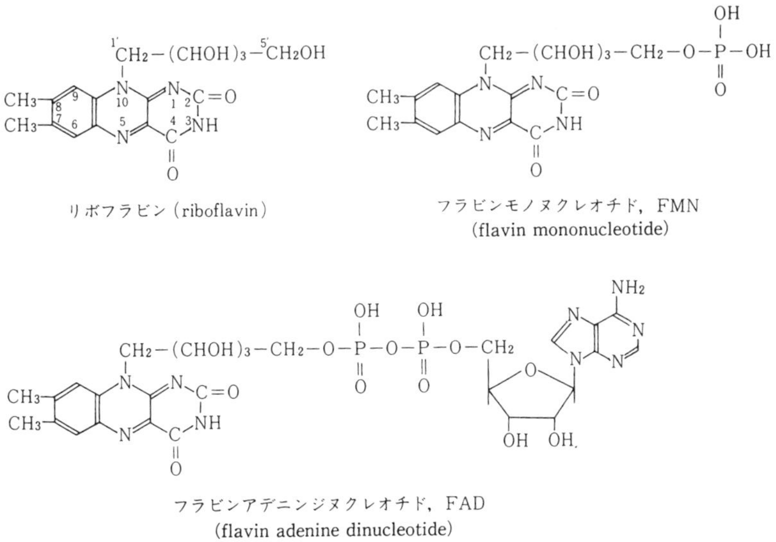

リボフラビン（riboflavin）

フラビンモノヌクレオチド，FMN
(flavin mononucleotide)

フラビンアデニンジヌクレオチド，FAD
(flavin adenine dinucleotide)

図7.4 リボフラビンとその補酵素型

ラビンのことであるが，広義ではこれにFMNとFADを含めた3種を総称して用いられる．

補酵素作用を発揮するリボフラビンの構造上の部位は1位と5位のNの共役二重結合の位置であり，水素あるいは電子の移動に関与する．酵素タンパク質との結合は，8αのメチル基が酵素タンパク質を構成するヒスチジンのイミダゾール基のN-3を介しているもの（コハク酸デヒドロゲナーゼやサルコシンデヒドロゲナーゼ）と，酵素のシステインのSH基を介しているもの（モノアミンオキシダーゼ）とがあり，いずれも共有結合である．

2) 補酵素誘導体の相互変換

天然には20種以上のフラビン誘導体があるが，リビトール基の5′にリン酸がついたフラビンモノヌクレオチド（FMN）と5′にアデニン二リン酸のついたフラビンアデニンジヌクレオチド（FAD）が代表的フラビン補酵素であり，生体内の主な存在形態である．この補酵素型は生体内で相互変換される（図7.5）．まず第1段階はフラビンリン酸化酵素の触媒でフラビンがATPと反応してリボフラビン5′-リン酸（FMN）になる．FMNはFAD合成酵素（FADピロホスホリラーゼ）によりATPと反応してFADとなる．一方，逆方向のFADからFMNへはFADピロホスファターゼが，FMNからリボフラビンへの変換はFMNホスファターゼが触媒する．生体内でのこのリボフラビンの補酵素誘導体への変換に対して多くの因子がその調節に関与している．

3) 吸収と輸送

食事から供給されるリボフラビンの大部分は補酵素誘導体の形で，これらの分子は吸収される前に加水分解される．吸収は上部消化管で行われ，受動拡散でも行われるが主として能動輸送系で，リン酸化・脱リン酸化機構を含むナトリウム依存性のATPase能動輸送系で行われるものと考えられている．ヒト血液中で

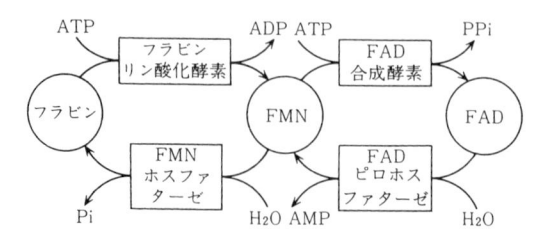

図7.5 リボフラビン補酵素の代謝上の相互変換

はアルブミンやグロブリン，主としてイムノグロブリン（IgG など）に結合している．妊娠ウシ血清やヒト臍帯血中には IgG と異なる特殊のフラビン結合タンパク質の形成が誘導され（Visweswariah, 1987），この妊娠特異的結合タンパク質は，リボフラビンの胎盤通過と胎児-母体分布にも影響し，胎児へのリボフラビン輸送を助け，繁殖を成功させるのに重要である．

4） 生理機能

リボフラビンの主要な働きは，FMN あるいは FAD の形で酸化還元酵素の補酵素として，また，共有結合フラビン類の前駆体として機能していることである．すなわち，電子あるいは水素の受け渡しに関する直接の担い手として，哺乳動物では約 50 種類の酵素の補欠分子族として機能している．FMN を補酵素するフラビン酵素は L-アミノ酸オキシダーゼ，グリコール酸オキシダーゼ，NADH デヒドロゲナーゼ，ニコチンデヒドロゲナーゼなどと少なく，FAD を補酵素とするフラビン酵素の方が圧倒的に多い．酵素反応としては，① 脱水素酵素（dehydrogenase），② 酸化酵素（oxidase），③ 酸素添加酵素（oxygenase），④ 電子伝達系（electron transfer flavoprotein, ETF：電子伝達型フラビンタンパク質）がある．たとえば，脱水素酵素のグルタチオンレダクターゼは過酸化脂質の除去過程に重要なかかわりを持っている．すなわち，脂質過酸化物のヒドロキシ脂質への処理はグルタチオンペルオキシダーゼ（Se 酵素）が行っているが，その際，還元型グルタチオン（GSH）が酸化型グルタチオン（GSSG）となる．FAD を補酵素とするグルタチオンレダクターゼはここで生じた GSSG をもとの GSH に戻す反応，すなわちグルタチオンの再生反応を触媒しているのである（図 7.6）．このためリボフラビン欠乏では脂質過酸化物の顕著な増加が起こる（Dutta, 1995）．酸化酵素の L-グロノ-γ-ラクトンオキシダーゼの反応では，基質から受け取った水素（および電子）によって還元型フラビン

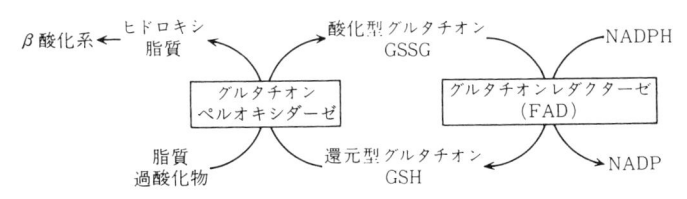

図 7.6 脂質過酸化物の処理反応に関与するグルタチオンレダクターゼ
グルタチオンレダクターゼ反応における NADPH はペントースリン酸経路で NADP⁺ を補酵素に持つグルコース-6-リン酸デヒドロゲナーゼにより生成される．

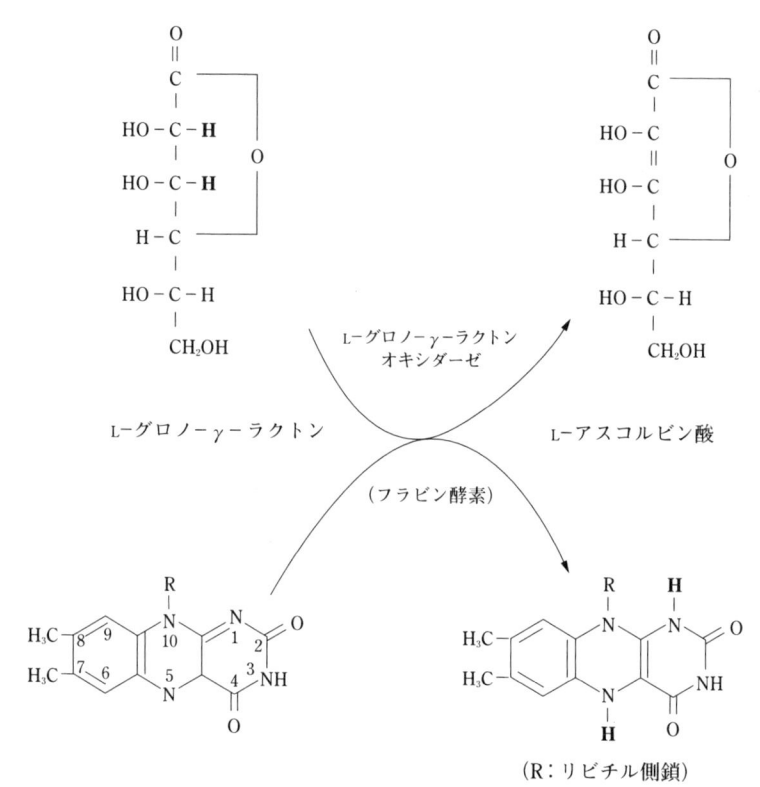

図7.7 L-グロノ-γ-ラクトンオキシダーゼ反応におけるリボフラビン-α-イソアロキサジン核への水素の移動

が生成し, これは直接酸素分子と反応し過酸化水素を生成する (図7.7). その他, 脂肪酸の β 酸化における複合酵素系の一酵素, アシル CoA デヒドロゲナーゼの補酵素は FAD であるため, リボフラビン欠乏では脂肪酸の酸化速度がいちじるしく低下し, リン脂質の組成が激変する. なお, この酵素反応の電子受容体は ETF である.

また, 抗がん物質として期待される「抗がん性フラビン酵素」, L-リシン α-オキシダーゼは FAD を含むフラビンタンパク質で, L-リシンを酸化的 α-脱アミノ反応により 2-オキソ-ε-アミノカプロン酸, アンモニアと過酸化水素に分解する. この酵素の抗がん性は最終生成物の Δ^1-ピペリダイン 2-カルボン酸にあるのではなく, 必須アミノ酸, L-リシンの急激な分解, 欠乏によるがん細胞に対する増殖阻害効果である (Kusakabe, 1979 ; 1980).

5) 欠乏症

リボフラビン起源の補酵素は生体内の多くの代謝に関与しており，また，他のビタミン，葉酸，ビタミン B_6，ナイアシン，ビタミン K の代謝にも関係しているので，リボフラビン欠乏の影響はリボフラビン補酵素の酵素系のみにとどまらず，他の多くの生化学的反応に重大な影響を及ぼすことになる．たとえば，FMN を補酵素にしているフラビン酵素，ピリドキシン 5′-リン酸オキシダーゼはピリドキシン 5′-リン酸（PNP）の酸化を触媒してピリドキサール 5′-リン酸（PLP）を生成するので，リボフラビン欠乏が PLP を補酵素とするタンパク質の代謝を障害することになる．

また，リボフラビン欠乏は食事からの摂取不足のためばかりではなく，ビタミンの利用を妨げる疾病や薬物摂取，内分泌異常でも生じる．リボフラビンから補酵素誘導体への変換は，甲状腺や副腎の機能障害があれば阻害されるし，たとえば向精神薬クロルプロマジン，抗抑うつ剤イミプラミンやアミトリプチリン，抗がん剤アドリアマイシンなどの服用はそれらの構造がリボフラビンと類似していることで拮抗的に阻害され，欠乏症の発生につながるのである．

c．ナイアシン

ナイアシン（niacin）という名称はニコチン酸（ピリジン 3-カルボン酸）とニコチンアミド（ピリジン 3-カルボキサミド）およびこれと同等の生物活性を持つ誘導体に付けられた総称である（図 7.8）．ナイアシンの欠乏症「ペラグラ」は 18 世紀からヨーロッパに見られた疾病でイタリア語の pelle agra（あれた皮膚という意味）は伝染病として恐れられていた．ペラグラは皮膚炎（dermatitis），下痢（diarrhea），痴呆（dementia），ついには死（death）に至る病気で 4 D として恐れられていた．米国の Goldberger 夫妻や Spies らの精力的な研究の結果，ペラグラは伝染病ではなく栄養障害であること，また，イヌ黒舌病と同じ病気であり，酵母エキス中にそれを治癒できる因子が含まれていることが報告された（1914～1916）．1937 年，Elvehjem らはイヌ黒舌病がヒトのペラグラと類似していることを見いだし，これを治癒する物質，ニコチンアミドを肝臓から単離し，翌年 Spies らはニコチン酸投与によりペラグラを治癒させることに成功

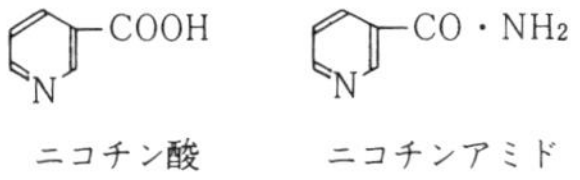

図 7.8 ナイアシン活性を有するニコチン酸とニコチンアミド

した．

　トリプトファンから生合成されるナイアシンの量はナイアシンの要求量を決定するうえで重要である．平均転換比は 60：1（トリプトファン 60 mg がナイアシン 1 mg へと転換する）とするのが一般的であるが，転換効率には多くの因子，たとえば摂取したタンパク質の量やホルモンなどが関与している．一般的には，

食物中のナイアシン当量 ＝
ナイアシン含有量（mg）＋ トリプトファン含有量（mg）/60

で表すことができる．

　ニコチン酸がイヌの黒舌病やヒトのペラグラ（pellagra）に対して治療効果を示すことが確認されたのは 1937 年であるが，ニコチン酸はそれより 70 年も前の 1867 年に Huber によって天然アルカロイドであるニコチンの酸化物として，すでに純粋分離されていたものである．

1） 吸収と輸送

　食品中のナイアシンの主要な形態は NAD と NADP で，小腸粘膜の酵素により加水分解を受けてニコチンアミドやニコチン酸となる．これらは，低濃度の場合，Na^+ 依存性の促進拡散によって吸収されるが，高濃度の場合は受動拡散が主要な経路となる．血流中ではニコチンアミドが主要な形態であるが，これは小腸粘膜細胞や肝臓で NAD が酵素的に加水分解されて生じたものである．小腸粘膜に存在する NAD グリコヒドラーゼによって NAD から遊離したニコチンアミドは組織に運ばれ，必要に応じて NAD に合成される．

2） 生化学的機能

　ニコチン酸およびニコチンアミドは生体内で NAD（nicotinamide adenine dinucleotide）および NADP（nicotinamide adenine dinucleotide phosphate）（図 7.9）となり，多くの酸化還元反応の電子受容体，あるいは水素受容体として作用している．NAD はまた，グリセロアルデヒド 3-リン酸，乳酸，アルコール，3-ヒドロキシ酪酸，ピルビン酸，2-オキソグルタル酸などの燃料分子を酸化する脱水素酵素の補酵素として働いている．NAD や NADP の関与する脱水素反応（図 7.10）は嫌気的脱水素酵素が触媒するもので，リボフラビン誘導体である FMN や FAD 関与の好気的脱水素酵素とは異なり，酸素の存在しないときに酸化反応を進められる点で特に有用である．NADP はペントースリン酸経路でグルコース-6-リン酸脱水素酵素の補酵素として関与し，6-ホスホグルコノラクトンを生成し（この反応はペントースリン酸経路の初発反応として重要である

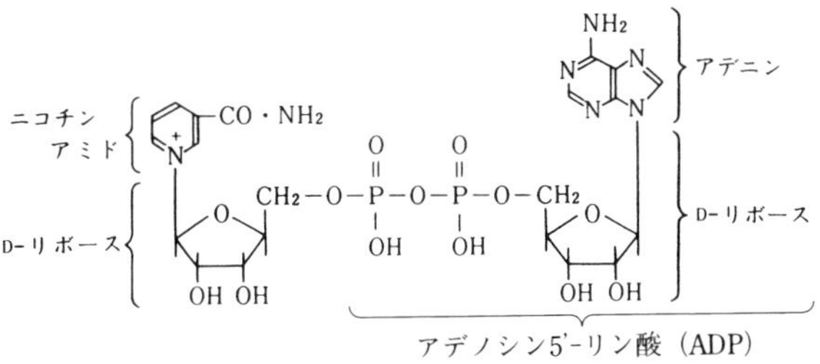

図7.9 ニコチンアミドアデニンジヌクレオチド（NAD⁺）の構造
NADP⁺はD-リボース部分の2′-ヒドロキシル基にリン酸基が結合している．

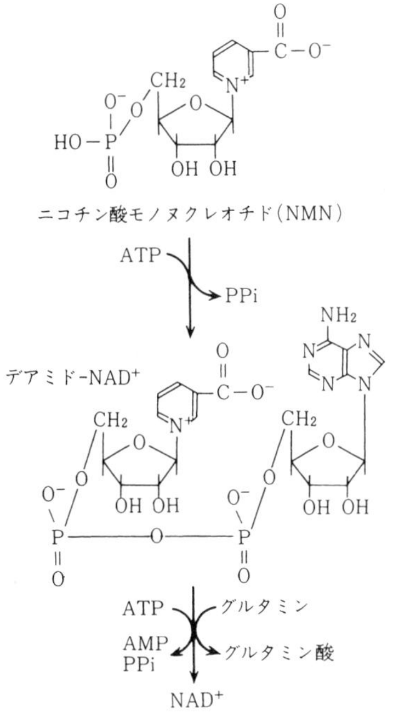

図7.10 ニコチン酸モノヌクレオチド（NMN）からニコチンアミドジヌクレオチド（NAD⁺）の合成

（図7.11））, 続いてリボース5-リン酸を生成する反応, 脂肪酸合成やステロイド合成のような還元的生合成に水素受容体として働いている．ピルビン酸脱水素酵素に関しても「チアミン」の項で述べたように, ピルビン酸は酸化的脱炭酸されてアセチルCoAとなる．この反応はmulti-enzyme複合体によって順次触媒されていくもので, まず, チアミンの関与で脱炭酸される（図7.2）．反応の最終段階で生成される還元型リポ酸はNAD⁺によって酸化され, もとの酸化型リポ

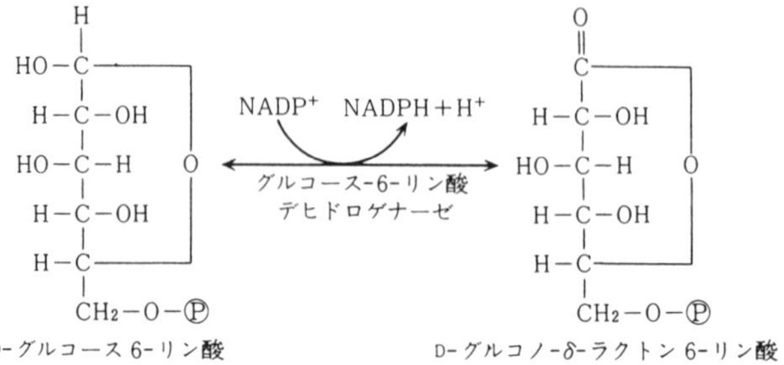

図 7.11 グルコース-6-リン酸デヒドロゲナーゼの反応

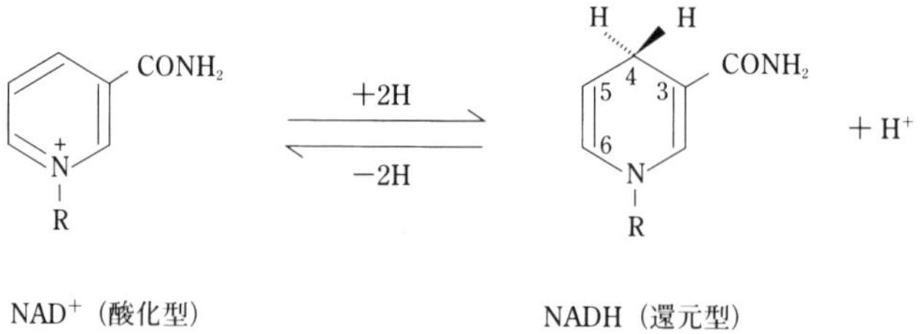

図 7.12 NAD^+ による脱水素反応の機序

NAD^+ は基質から 2 個の水素原子を奪ってニコチンアミドが還元される反応で、1 個は 4 位の炭素に転移し、もう一方の水素は水素イオンとして遊離する。

酸に再生される（図 7.2）。この場合は、NAD^+ 自身は水素原子を受けとって NADH となり、1 個の水素イオンを遊離する（図 7.12）。

3) NAD の新しい機能, ADP-リボシル基供与体

NAD は酸化還元反応以外の反応でも、次の三つの酵素の基質として重要な役割を果している。一つは NAD の β-N-グルコシド結合を切り離してニコチンアミドを遊離させ、ADP-リボースを生成する酵素、NAD-グリコヒドロラーゼであり、2 番目は ADP-リボースのタンパク質への転移を触媒する酵素、モノ-ADP-リボシルトランスフェラーゼとポリ-ADP-リボースポリメラーゼである。3 番目はカルシウムを細胞内の貯蔵位置から動員させる働きをするサイクリック ADP-リボースの生成を促進する酵素である。

DNA 鎖が損傷を受けるようなストレスでは、過剰のポリ ADP-リボースが合成され、細胞内 NAD の急速な枯渇が引き起こされる。ポリ ADP-リボース* の機能として、細胞周期、DNA 修復、細胞増殖、細胞分化などへの関与がこれま

で示されてきたが，最近アポトーシスへの関与が示された．DNA修復のために起きるPARP*の急速な活性化で，材料のNADが減少し，ATPが枯渇することがアポトーシスの誘引の一つと考えられている．

> * 補酵素NADのADP-リボース部分がタンパク質に転移されるタンパク質修飾反応をADPリボシル化という．転移したADP-リボースが重合してポリマーになる場合をポリ-ADPリボシル化といい，動物細胞の核にあるポリADP-リボースポリメラーゼ（PARP）などによって触媒される反応である．PARPの活性発現には損傷DNAの存在が必要であり，DNAの損傷が起こるとこの活性はいちじるしく上昇する．この高分子ポリADP-リボースはDNAの修復，複製および細胞分化や癌化に関与しているものと考えられている．

d．ビタミンB_6

1934年，P. Györgyによって発見されたビタミンB_6は含窒素化合物で，3種類の天然型，すなわちピリドキシン（PN），ピリドキサール（PL），ピリドキサミン（PM）がある．ビタミンB_6の基本構造を図7.13に示した．ピリジウム環の4位の炭素に結合している置換基（R_1）が-CH_2OH，-CHO，-CH_2NH_2で，5′位の炭素に結合している置換基（R_2）が水素の場合は，それぞれピリドキシ

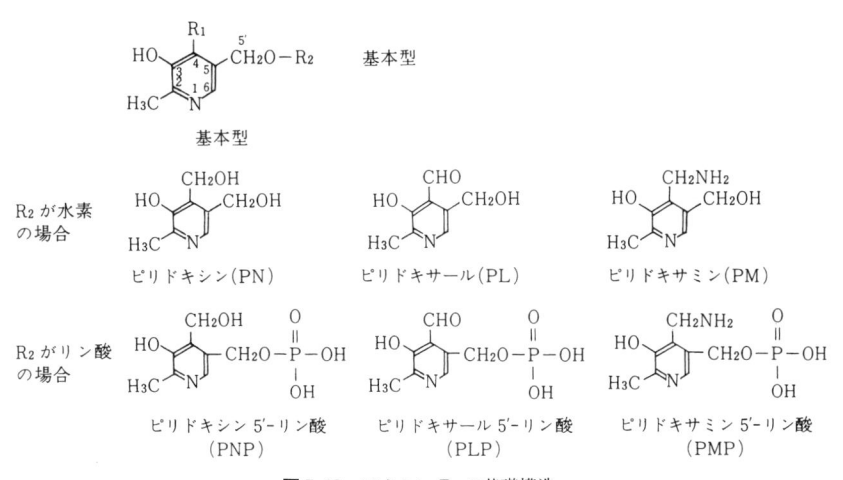

図7.13 ビタミンB_6の基礎構造

ピリドキサール（PL）はATPとPL-キナーゼによってリン酸化され，ピリドキサール5′-リン酸（PLP）となる．同様に生成されるPNPとPMPもFMN（フラビンモノヌクレオチド）を補酵素とするPNP-オキシダーゼとPMP-オキシダーゼによりPLPに転換される．ビタミンB_6の補酵素作用は主としてPLPが行う．

ン，ピリドキサール，ピリドキサミンと呼ぶ．R_2 がリン酸基（$-PO_3H_2$）の場合は，それぞれピリドキシン 5′-リン酸（PNP），ピリドキサール 5′-リン酸（PLP），ピリドキサミン 5′-リン酸（PMP）と称する．

1) 吸収と輸送

食品中の PL, PM は 5′-リン酸化合物として存在しており，これらは消化管内のホスファターゼによって加水分解され，PN を含め 3 種類の B_6 は主として空腸から受動拡散で吸収される．粘膜細胞内で再びリン酸化され，保持される．門脈経由の肝臓への輸送は再び加水分解され遊離型で行われる．肝臓内では 1 種類の酵素，ピリドキサール（PL）キナーゼにより，3 種類ともリン酸化され，それぞれ PNP, PMP, PLP に変換され，PNP と PMP はさらにフラビン（FMN）依存性オキシダーゼにより PLP に酸化される．B_6 の代謝は肝臓でも肝外組織でも高度に調節されている．すなわち，キナーゼとホスファターゼは同程度の活性を示しているし，フラビン（FMN）依存性オキシダーゼの反応は，過剰の PLP によって強く阻害され，反応性の高い PLP の量を調節している．

2) 生理作用

ビタミン B_6 は PLP あるいは PMP の形でアミノ酸のアミノ基転移，ラセミ化，脱炭酸，置換反応など 100 種類以上の酵素の補酵素としての生理作用が知ら

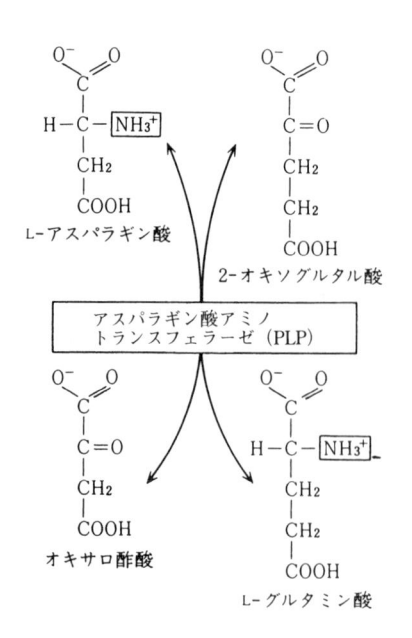

図 7.14 アスパラギン酸アミノトランスフェラーゼ（GOT）によるアミノ基転移反応

反応の第 1 段階はアミノトランスフェラーゼの補酵素ピリドキサールリン酸（PLP）と L-アスパラギン酸との間で起こるシッフ塩基の生成である（図 7.15）．第 2 段階は酵素と結合したピリドキサミンリン酸（PMP）とオキサロ酢酸の生成で，次にこのアミノ型補酵素が別のオキソ酸（この場合は 2-オキソグルタル酸）との間で同様のシッフ塩基反応中間体を形成する．最後に L-グルタミン酸が生成され，補酵素は再び PLP となる．

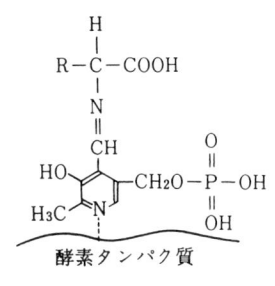

図 7.15 PLP とアミノ酸との間のシッフの結合

ビタミン B_6 の関与するアミノトランスフェラーゼなどの反応では，PLP のピリジウム環の 4 位の炭素に付いているアルデヒド基と基質アミノ酸のアミノ基窒素との間でシッフ塩基（アルドイミン結合）を形成し，これが反応の中間体となる．次にこれをオキソ酸に渡す．R が $-CH_2 \cdot COOH$ の場合，このアミノ酸はアスパラギン酸で，R が $-CH_3$ の場合，アミノ酸はアラニンである．

れている．アミノ基転移反応では臨床検査で重要な項目である GOT（グルタミン酸-オキサロ酢酸トランスアミナーゼ）や GPT（グルタミン酸-ピルビン酸トランスアミナーゼ）がある．肝臓や心臓に傷害がある場合，一部の細胞が死滅し，これらの細胞内酵素が血清中に漏出し酵素活性は高値を示すのである．GOT の正式名はアスパラギン酸アミノトランスフェラーゼで（図 7.14），L-アスパラギン酸のアミノ基を 2-オキソグルタル酸に渡し，オキサロ酢酸と L-グルタミン酸を生成する酵素であり，GPT（正式名はアラニンアミノトランスフェラーゼ）とともにアミノ酸の生合成と異化に重要な酵素で，その補酵素は PLP である（図 7.15）．

脱炭酸酵素（decarboxylase）には神経伝達物質である生理活性アミン，たとえばドーパミンを生成する酵素系がある．これは L-チロシンからドーパを経てドーパデカルボキシラーゼによりドーパミンが生成する反応系である（図 7.16）．また，ドーパミンからカテコールアミンの一種で神経伝達物質のノルエピネフリン（ノルアドレナリン），エピネフリン（アドレナリン）といったような副腎髄質ホルモンが生成する．ヒスタミン，セロトニンは，それぞれ L-ヒスチジンと L-トリプトファンから脱炭酸酵素で生成するが，その補酵素が PLP である．このようなことでビタミン B_6 の欠乏状態が疲労感，イライラ感，不快感など心理的な不安定状態を招くこともありうると考えられている．

3) 欠乏症と所要量

ヒトの場合，ビタミン B_6 欠乏はまれである．一般に食品中には比較的多量のビタミン B_6 が含まれており，腸内細菌も合成していると考えられており，偏った食生活をしないかぎり不足することはまずない．ビタミン B_6 の所要量は，日本では決められていなかったが，成人男性で 1.6 mg/日，成人女性で 1.2 mg/日程度と考えられている（巻末付表参照）．生体内のビタミン B_6 の充足度の判定

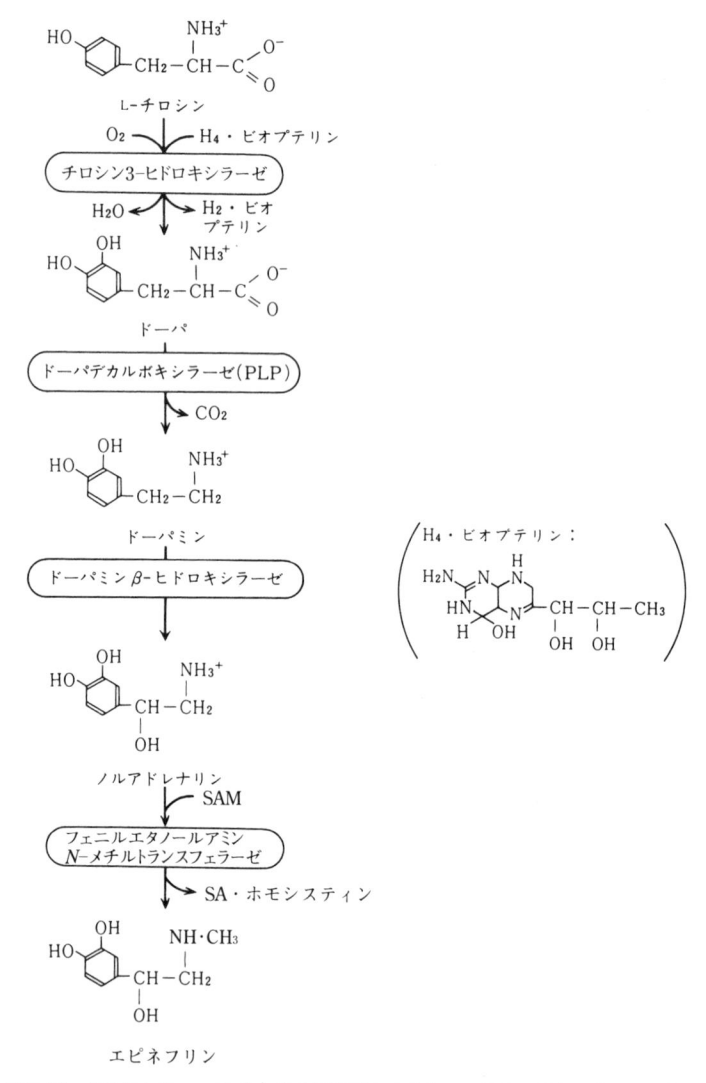

図7.16 ピリドキサール 5′-リン酸を補酵素とするドーパデカルボキシラーゼによる
ドーパミンの生成

チロシンヒドロキシラーゼ反応では分子状酸素と葉酸成分のプテリジン部分の誘導体，H_4・ビオプリテン (tetrahydrobiopterin) によってL-チロシンのパラ位で水酸化が行われ，つづいてピリドキサール 5′-リン酸 (PLP) 依存性酵素ドーパデカルボキシラーゼによりドーパミン (dopamine) が生成される．さらに，ドーパミン β-ヒドロキシラーゼでノルエピネフリンが生成する．なお，この反応系でチロシン 3-ヒドロキシラーゼとドーパミン β-ヒドロキシラーゼの反応には，いずれもビタミンCが補因子的に関与している．

基準として血漿 PLP 量または尿中 4-PA（4-ピリドキシン酸：ビタミン B_6 類の主な分解生成物で 4 位にカルボキシル基を持つ）量の測定が行われている．B_6 はタンパク質，アミノ酸の代謝には特に関連が深いので，タンパク質摂取量や年齢は考慮しなければならないし，喫煙なども測定値を低下させる．

4) B_6 による遺伝子発現の制御

ビタミン B_6 が本来有する補酵素としての機能以外に，新しい機能として遺伝子発現を調節する現象が見いだされている．グルココルチコイド* とその受容体との複合体（GR 複合体）の DNA への結合は PLP によって阻害されることが見いだされ，細胞内の PLP 濃度によって遺伝子発現が調節をうけていることがわかってきた（Kake, 1978）．B_6 欠乏ラットではグルココルチコイド依存性の細胞質型アスパラギン酸アミノトランスフェラーゼの mRNA の発現が増大しており，PLP による遺伝子発現の抑制が B_6 欠乏によって解除されることが示された（Oka, 1995）．この現象は抗腫瘍の方向にも発展し，がん細胞（HepG 2）の増殖がピリドキシンや PLP の添加でほぼ完全に抑制されること（Marie, 1989）や，がん細胞移植マウスの延命効果が観察されている．

> * グルココルチコイドは副腎皮質から分泌されるステロイドホルモンの総称で，糖新生，血糖値上昇，タンパク質の分解促進など多様な機能を有している．このホルモンは特殊なグルココルチコイド受容体（GCR）に特異的に結合する．GCR の DNA 結合部位で遺伝子に結合し，そのホルモン情報を遺伝子に伝達し，ホルモン作用が発揮される．

e．ビタミン B_{12}

ノーベル賞を受賞した Minot と Murphy は，鉄欠乏性貧血とは異なる巨赤芽球性悪性貧血に対して，大量の肝臓を食べさせることにより治癒できることを証明した（1926 年）．1948 年，Folkers らと Smith らは肝臓から葉酸とは異なる抗悪性貧血因子を単離結晶化し，ビタミン B_{12} と呼ぶことを提唱した．同年，Rickes らは乳酸菌 *Lactobacillus lactis* Rorner の生育にビタミン B_{12} が必須であることを見いだし，結晶化にも成功し，これが悪性貧血（pernicious anemia）に対して治癒効果を示すことを認めた．

1) 構　　造

ビタミン B_{12} の複雑な構造は図 7.17 に示したが，この全構造を X 線解析によりみごとに解明したのが Hodgkin らである（1957）．一般にビタミン B_{12}（コバラミン）というと R が CN 基の CN-B_{12}（シアノコバラミン）を指すが，これ

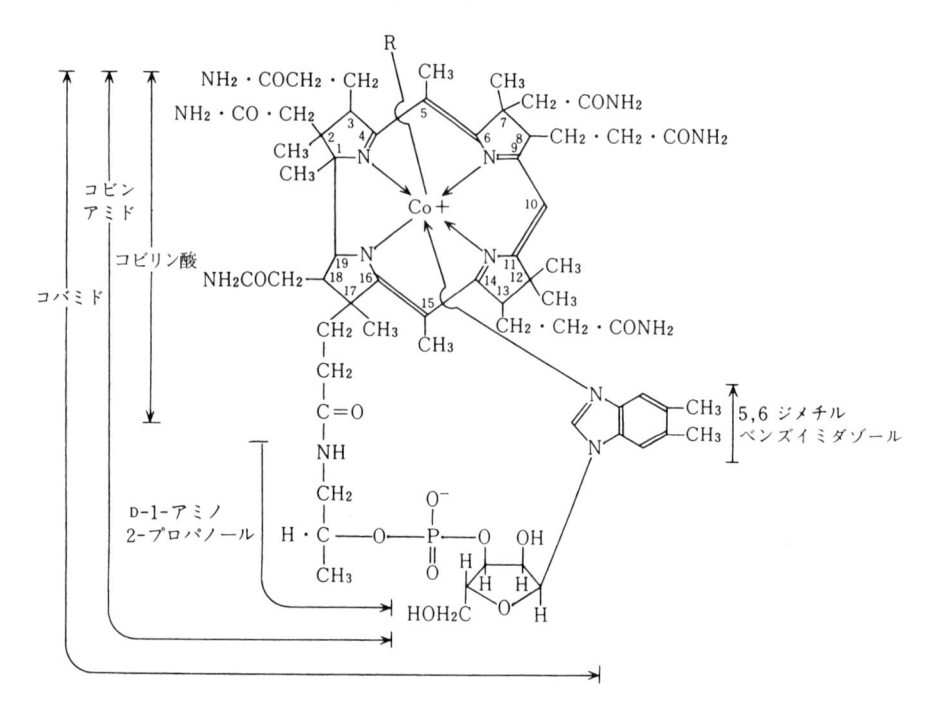

R	慣用名
$-CN$	シアノコバラミン（CNB_{12}）
$-OH$	ヒドロキソコバラミン
$-CH_3$	メチルコバラミン（MeB_{12}）
$-5'$-deoxyadenosyl*	アデノシルコバラミン（$AdoB_{12}$）
$-H_2O$	アクオコバラミン
$-NO_2$	ニトリトコバラミン

図7.17 ビタミン B_{12} の構造

5,6-ジメチルベンズイミダゾールを塩基として含むコバミドをコバラミンという．還元された4つのピロール環が3つのメチレン基と1つの直接結合でつながってできる15員環（図中に炭素番号を付してある）をコリン核またはコリン環という．これにコバルト（Co^+）が錯塩として含まれている．

は B_{12} の慣用名ではあるが生体内には量的に少なく，5′-デオキシアデノシル基の付いた $AdoB_{12}$（アデノシルコバラミン），メチル基のついた MeB_{12}（メチルコバラミン）が主要で，これらが生体内の酵素反応の補酸素として作用している．

2) 吸収と内因子

ヒトを含め動物は B_{12} を合成できない．自然界に存在する B_{12} はほとんどが微生物によって作られたものである．B_{12} が動物性食品に含まれているのは，B_{12} を含む微生物を動物が摂取したか，あるいは動物の体内に存在する微生物が B_{12} を合成し，それが消化管から吸収され動物の組織に貯蔵されたためである．しかし，ヒトの場合，結腸に存在する腸内細菌は大量の B_{12} を生産するが，消化管下部の結腸には B_{12} の吸収機構がないので吸収はされない．したがって，厳格な菜食主義を長く続ける場合にはビタミン B_{12} 欠乏に注意する必要がある．B_{12} の供給源としては肉および肉製品と，微生物を海から大量に吸収している魚介類などの海産物であり，乳製品には比較的少ない．

B_{12} の体内への吸収には，胃粘膜に存在する内因子（intrinsic factor, IF）が必要であり，IF と結合することが B_{12} の吸収には必須である．IF は球状の糖タンパク質で分子量は 114,000 の二量体である．食物中の B_{12} は食物タンパク質と強固に結合しており，吸収されるためには，まずこれが胃液中の胃酸やペプシンで解離される必要がある．次にやはり胃液により遊離状態となった IF と結合する．このようにして形成した B_{12}-IF 複合体は回腸に到達し，回腸上皮細胞のレセプターに吸着し，B_{12} だけが吸収される．

3) 生理作用

B_{12} は生体内に取り込まれると $AdoB_{12}$ または MeB_{12} に変換して補酵素として作用する（図 7.17）．これら二つの補酵素型はいずれもコバルト-炭素のシグマ結合を有し，補酵素としてそれぞれ異なった役割を果たしている．$AdoB_{12}$ は水素の移動を伴う転移，脱離あるいは炭素骨格の組み替え反応，それにポリヌクレオチド還元反応に関与する．たとえば，メチルマロニル CoA ムターゼである．これはバリン，イソロイシンなどのアミノ酸や奇数脂肪酸がプロピオニル CoA を経て TCA 回路のメンバーであるスクシニル CoA に入っていくための重要な酵素で，この場合，B_{12} の上方配位子である 5′-デオキシアデノシル基が基質メチルマロニル CoA の分子内水素の移動に関与し，異性化反応によってスクシニル CoA が生成する反応である（図 7.18）．MeB_{12} はメチル基転移反応への

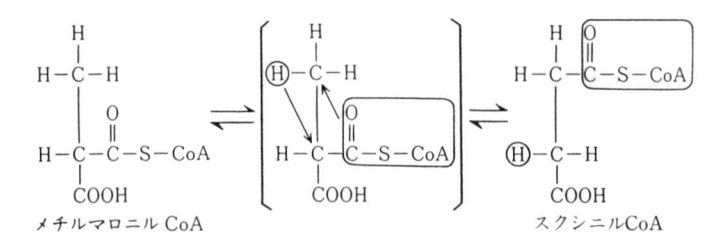

図7.18 AdoB$_{12}$ を補酵素に持つメチルマロニル CoA ムターゼによるメチルマロニル CoA からスクシニル CoA の生成反応

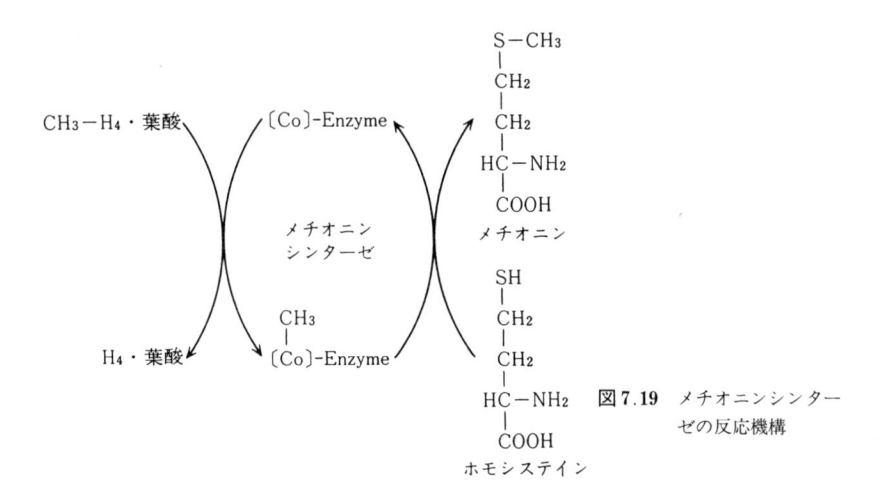

図7.19 メチオニンシンターゼの反応機構

関与である．たとえば，メチオニンシンターゼである．この酵素は N^5-メチルテトラヒドロ葉酸（CH$_3$-THF）のメチル基を受けとって生成する MeB$_{12}$-酵素からメチル基をホモシステインに渡し，メチオニンを生成する反応を触媒する（図7.19）．メチル基を渡した B$_{12}$ はデオキシアデノシン転移酵素で ATP と反応して 5′-デオキシアデノシル B$_{12}$（AdoB$_{12}$）となるのである．

4) 輸送タンパク質と B$_{12}$ の栄養状態

普通血清中の B$_{12}$ の 20% くらいがトランスコバラミン II（TCII：transcobalamin II）に，80% がハプトコリンに結合している．TCII からの B$_{12}$ 消去の半減期は約 6 分と短く，B$_{12}$ は TCII を介して多くの組織に取り込まれる．ハプトコリンは血中を循環している B$_{12}$ 貯蔵糖タンパク質であり，半減期は約 10 日と長く，この B$_{12}$ は主に肝臓に取り込まれる．すなわち，血液中に存在するビ

タミン B_{12} のうち，利用可能なものは TCII が運搬している B_{12} だけである．血清のホロ TCII は血液中を循環している B_{12} 結合タンパク質で，DNA を合成しているすべての細胞にビタミン B_{12} を搬送している．したがって，疾病あるいは加齢等の要因でこのタンパク質濃度が低下した場合，生命を維持するために大量のビタミン B_{12}（$25\,\mu g \sim 1\,mg$）を投与し，拡散によるビタミン B_{12} の吸収を期待しなければならない．また，ビタミン B_{12} の栄養状態を判定し，欠乏症状の発生を未然に防ぐためには，血中の総ビタミン B_{12} 量の測定ではなく，血清ホロ TCII の測定が必要となるのである．

f．葉　　酸

葉酸をはじめ生物学的に葉酸活性を示す化合物を folic acid と総称する．また，フォラシン（folacin）という用語も同じ意味で用いられる．1930 年代から，熱帯大球性貧血の治療に有効である成分で，抗悪性貧血因子とは異なる"新たな造血因子"として研究されてきた．葉酸という用語はこの造血因子がホウレンソウの葉に対する成長因子として作用することから命名されたものである．葉酸は肝臓，酵母，ホウレンソウなどに多く含まれ，ヒトやニワトリのヒナの抗貧血因子として，また乳酸菌の成長因子として発見された．1941 年，Snell らは *Lactobacillus casei* の増殖促進因子をホウレンソウなどから単離し，これを folic acid と呼び，1946 年，Angier らによってそれがプテロイルグルタミン酸（PteGlu）であることが認められた（図 7.20）．

1）構　　造

PteGlu（ピテリン環の 6 位に結合したメチル基にパラアミノベンゾイルグル

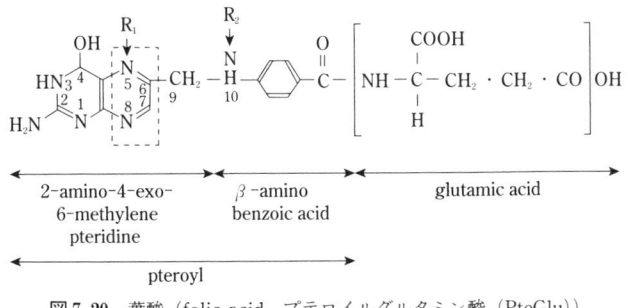

図 7.20　葉酸（folic acid，プテロイルグルタミン酸（PteGlu））

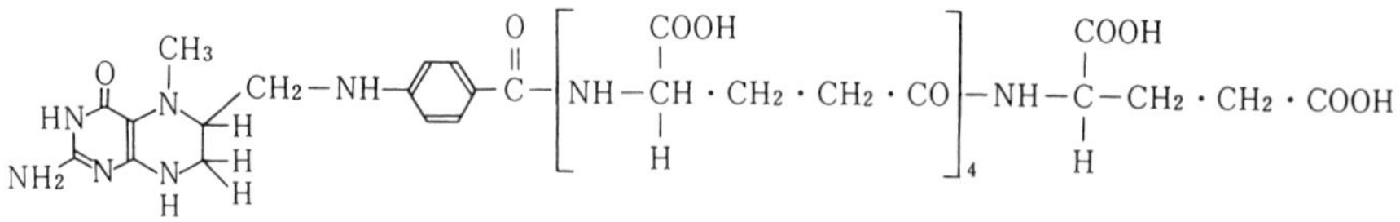

図7.21 プテロイルポリ-γ-グルタミン酸（5-メチル H_4PteGlu 5）

表7.1 葉酸補酵素の種類

1炭素単位の種類と結合位置			C_1単位	葉酸補酵素名
R1	R2	R1R2		
−H	−H	−		H_4PteGlu
−CHO	−H	−	ホルミル	5-ホルミル-H_4PteGlu
−H	−CHO	−	ホルミル	10-ホルミル-H_4PteGlu
−CH=NH	−H	−	ホルムイミノ	5-ホルムイミノ-H_4PteGlu
−CH_3	−H	−	メチル	5-メチル-H_4PteGlu
−	−	=CH−	メテニル	5,10-メテニル-H_4PteGlu
−	−	−CH_2−	メチレン	5,10-メチレン-H_4PteGlu

グルタミン酸の置換数（n）の表示は省略した．

タミン酸が結合した形）をもつ化合物群の中でプテリン環は部分的に還元されているか（7,8に水素が付いた 7,8-ジヒドロ葉酸 [H_2PteGlu]），または完全に還元されている（5,6,7,8に水素の付いた，テトラヒドロ葉酸 [H_4PteGlu]）形をとり，さらにグルタミン酸がいくつか（最大12個）結合したポリ-γ-グルタミン酸の形となる．さらに N^5 の R_1 や N^{10} の R_2 に C_1 単位（1炭素化合物）が結合し，たとえば R_1 にメチル基，R_2 に水素が付いていて，グルタミン酸が5個付いた場合は 5-メチルテトラヒドロプテロイルペンタグルタミン酸（5-CH_3-H_4PteGlu 5）と呼ぶ（図7.21）．表7.1に示した 5-ホルミル-H_4PteGlu$_n$，10-ホルミル-H_4PteGlu$_n$，5,10-メテニル-H_4PteGlu$_n$ はプリン塩基の生合成における C-2，C-8 の基質となる．

2) 吸収と体内動態

食物中の葉酸は，そのほとんどがポリグルタリル誘導体であるが，モノグルタミン酸に加水分解された後に腸から吸収される．腸管腔内におけるポリグルタミン酸塩の加水分解は刷子縁に存在するプテロイルポリグルタミン酸加水分解酵素（BB-PPH）によって行われるが，これはポリグルタミル鎖をカルボキシル末端より分解するエキソペプチダーゼで，Zn により活性化される．細胞内には，細胞内プテロイルポリグルタミン酸加水分解酵素（IC-PPH）がリソソームに存在しているが，食物中の葉酸の消化に関係しているのは主として（BB-PPH）で

あろうと考えられている．

慢性的なアルコール摂取がBB-PPH活性を低下させ，食物中の葉酸の加水分解に影響を及ぼすことが実験動物で示されている．このような現象はヒトにおいても起こり得るが，アルコール中毒患者における葉酸の吸収不良はエタノールの毒性による腸の細胞の損傷が，より重要な原因であろうと考えられている．

循環血中の葉酸はモノグルタミン酸誘導体であり，その多くは5-メチル-H_4PteGluの形をとっている．細胞内の葉酸の好ましい形態としてはH_4PteGluであるので，細胞に取り込まれる際，脱メチル化され，H_4PteGluに変換され，これにいくつかのグルタミン酸残基が追加結合し，細胞内ではポリグルタミン酸誘導体の形で存在している．この脱メチル化反応はB_{12}依存性のメチルトランスフェラーゼによるホモシステインのメチル化反応と共役して起きるので，B_{12}欠乏の場合，細胞内の葉酸は欠乏状態に陥る．

3) 生理作用

葉酸は補酵素の形で酵素反応系に関与しており，特にギ酸やホルムアルデヒドからきた1炭素単位の基（C_1：single carbon）を活性化し，図7.20のR_2あるいはR_2とR_1との間でformyl（-CHO），formate（H・COOH）あるいはhydroxymethyl（-CH_2-OH）のいずれかの形をとり，それらのキャリアーとしてその転移および利用を行う反応に関与している．なお，1炭素単位の種類，結合位置とその葉酸補酵素名を表7.1に示した．このように数多くの誘導体が存在する．

C1の担体として働くためには，葉酸（F）は7,8-dehydrofolic acid（FH_2）および5,6,7,8-tetrahydrofolic acid（FH_4）に還元されることが必要である．その反応はfolic acid reductaseが行い，水素供与体はNADPHで，反応式は図7.22のようになる．

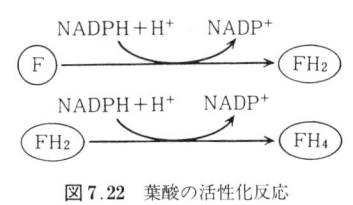

図7.22 葉酸の活性化反応

葉酸補酵素の関与する酵素反応には大別して2種類の重要な反応がある．その第1はヌクレオチドの生成および分解系で，プリンヌクレオチドの生合成系やピリミジンヌクレオチドの代謝系に，第2はメチオニンの *de novo* 合成に至る反応系で，アミノ酸やタンパク質の代謝系，セリン-グリシンの転換系（図7.24），

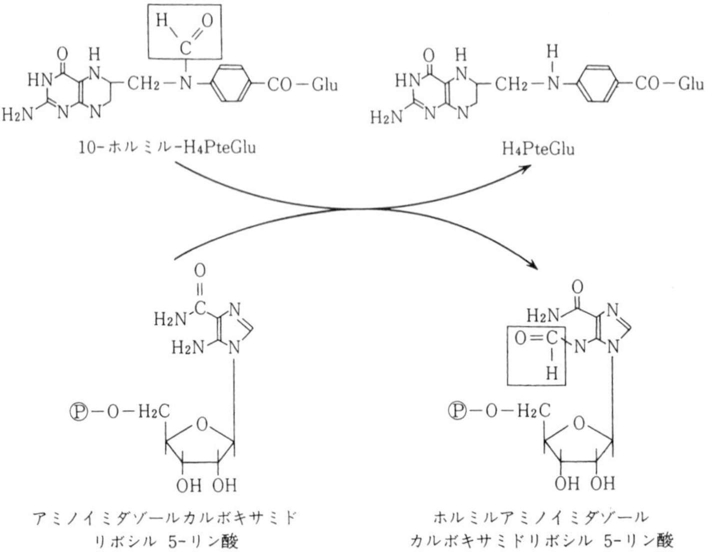

図7.23 プリン核の *de novo* 合成に関与する 10-ホルミル-H$_4$葉酸
H$_4$PteGlu：テトラヒドロ葉酸，Glu：グルタミン酸残基，Ⓟ：リン酸基．

などに関与している．この2つの反応系では後者の方が圧倒的に優先されている．なぜなら，メチオニンには100種以上の反応にメチル基を供与する，メチル基供与体である S-アデノシルメチオニン（SAM）の前駆体となるという重要な役割があるからである．図7.25にSAMから各種メチルトランスフェラーゼによってメチル基を受容する主な物質を示した．たとえば，ホスファチジルエタノールアミンはそのメチルトランスフェラーゼでSAMからメチル基を受け取ってホスファチジルコリンになり，グアニジノ酢酸はクレアチンになる．酵素反応の第2の例として図7.24にセリンヒドロキシメチルトランスフェラーゼによるL-セリンからグリシンの生成系を示した．この場合，H$_4$葉酸がL-セリンからヒドロキシメチル基（-CH$_2$-OH）を受けとり，葉酸の N^5 と N^{10} の間にメチレン基を形成し，5,10-メチレンH$_4$葉酸となり，グリシンが生成されるのである．

4) 葉酸の関連物質，テトラヒドロビオプテリン

フェニルアラニンをチロシンに変換する酵素，フェニルアラニン水酸化酵素（フェニルアラニン 4-モノオキシゲナーゼ）の補酵素はテトラヒドロビオプテリン（BH$_4$）である．図7.26にプテリジン(a)，プテリン(b)，ビオプテリン(c)，L-エリスロ-5,6,7,8-テトラヒドロビオプテリン（d，BH$_4$）の構造を示し

7.1 水溶性ビタミン

図7.24 セリンヒドロキシメチルトランスフェラーゼによるグリシンの生成
セリンの1炭素がメチレン基として葉酸に渡され，グリシンが生成する．この反応は可逆的であり，ピリドキサールリン酸（PLP）が補酵素である．
$H_4PteGlu$：テトラメチル葉酸，Glu：グルタミン酸残基．

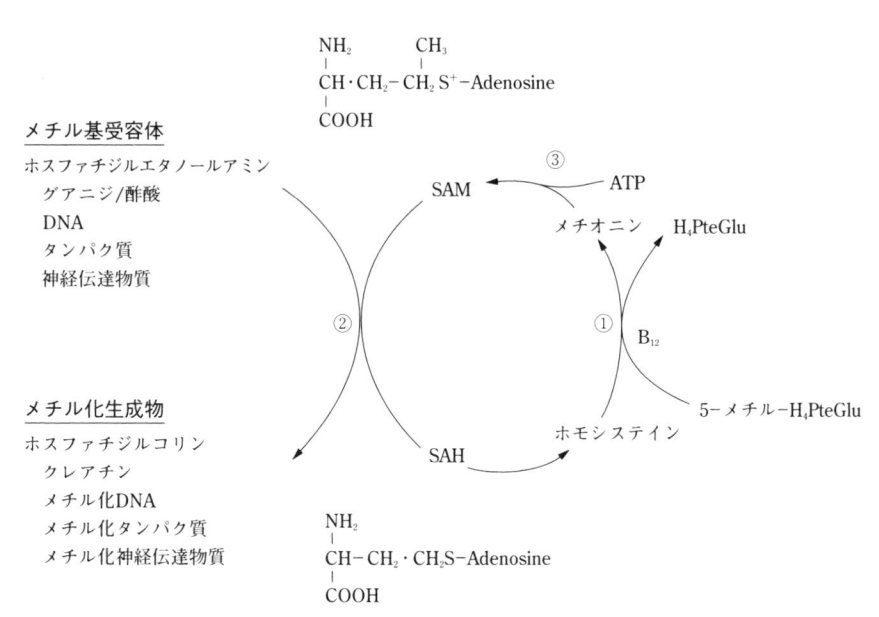

図7.25 S-アデノシルメチオニン（SAM）の生成系とSAMからメチル基を受容する主な物質
SAH：S-アデノシルホモシスチン．① コバラミン依存性メチオニンシンターゼ（図7.19），② 各種メチルトランスフェラーゼ，③ メチオニン活性化酵素．

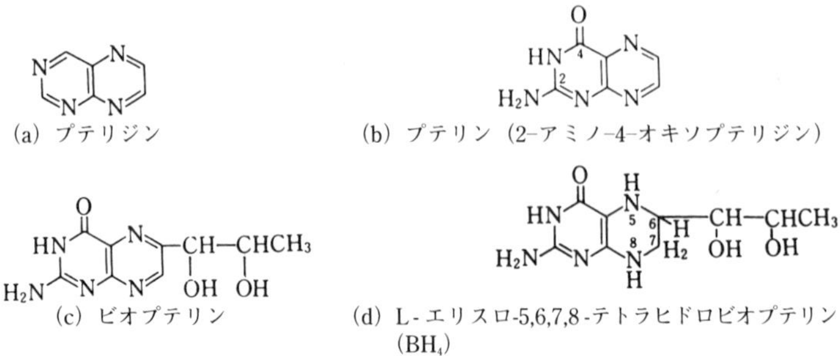

(a) プテリジン

(b) プテリン（2-アミノ-4-オキソプテリジン）

(c) ビオプテリン

(d) L-エリスロ-5,6,7,8-テトラヒドロビオプテリン（BH_4）

図 7.26　テトラヒドロビオプテリン（BH_4）とその関連化合物

た．哺乳類はフェニルアラニンの代謝の中で，芳香環を直接分解することができないので，フェニルアラニンの水酸化反応が障害されると，フェニルアラニンやその代謝物であるフェニルケトン体が体内に蓄積し，高フェニルアラニン血症やフェニルケトン尿症を発症する．そのほか BH_4 を補酸素とする反応には，チロシンからドーパ，ドーパミン，ノルエピネフリン，エピネフリンを生成する反応の初発酵素チロシン 3-ヒドロキシラーゼ（図 7.16）や，トリプトファンから神経伝達物質のセロトニンを生成するトリプトファン 5-モノオキシゲナーゼなどがあり，BH_4 の欠乏により反応が停滞するとけいれん，発達低下，筋緊張低下，知能障害，皮膚障害などが発症する．通常では，フェニルアラニン水酸化酵素は基質であるフェニルアラニンによって活性化されるとともに，補酵素である BH_4 の細胞内濃度によりこの酵素の活性が調節されている．すなわち，高濃度のフェニルアラニンにより，フェニルアラニン水酸化酵素と，BH_4 合成酵素は活性化され，チロシンへの変換が高まり，フェニルアラニンの細胞内濃度が低下し，BH_4 が蓄積されると BH_4 によるフィードバック阻害で BH_4 合成酵素は低活性型になり BH_4 合成は抑制される，という仕組みになっている（Yoneyama, 1998）．

g．ビオチン

1927 年，Boas は卵白から調製したタンパク質を餌に加えてラットを飼育したとき，体重の減少，脱毛，湿疹性皮膚炎，出血などを認め，これを"卵白障害"（egg white injury）と名づけた．さらに，この疾病を予防する抗卵白障害因子が肝臓や種々の食品に存在していることを示した．1931 年 György がこれをビタミン H と命名した．H はドイツ語 Haut（皮膚）の頭文字である．1935 年，

Köglは酵母の生育因子を卵黄から単離し，これをビオチンと命名し，1940年，Györgyは，これがビタミンHと同一物質であることを示した．卵白障害は卵白に存在する糖タンパク質のアビジンにビオチンが特異的に，しかも強固に結合（$Kd=10^{-15}$M）するため，ビオチンの小腸からの吸収が阻害されるために起こるものと考えられている．

1) 構　　造

ビオチンの化学構造は du Vigneaud ら（1942）により決定され，Harrisら（1945）により合成が行われた．ビオチンはイオウ（S）を含むビタミンで，3個の不斉炭素をもち，8個の立体異性体が存在するが，d-(+)-ビオチンはその中の一つで，天然に見いだされ，酵素的に活性型である（図7.27）．図7.28に示すようにビオチンはバレリアン側鎖のカルボキシル基で酵素タンパク質のリシン残基のε-アミノ基と共有結合して存在している．

ビオチンは哺乳動物では"ビオチン酵素"の補酵素である．またビオチンは哺乳動物では腸内細菌によって合成され，供給されるので，ヒトでのビオチン欠乏症はまれであろうと考えられている．

2) 消化吸収と体内輸送

食品中のビオチンの多くはペプチドに結合した"結合型ビオチン"として存在

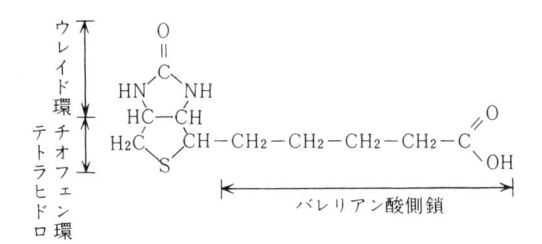

図7.27　ビオチンの構造

図7.28　ビオチンの酵素タンパク質との結合様式

しており，膵液中のビオチニダーゼ（ビオチン分解酵素）で分解遊離され，吸収される．小腸におけるビオチンの吸収にはビオチン輸送体（biotin transporter）が小腸刷子縁膜に存在していることがわかり，濃度勾配に逆らって能動輸送されるものと考えられている．このキャリアは構造的に特異性が高く，バレリアン酸側鎖の両端に遊離カルボキシル基と完全な型のウレイド環を必要としている．ビオチンはヒトや哺乳動物の腸内細菌によって合成されるが，その吸収部位の多くは小腸上部に存在し，小腸下部や大腸には能動輸送機構は少ないものと考えられてきた．しかしながら，ビオチンのキャリア仲介輸送はラットの場合，近位小腸で最も活性が高いが，近位結腸でもビオチンの吸収があることが示され，腸内細菌叢で生産されたビオチンも栄養的価値のあることが一般化されてきた．一方，吸収されたビオチンはやはり血漿中に存在するビオチニダーゼに結合し，標的器官へと運ばれる．したがって，ビオチニダーゼはビオチンのキャリアタンパク質でもある．

3) 生理作用

哺乳動物において，ビオチンは4種のカルボキシラーゼ（①アセチルCoAカルボキシラーゼ，②ピルビン酸カルボキシラーゼ，③プロピオニルCoAカルボキシラーゼ，④β-メチルクロトニルCoAカルボキシラーゼ）の補酵素として重炭酸塩をカルボキシル基として基質に転移させる反応に関与している（図7.29）．

図7.29に示した4種のカルボキシラーゼのうち，アセチルCoAカルボキシラーゼ（ACC①）だけは細胞質に存在し，アセチルCoAに重炭酸（HCO_3^-）を取り込み，マロニルCoAを生成する反応を触媒する．この炭素三つの化合物は，脂肪酸合成酵素複合体の基質となって長鎖脂肪酸へと合成されていく．ピルビン酸カルボキシラーゼ（PC②）は，ミトコンドリアに局在してピルビン酸に重炭酸を取り込み，TCA回路のメンバー，オキサロ酢酸を生成する反応を触媒する．PCの欠損は，ピルビン酸の乳酸への代謝が進行し，乳酸血症や中枢神経系の乳酸アシドーシスの原因となる．プロピオニルCoAカルボキシラーゼ（PCC③）は分岐鎖アミノ酸のイソロイシン，バリンやメチオニン，スレオニンの異化に関与して，プロピオニルCoAからメチルマロニルCoAを生成する．また，この経路に入ってくる代謝系としてはコレステロールの側鎖の異化，奇数脂肪酸のβ-酸化などがあり，PCC欠損はプロピオン酸血症，β-ヒドロキシプロピオン酸の尿中排泄が特徴である．β-メチルクロトニルCoAカルボキシラーゼ

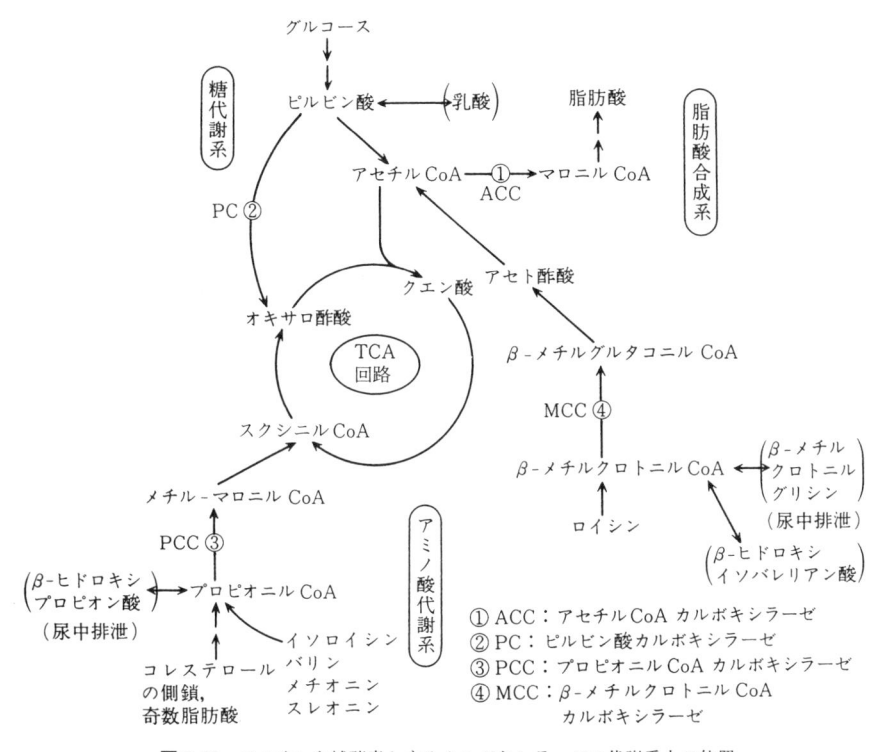

図7.29 ビオチンを補酵素とするカルボキシラーゼの代謝系上の位置

（MCC ④）は分枝アミノ酸のロイシンの異化経路に重要なステップである．③，④ はアミノ酸代謝系できわめて重要な酵素である．

4) ビオチン酵素による炭酸化のメカニズム

哺乳動物のカルボキシラーゼの場合，第1の反応は酵素中のビオチンの炭酸化で，ATPとHCO_3^-を必要とし，炭酸化酵素とADP，Piを生成する，いわゆるビオチンのカルボキシル化（ビオチン炭酸化酵素）である．この場合，カルボキシル単位は，まずATPによりリン酸化され，ビオチンのバレリアン酸側鎖側とは反対側のウレイド環の窒素に結合する．第2の反応は生成した炭酸化ビオチンの炭酸基を受容体（この場合，アセチルCoA）に転移させ，炭酸基が一つ増加してマロニルCoAが生成する反応（炭酸転移酵素）である（図7.30）．この場合，たとえば側鎖はいわば「腕」となり，ウレイド環とテトラヒドロチオフェン環は「握りこぶし」となり，「肘」を軸にしてこれが振り子のように酵素サブ

$$\text{E-ビオチン} + \text{ATP} + \text{HCO}_3 \rightleftarrows \text{E-ビオチン}\sim\text{CO}_2 + \text{ADP} + \text{Pi} \quad (1)$$

$$\text{E-ビオチン}\sim\text{CO}_2 + \underset{(\text{アセチル CoA})}{\text{受 容 体}} \rightleftarrows \text{E-ビオチン} + \underset{(\text{マロニル CoA})}{\text{受 容 体}\sim\text{CO}_2} \quad (2)$$

$$\text{ATP} + \text{HCO}_3 + \text{受容体} \qquad\qquad \text{ADP} + \text{Pi} + \text{受容体}\sim\text{CO}_2$$

図7.30　ビオチン酵素の炭酸化と炭酸転移反応のメカニズム

ユニット間を動き,「指先」で炭酸基を掴み,その炭酸基を基質に渡すという仕組みである.したがって,この酵素反応では炭酸基を結合するウレイド環ばかりではなく,側鎖もイオウを含むテトラヒドロチオフェン環も重要な働きをしているのである.

5) ビオチン欠乏の臨床的観察

卵白食の長期投与やビオチンを含まない非経口的栄養輸液を受けた場合などでビオチン欠乏の症状がしばしば観察されている.皮膚の皮疹の症状として,鱗片状の脂漏,赤い湿疹のほかに,鬱病的,不眠,幻覚,手足の知覚異常など神経症状も起こる.ビオチンは妊娠動物の胎児の発育および形態形成に重要な役割を果たしており,欠乏により着床の阻害,あるいは胎児に高頻度で奇形が発症することが知られている.一方,ビオチン欠乏が乳幼児急性死症候群(sudden infant death syndorome: SIDS)の原因であろうとする提案もある.それはビオチン欠乏による PC の活性の低下が糖新生を障害し,いわゆる脂肪肝・腎症候群を誘発し,致命的な低血糖を引き起こすこと,また,他の原因で死亡した幼児に比べ肝ビオチン濃度が低いことを理由にあげている.ただ,この観察は仮説の域を出ず,さらなる研究が必要である.

6) 遺伝子発現の調節作用

グルコキナーゼはグルコースからグルコース 6-リン酸を生成する解糖系の初発酵素で Mg を補因子とし,肝に多く存在している.グルコースに対する特異性が高く,グルコースとグルココルチコイドで誘導され,摂食で増加するなど,動物の生理的要求に応じて発現する.ビオチンの生理作用は基本的には哺乳動物のカルボキシラーゼの補酵素としての機能であるが,最近,培養肝細胞や繊維芽細胞を用いた実験でビオチンがグアニル酸シクラーゼを活性化することが報告された.この活性化により細胞内のサイクリック GMP レベルが増加し,グルコキナーゼ mRNA の翻訳過程が活性化し,グルコキナーゼの合成が増加することが見いだされた.図 7.31(Li Hsieh ら,1992)に示したように,グルコキナーゼ誘導の第一相はインスリンの作用による上昇であり,第二相は細胞内の cGMP

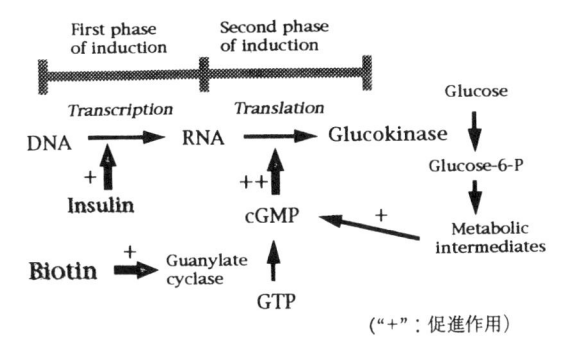

図7.31　グルコキナーゼ生合成過程における二相性誘導の推定機構（Li Hsieh ら）

レベルの上昇であり，このグアニル酸シクラーゼの活性化に対する作用がビオチンの示すホルモン的作用として注目されている．

h．パントテン酸

パントテン酸は1933年，Williamsらにより酵母の発育に必須の成長因子として発見され，さらに，ニワトリヒナの皮膚炎を治癒させる栄養素として同定された．Williamsらは1939年にこれを単離したのち，翌1940年には合成に成功し化学構造を確定した．1947年，Lipmanらは，パントテン酸を構成成分にもつCoAが肝臓でスルファニルアミドのアセチル化，脳でアセチルコリンの生産に必須の補助因子であることを示し，パントテン酸が生物学的機能を有する化合物であることが証明された．動物でのパントテン酸欠乏症状は皮膚炎，成長阻害，スペクタクル・アイ（眼のまわりが脱毛や皮膚炎のために縁どりされていて，眼鏡をかけているような顔になる），けいれん性歩行などが特徴で，そのほか副腎障害，貧血，不妊症，十二指腸潰瘍なども起こる．腸内細菌も産生しているのでヒトではまれにしか欠乏症は起きないが，ヒトでの実験的パントテン酸欠乏症に関してはHodgesらの研究がある．それには皮膚紅痛症，筋肉痛などが示されており，抗体産生の障害も観察されている．

1）構造と活性型

図7.32に示すように，パントテン酸はパント酸（α,γ-ジヒドロキシ-β,β'-ジメチルブチル酸）がβ-アラニンとアミド結合して生成する．活性型としては補酵素A（CoA）がある．CoAはパントテン酸のカルボキシル末端（図7.32右

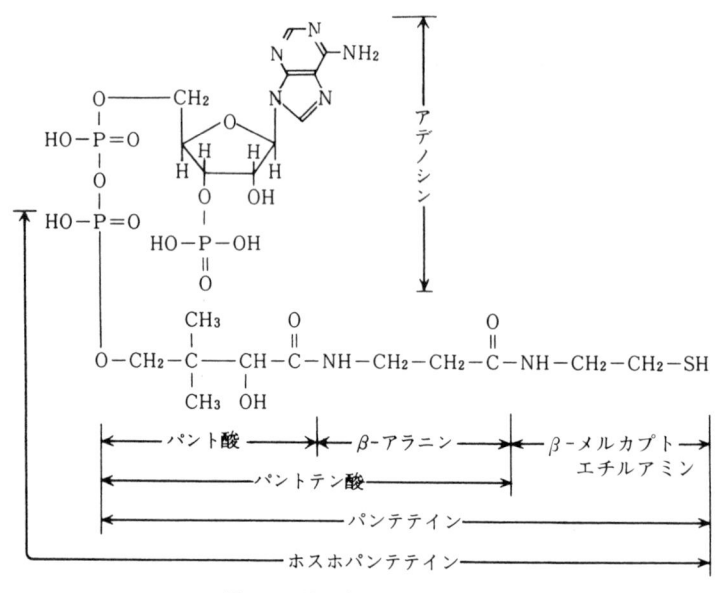

図7.32 補酵素A (CoA) の構造

側) に β-メルカプトエチルアミンが結合し，アルコール末端 (図7.32左側) に二つのリン酸とホスホアデニル酸が結合し，プソイドジヌクレオチドを形成したものである．このほかのパントテン酸を含む補欠分子族としては，4′-ホスホパンテテインや，それを含むアシルキャリアータンパク質 (ACP, 分子量約10,000) がある．

2) 吸収，運搬，貯蔵

パントテン酸は一般的に食物から誘導体であるCoAやパンテテインとして摂取される．CoAは小腸管腔内および小腸粘膜上でパントテン酸に加水分解され，ナトリウム依存性の特異的な運搬機構により吸収され血流に入る．血流に入った後，パントテン酸は種々の組織に運ばれ，ナトリウムイオンと1：1で能動輸送過程により取り込まれる．母体におけるパントテン酸の胎盤吸収も同様の機作で起こる．パントテン酸をCoAに変換する第一段階の酵素であるパントテン酸キナーゼはラット心臓でのCoA合成の律速酵素である．CoA合成の最終部位はミトコンドリアでCoAの95%が存在している．

3) 生理作用

CoAの関与する反応は生体内に多数存在し，しかも多岐にわたっている．

7.1 水溶性ビタミン

表7.2 CoAが触媒する生化学反応の例

酵素	パントテン酸誘導体	反応物質	生成物	反応部位
ピルビン酸脱水素酵素	CoA	ピルビン酸	アセチルCoA	ミトコンドリア
2-オキソグルタル酸脱水素酵素	CoA	2-オキソグルタル酸	スクシニルCoA	ミトコンドリア
脂肪酸酸化酵素	CoA	パルミチン酸	アセチルCoA	ミトコンドリア
HMG-CoA合成酵素	CoA	アセチルCoA アセトアセチルCoA	HMG-CoA	ミクロソーム
アシルCoA転移酵素	CoA	タンパク質+アシルCoA	アシル化タンパク質+CoA	細胞質
プロピオニルCoAカルボキシラーゼ	CoA	プロピオニルCoA 二酸化炭素	メチルマロニルCoA	ミクロソーム
アシルCoA合成酵素（ATP依存性）	CoA	酢酸+ATP+CoA	アセチルCoA+ADP+Pi	細胞質
（GTP依存性）	CoA	コハク酸+GTP+CoA	スクシニルCoA+ADP+Pi	ミトコンドリア
脂肪酸合成酵素	ACP	アセチルCoA マロニルCoA	パルミチン酸	ミクロソーム

CoAはイソプレノイド関連化合物であるコレステロール，ステロイドホルモン，ビタミンA，ビタミンD，ヘムAの合成にも関与している．さらに，δ-アミノレブリン酸の合成にも必須の因子であり，これを前駆体としてビタミンB_{12}のコリン環やヘモグロビン，チトクロムのポルフィリン環が生成される．表7.2にCoAが触媒する生化学反応の例をまとめて示した．反応の種類としては，ピルビン酸をアセチルCoAにして，TCA回路に導入するピルビン酸脱水素酵素複合体，2-オキソグルタル酸（α-ケトグルタル酸）脱水素酵素複合体はTCA回路における2-オキソグルタル酸の酸化反応，パルミチン酸からアセチルCoAを生成する脂肪酸酸化酵素は酸化還元反応や加水分解反応，コレステロール合成の律速酵素のHMG-CoA合成酵素はリアーゼ反応，ビオチン関与酵素の一つでメチルマロニルCoAの生成反応に関与するプロピオニルCoAカルボキシラーゼはリガーゼ反応である．また，ミクロソームで行われる脂肪酸合成の複合酵素系は，ACPが関与する反応である．なお，脂肪酸がβ酸化を受ける場所はミトコンドリアのマトリックス内であるが，脂肪酸CoAはミトコンドリア膜を横切ることができない．そのため，脂肪酸CoAはカルニチンと反応し，転移反応で脂肪酸-カルニチンエステルとなってはじめてミトコンドリア膜内を輸送されることができ，マトリックス内で再び脂肪酸CoAとなってβ酸化を受けることがで

146   7. ビタミン

図7.33 脂肪酸のβ酸化によるアセチルCoAの解離

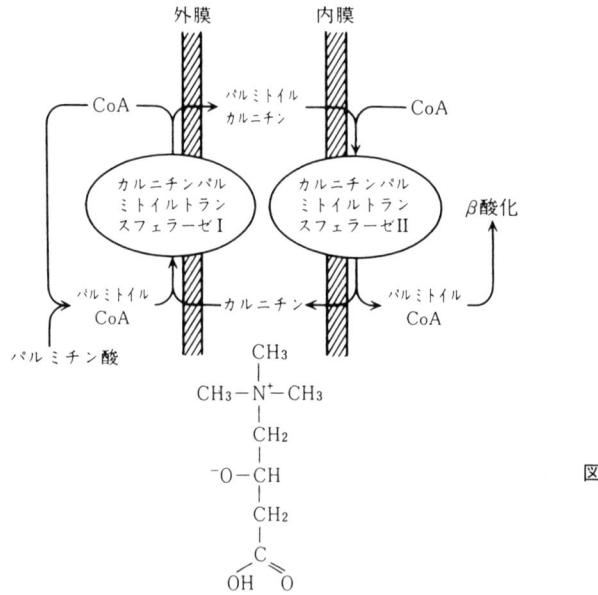

図7.34 ミトコンドリアにおけるカルニチンへのアシル基の転移とアシル・カルニチンからCoAへのアシル基の再転移

きるのである（図7.33, 7.34）．

　酵素反応系においてCoAやACPなどが関与するアシル基転移反応の活性部位は，すべてβ-メルカプトエチルアミンのSH基である．したがって，CoAのすべてのアシル誘導体（Acyl-CoA）はチオールエステル型（~S・CoA）をと

っている．これらアシル誘導体が，種々の代謝反応機序の中核をなしているのである．

4) タンパク質のアシル化，アセチル化，イソプレニル化

1980 年代の後半から，CoA には生体内の種々のタンパク質に対してアセチル基，脂肪酸アシル基，イソプレノイドを供与する役割があることが見出されてきた．アセチル化にはカルシウム結合タンパク質，ペプチドホルモン，ヒストンなどがその対象で，これらの修飾タンパク質は細胞内情報伝達機構に必須の役割を果たしていることが示されている．

i. アスコルビン酸

ラットをはじめ多くの高等動物は自分の体に必要なアスコルビン酸を自分の体内で合成することができるが，例外として，われわれ人類とある種の霊長類，モルモットなどはこれを合成することができない．これらの動物はグルコースからアスコルビン酸に至る長い生合成系の最終段階の酵素，L-γ-グロノラクトンオキダーゼを持っていないのである．この場合，遺伝子は存在するが，コードされた配列があまりにも多くの変異をもっているので酵素タンパク質が生産されないのである．壊血病は古代ギリシャ時代から人類を悩ませてきた栄養的疾患である．壊血病の病理学的症状は歯，骨，軟骨や結合組織など発生学的には中胚葉原性の組織に限られている．すなわち，これらの細胞間物質に障害がもたらされ，歯ぐきの出血とか歯の脆弱化あるいは骨折しやすくなるなどの症状が見られるわけである．航海中の壊血病の治療・撲滅の研究にいち早く取り組んだのはオランダで，17 世紀後半にはレモンなどの柑橘類が有効であることを見出し，東南アジアとの貿易競争で他のヨーロッパ諸国に差をつけたのである．

Szent-Györgyi が副腎などから強い還元性を持つ物質を抽出し，ヘキスロン酸（Hexuronic acid）と命名したのが 1928 年である．King と Waugh はレモンからヘキスロン酸と同一物質であるビタミン C を単離し，これが抗壊血病因子であることを証明した．1933 年，Szent-Györgyi はこの物質名をアスコルビン酸（ascorbic acid）と改名した（a：anti（抗），scorbutic：scurvy（壊血病））．同年，Ault らや Reichstein らによって合成法が完成し，構造決定が行われた．

1) 構　　造

アスコルビン酸の構造は図 7.35 に示した．炭素数 6 個のケトラクトンで，分子量 176 の無色結晶で水に溶けやすく，強い酸味を呈する．還元性が強く，空気

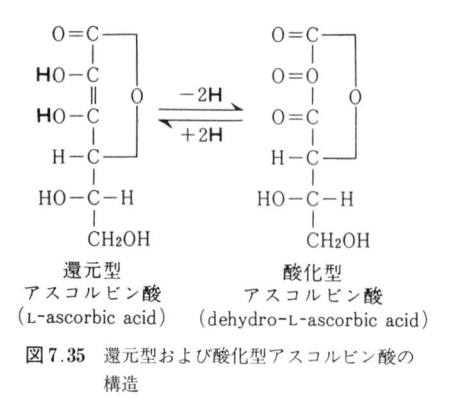

図7.35 還元型および酸化型アスコルビン酸の構造

還元型アスコルビン酸 (L-ascorbic acid) ⇌ 酸化型アスコルビン酸 (dehydro-L-ascorbic acid)

中の酸素と金属イオンの存在で速やかに酸化されてデヒドロアスコルビン酸になる．構造的には単糖に類似しているが，炭素2位，3位の水酸基二つを含むenediol基がこのビタミンの生理作用の発現に関与している．酸性溶液中で還元作用を示す物質として，動植物組織では特異な存在である．還元作用の結果，ここの水素二つがとれてデヒドロ型になる．

2) 吸収と輸送

アスコルビン酸の1日当たりの摂取量が100mg以下の場合，その80～90％が小腸から吸収される．主としてNa^+依存性の能動輸送で行われるが，一部は単純拡散でも吸収される．デヒドロアスコルビン酸は赤血球，リンパ球，好中球に取り込まれ，ただちにデヒドロアスコルビン酸還元酵素によってアスコルビン酸に還元される．

3) 生理作用

アスコルビン酸は生体内の多くの水酸化反応で還元剤として機能している．コラーゲンの生合成の場合，ペプチド結合しているプロリンをプロリルヒドロキシラーゼが水酸化するが，その反応には分子状酸素，Fe^{2+}イオン，2-オキソグル

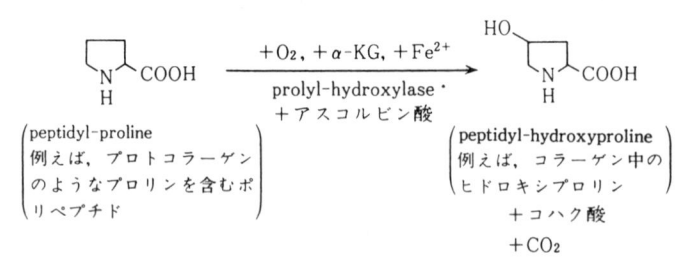

peptidyl-proline $\xrightarrow[\text{+アスコルビン酸}]{+O_2, +\alpha\text{-KG}, +Fe^{2+} \text{ prolyl-hydroxylase}}$ peptidyl-hydroxyproline + コハク酸 + CO_2

(peptidyl-proline 例えば，プロトコラーゲンのようなプロリンを含むポリペプチド)
(peptidyl-hydroxyproline 例えば，コラーゲン中のヒドロキシプロリン)

図7.36 コラーゲンのプロリン水酸化機構
ポリペプチド中のプロリンが分子状酸素の存在下で，水酸化される反応である．ヒドロキシプロリンの水酸基の酸素原子は分子状酸素に由来する．遊離アミノ酸のプロリンは水酸化されない．アスコルビン酸はFe^{2+}を還元状態に保持する役割を持っているのであって，この反応式に入るような直接的関与はしていない．

タル酸と還元剤としてアスコルビン酸が必要である（図7.36）．また，脂肪酸がミトコンドリア膜を通過するために必須なカルニチンの生合成においても同様で，トリメチルリシン（トリメチルリシンヒドロキシラーゼ）やγ-ブチロベタイン（γ-ブチロベタインヒドロキシラーゼ）の水酸化にもアスコルビン酸が関与している．また，ビタミンB_6の項で述べたチロシンの代謝で，神経伝達物質のドーパミンやノルエピネフリンの生成反応にも関与している（図7.16）．これらの水酸化反応の進行に当たり，アスコルビン酸は酵素-Fe^{3+}複合体を還元して，酵素-Fe^{2+}複合体に再生する反応に関与しているものと考えられている．アスコルビン酸はそのほかにも生体内で多用な生理作用を行っている．たとえば，生体内においてはラジカルの連鎖反応で過酸化脂質が生成してくるが，アスコルビン酸は活性酸素と，その他のフリーラジカルを捕捉し，その連鎖反応を停止させる働きをしている．一方，アスコルビン酸はビタミンEの抗酸化作用に伴って生成するビタミンEラジカルを還元し，ビタミンEを再生する作用も行っている．

4） アスコルビン酸の所要量と供給源

1980年に米国で示された，ビタミンCの推奨1日所要量は成人男女とも60 mgであるが，これは生活条件によって大きく変動する．たとえば，喫煙者は非喫煙者に比べ血清アスコルビン酸量が有意に低く，要求量は約50％増加するものと考えられているし，寒さや暑さ，あるいは他の強いストレスを受けたような場合には血清アスコルビン酸レベルを正常に保つために摂取量を増加させる必要がある．ACTH（副腎皮質刺激ホルモン）で副腎が刺激されたり，大量の細菌毒素をモルモットに投与して発熱を起こした場合など，そこに多量に存在していたアスコルビン酸が消失する．このことは，ストレスに対する生体反応でアスコルビン酸が重要な役割を果たしていることを示している．

5） 疾病の予防・治療

ノーベル賞受賞の科学者，Pauling博士の提唱（1971）による風邪の予防に対するアスコルビン酸の役割とその大量投与試験についてはよく知られているし，多くの追試も行われてきた．ただ，この問題は未だに論争の中にあるといっていい．しかしながら，風邪以外の疾病に対してもアスコルビン酸の薬理学的有効性については多くの研究結果が蓄積されてきた．ニトロソアミンの中には発がん性を有するものがあるが，消化管内でのニトロソアミンの生成は食物中の硝酸塩からできる亜硝酸塩と二級アミンとの反応による．アスコルビン酸が存在すると亜

硝酸塩は酸化窒素に還元され，アミンとは反応しなくなりニトロソアミンの生成は抑制されるものと考えられている．また，アスコルビン酸は生体異物の毒性を軽減する効果を有している．ODSラット*を用いての研究で，ポリ塩化ビフェニル（PCB）やDDTのような生体異物は肝臓の薬物代謝酵素を誘導し，この場合アスコルビン酸の要求量が数倍に増加することが観察されている．これは肝臓を中心に行われる反応でこれらの生体異物を体外に排泄しようとする場合，この反応の薬物代謝酵素系で中心的役割を果たすのが肝ミクロソームに存在するシトクロムP-450というヘムタンパク質で，その生成にアスコルビン酸が関与しているからである．

* 最近見出された遺伝的アスコルビン酸合成不能ラット（ODSラット（od/od）で，アスコルビン酸の生合成の最終段階の酵素 L-γ-グロノラクトン オキシダーゼを欠損しているので，アスコルビン酸を自分では合成できず，骨異常などのビタミンC欠乏の症状を呈する．そのためこのラットは必須栄養素としてビタミンCを摂取しなければならない．

動脈硬化発症の機序として，LDLを取り込んだマクロファージの動脈への沈着と泡沫化がその出発点となっていることがわかってきた．通常，LDLはいわゆるLDLレセプター経路で細胞に取り込まれ処理されるが，LDLが過剰の場合などは，その一部がこの経路を経ず内皮から侵入し，酸素ラジカルや，マクロファージなどの細胞によって酸化され，スカベンジャーレセプターを介してマクロファージに取り込まれる．多くの過酸化物質の生成抑制には抗酸化物質としてビタミンEが効果的であるが，Jialalら（1990）はCu^{2+}によるLDLの *in vitro* における酸化実験で，ビタミンEの存在でチオバルビツール酸反応物質（脂質過酸化物質の指標）の生成は抑制されるが，それ以上にアスコルビン酸が効果的であることを示した．

貧血は，かくれた現代病として無視できない．一般に食物中の鉄は三価で含まれているが，それが還元された型の二価の鉄の方が消化管での吸収はよい．消化管におけるアスコルビン酸による三価の鉄の還元が鉄欠乏性貧血の予防には必須なのである．アスコルビン酸は動物に対して毒性は弱いが，過剰摂取による悪影響も報告されている．たとえば，アスコルビン酸の大量摂取によりビタミンB_6の必要量が増加するとか，ビタミンB_{12}の欠乏が生じることなどである．これらの報告に関しての確認はまだ行われていないが，アスコルビン酸に限らずビタミンのむやみな大量摂取は厳に慎むべきである．

6) アスコルビン酸による遺伝子発現の制御

アスコルビン酸あるいはアスコルビン酸のリン酸誘導体はヒト皮膚繊維芽細胞培養系に添加すると細胞の増殖，全タンパク質合成およびI型コラーゲン遺伝子の発現を促進することが見いだされている．細胞内に取り込まれたアスコルビン酸の一部が，コラーゲン合成におけるプロリン残基の水酸化反応の還元状態維持因子として作用することはこれまでに見いだされているが，さらに，新しい機能としてのこの遺伝子発現の促進作用は，アスコルビン酸の存在で起きるある種の細胞内シグナルがI型コラーゲン遺伝子の転写を直接活性化した結果であろうと考えられている（Kurata and Hata, 1991）．

まとめ

水溶性ビタミン類のうちビタミンC以外は生体内酵素反応の補酵素として作用するものと考えられてきた．本節ではビタミンの発見と研究の歴史，補酵素としての構造，吸収と輸送，生理作用を中心に述べた．特に，補酵素としての作用機作はそれぞれのビタミンについて構造的に理解できるように述べたつもりである．各ビタミンの生体内機能，欠乏症および食品中の含量は表7.3にまとめて示した．なお，最近になっていくつかのビタミンでは補酵素としての機能に加えて新たな生理作用，薬理作用が分子生物学的に見いだされ注目を浴びるようになっており，本章ではその一部について簡単に述べた．

従来，ビタミン欠乏は主として摂取量の不足から生じたものであるが，近年，環境因子，特に，ストレスや薬物の摂取などで欠乏状態に陥ることが多くなってきた．慢性アルコール中毒者の場合，ビタミンや微量栄養素の欠乏がある種の疾病の誘因になっている場合が増えている．たとえば，アルコール性の肝臓病，中枢神経系障害，がんなどである．ビタミンではA，E，B_1，B_6，B_{12}，C，葉酸などで，ミネラルではMg，Zn，Seなどである．アルコール中毒者ではメチオニンの de novo 合成にかかわるビタミン（B_6，B_{12}，葉酸）の濃度が低下し，メチオニンの生成，ひいてはS-アデノシルメチオニンのレベルが低下し，メチル化反応が阻害される．このことはDNAのメチル化の程度も低下するということである．DNAのメチル化が遺伝子の発現調節に重要な役割を担っていると考えられており（Kusakabeら，1980），水溶性ビタミンといえども，発がんと深くかかわっているのである．また，メチオニン合成の停滞は，ホモシステインの蓄積を招き，これが慢性アルコール中毒者の脳卒中の多発と関係あるものと考えら

表7.3 水溶性ビタミンの生体内機能,欠乏症および食品中の含有量

ビタミン	常用名	主な生体内機能 [関わる主な代謝]	欠乏症	食品含有量 (可食部100g当たりのmg)
ビタミンB_1	チアミン (抗脚気因子)	リン酸と結合したチアミン-二リン酸(TPP)は脱炭酸酵素の補酵素となる[糖質代謝]	脚気,浮腫,神経炎	大豆(0.83),白ごま(0.95),豚肉(0.77),玄米(0.52),白米(0.02),卵黄(0.3)
ビタミンB_2	リボフラビン (成長促進因子)	リン酸およびアデノシンリン酸と結合したFMNおよびFADは酸化・還元反応の補酵素となる[酸化還元反応(好気的)]	成長停止,口唇炎,舌炎,脂漏性皮膚炎	牛肝臓(3.0),卵(0.48),牛乳(0.15),納豆(0.35),チーズ(0.35),緑葉野菜(ほうれんそう0.23),干しのり(3.4),干ししいたけ(1.7)
ナイアシン	ニコチン酸, ニコチンアミド (抗ペラグラ因子)	アデノシンリン酸と結合したNADは脱水酵素の補酵素となる[酸化還元反応(嫌気的)]	皮膚炎,下痢,中枢神経異常	(ナイアシン当量として)かつお(19.0),まぐろ(10.0),大豆(2.2),ピーナッツ(21.5),生肝臓(18.3)
ビタミンB_6	ピリドキシン,ピリドキサール,ピリドキサミン(抗皮膚炎因子)	リン酸と結合したピリドキサール-リン酸(PLP)はアミノ基転移酵素,脱炭酸酵素の補酵素となる[アミノ酸代謝]	皮膚炎,舌炎,神経炎,免疫応答異常	大豆(0.8),くるみ(0.7),玄米(0.6),鶏肉(0.7),まぐろの缶詰(0.4),アボガド(0.4),バナナ(0.5)
ビタミンB_{12}	シアノコバラミン (抗悪性貧血因子)	メチル基の新生,転移,核酸合成,タンパク質合成,核酸代謝に関与する[核酸代謝,脂質代謝]	悪性貧血,神経障害	牛内臓(0.02~0.13),鶏肉臓(0.01),ハム・ソーセージ(0.001),鶏卵(0.001),牛乳(0.0004),いわしの缶詰(0.01)
葉酸	葉酸 (抗貧血因子)	テトラヒドロ葉酸(H_4PteGlu)に還元され,核酸の生成と代謝,アミノ酸とタンパク質の代謝に補酵素として関与する[核酸代謝,アミノ酸代謝]	巨赤芽球性貧血,舌炎,口角炎,精神神経異常	酵母(4.65),肝臓(1.07),鶏卵(0.07),ほうれんそう(0.16),牛乳(0.2)
ビオチン	ビオチン (抗皮膚炎因子)	炭酸化反応酵素の補酵素として炭酸固定,炭酸転移反応に関与する[脂質代謝,糖質代謝,アミノ酸代謝]	皮膚炎,成長阻害,奇形	酵母(0.1~0.2),肝臓(0.1),卵黄(0.05),大豆(0.06),玄米(0.1),ピーナッツ(0.03)
パントテン酸	パントテン酸 (抗皮膚炎因子)	CoA,ホスホパンテテイン,アシルキャリアタンパク質としてアシル基の転移反応に関与する[脂質代謝]	皮膚炎,脱毛,成長阻害	肝臓(7~10),酵母(5.3),鶏卵(1.6),マッシュルーム(2),ピーナッツ(2),リンゴ,バナナなどの果物(0.1~0.2),トマト,ニンジン,ジャガイモ(0.3)
ビタミンC	アスコルビン酸 (抗壊血病因子)	プロリンの水酸化反応に関与し,コラーゲンの生成と維持に働く.芳香族アミノ酸の代謝,生体内抗酸化反応に関与する[アミノ酸代謝]	壊血病	レモン(90),ゆず(150),グアバ(270),いちご(80),キウイフルーツ(80),ブロッコリー(160),カリフラワー(65),ピーマン(80)

れている.

どのビタミンをどれだけ摂取すればよいか. これは生活環境の変化によっても, 栄養学の研究の進歩によっても改定されていくものである. 国民の健康の保持・増進, 生活習慣病の予防のために標準となるビタミンの摂取量（栄養所要量）は, 特に, 近年の過剰摂取に対する対応も考慮して検討されている. 巻末の「第六次改定日本人の栄養所要量」を参照されたい. 〔古川勇次〕

参考文献

Dutta, P. et al.: *Alcohol* **12**, 43-47 (1995)
Kake, M. H. et al.: *J. Biol. Chem.*, **253**, 4886-4891 (1978)
Kurata, S. and Hata, R.: *J. Biol. Chem.*, **266**, 9997-10003 (1991)
Kusakabe, H. et al.: *Agric. Biol. Chem.*, **43**, 337 (1979)
Kusakabe, H. et al.: *J. Biol. Chem.*, **255**, 976 (1980)
Li Hsieh Y. T. and Mistry S. P.: *Nutr. Res.*, **12**, 787-799 (1992)
Marie, P. et al.: *Science*, **244**, 343-346 (1989)
Oka, T. et al.: *J. Nutr. Sci. Vitaminol.*, **41**, 363-375 (1995)
Visweswariah, S. and Adiga, P. R.: *Biosci. Rep.*, **7**, 563 (1987)
Yoneyama, T. and Hatakeyama, K.: *J. Biol. Chem.*, **273**, 20102-20108 (1998)

7.2 脂溶性ビタミン

脂溶性ビタミンにはA, D, E, Kの4種がある. いずれも脂溶性であるがため生体内転送, 代謝, 機能発現に特異的な機構が存在する. また, 補酵素作用はないが, 独自の生理作用を持つ. とくにAとDは遺伝子発現制御で直接作用することからホルモンとみなされている.

a. ビタミンA

ビタミンAの発見はアメリカのOsbornとMendel, ならびにDavisとMcCollumらが, ネズミの成長にバター脂, 卵黄脂あるいは肝油の給与が必要で, これらには不可欠の栄養因子が含まれているであろうと提唱した1913年ごろとされる. McCollumはこれを脂溶性Aと呼んだ. 1920年以来ビタミンAと称されているが, 今日ではレチノールと同様の生理作用をもつ天然化合物を総称する. 近年「レチノイドretinoid」の名称が広く用いられるが, これはレチノイン酸と同様な作用を持つ化合物の総称である.

ビタミンAは夜盲症に有効なビタミンとして知られてきたが, 1934年Wald

によりレチネンが単離されて科学的な証明がなされた．1978年に至って核内にレチノイン酸受容体（RAR）の存在が示され，その機能は直接遺伝子発現調節に関与することが証明されて，ビタミンAに情報伝達分子としての新たな属性が付与された．

1) 生化学

ビタミンAにはA$_1$系とA$_2$系（β-ヨノン環の3位に二重結合をもつ3-デヒドロ体）が存在する．A$_2$は淡水魚の肝臓に，A$_1$は海産魚，陸棲動物の肝臓，ウナギの筋肉などに存在する．いずれにも15位がアルコール，アルデヒド，カルボン酸の3型がある．A$_1$系の名称は網膜retinaにちなんでレチノール（retinol, ROL），レチナール（retinal, RAL），レチノイン酸（retinoic acid, RA），A$_2$系は3-デヒドロを冠して3-デヒドロレチノール 3-dehydro-retinolのように呼ぶ．

ビタミンAの起源は，微生物ならびに緑黄色植物のカロテノイド類で，β-カロテン，α-カロテンなどが代表である．レチニリデン残基をもつカロテノイドは，小腸上皮細胞で酵素的にビタミンAに転換されるのでプロビタミンA provitamin Aと呼ばれる．

ビタミンAは共役二重結合を多く持つため非常に不安定で空気，光，熱，酸，金属イオンなどにより分解，異性化，重合が起こるので暗所で取り扱い，トコフェロールなど抗酸化剤を用いる必要がある．しかし，ROLのエステル，RAL，RAは比較的安定である．

通常ビタミンAは全トランス型で特異的な極大吸収波長 λ_{max} をもつ．エタノール溶液中ではROL 325 nm，RAL 381 nm，RA 350 nmである．また，薄層板上でROLは紫外線照射により黄緑色の蛍光を発し，デヒドロROLは緑色，β-カロテンは橙色を呈するが，RALとRAは暗色のスポットとして検出される．これらの性質はビタミンAの同定や定量に広く適用されている．

2) 消化・吸収・体内転送

ビタミンAの主な供給源は植物由来のプロビタミンAと，動物性食品に含まれるROLの脂肪酸エステル（RE, パルミチン酸が主で一部オレイン酸）である．REは遊離ROLに加水分解されて小腸吸収上皮細胞内で，ミクロソームのアセチルCoAレチノールアシルトランスフェラーゼ（ARAT）とレシチンレチノールアシルトランスフェラーゼ（LRAT）によりふたたびエステル化され，キロミクロンの構成成分としてリンパ系を経て血中に送り込まれる．摂取ビタミンA量が多いときはARATが，生理的濃度のときはLRATが働くと考えられ

7.2　脂溶性ビタミン

	R=	A_1系	A_2系
アルコール型	CH_2OH	レチノール	3-デヒドロレチノール
アルデヒド型	CHO	レチナール	3-デヒドロレチナール
カルボン酸型	COOH	レチノイン酸	3-デヒドロレチノイン酸

図7.37　ビタミンAの構造

ている．

　キロミクロンは血中でトリアシルグリセロールを遊離してキロミクロンレムナントとなり，一部骨髄や脾臓などの細胞によりLDL受容体を介して取り込まれるが，ほとんどは肝臓の実質細胞に取り込まれる．ここでREはROLに水解され，ついで星細胞（satellite cell 伊東細胞，脂肪貯蔵細胞 fat storing cell ともいわれる）に移行し，再々度REとなり油滴中に貯蔵される．肝臓がビタミンAを多く含む食品であるのはこの理由による．

　β-カロテンは小腸上皮細胞内で15,15'-ジオキシゲナーゼにより1分子の酸素が添加されて開裂を受け，RALを経てROLに還元される．これは中央開裂経路（central cleavage）と呼ばれる（図7.37）．他方，末端の二重結合から酸化を受けて徐々に短くなりROLを生成する経路も考えられ excentric cleavage と呼ばれている．その後の体内移動はROLと同じである．

　ビタミンAは脂溶性であるので体内移動や生理作用発現では可溶化される必要がある．ビタミンAが標的組織で消費されると星細胞中のREは水解されてROLとなり，実質細胞中でレチノール結合タンパク質（retinol binding-protein, RBP）と結合して血中に放出される．さらに血液中で甲状腺ホルモン結合能を持つトランスチレチン（transthyretin, TTR）と結合して「ROL-RBP-TTR複合体」を形成し体内を循環する．標的細胞はこの複合体から，おそらく膜表面に存在する受容体を介してROLを取り込むと考えられる．レチノイン酸はアルブミンに結合して輸送される．

　細胞内には細胞質レチノール結合タンパク質IおよびII型（cellular retinol binding-protein type I, II ; CRBP I, II）が存在してレチノールを受け取り，その

後の代謝の基質として機能していると考えられる．ほかに細胞質レチノイン酸結合タンパク質ⅠおよびⅡ型（cellular retinoic acid binding-protein type I, II; CRABP I, II）が存在し，レチノイン酸の機能発現で何らかの役割を果たしていると考えられている．

これらのほかにも結合特異性と組織および細胞内局在性の高いビタミンA結合タンパク質がいくつか見出されている．細胞内レチナール結合タンパク質（cellular retinal binding-protein, CRALBP）と間質（光受容体間腔）レチノール結合タンパク質（interstitial（または interphotoreceptor）retinol binding-protein, IRB）はその例である．

3) 効　　力

食品のビタミンA関連物質の生物学的効力は，同時に摂取する食品の影響と，カロテノイドの吸収率や転換率が異なるので，国際単位（IU）とレチノール当量（μgRE）で表される．ビタミンAの1国際単位（IU）は全トランスレチノール$0.3\,\mu$g（全トランスレチニルアセテート$0.344\,\mu$g）に相当するが，カロテノイドのビタミンA効率は国により換算率が異なる．わが国ではバターを含む乳類の利用率を1とし，他の食品群はその1/3として取り扱われ，乳類のβカロテン$6\,\mu$gはレチノール$1\,\mu$g（$1\,\mu$gRE）に相当すると規定されている．すなわち乳類についてはμg表示のカロテノイドを0.6で除したものが，その他の食品については1.8（6×3）で除したものがその国際単位となる．

4) 代　　謝

動物体内におけるビタミンA代謝の概略と主な活性代謝物の構造は図7.38のようである．摂取したカロテンならびにREはROLとして標的細胞に転送されRAL，さらに不可逆的にRAへと酸化される．RALは網膜の桿体細胞内で11-シス体に異性化され視覚に関与する．全トランスRA（ATRA）は異性化されて，9-シス-RA（9CRA）を生成し遺伝子転写調節で機能する．

他にROLはリン酸を介しマンノースとジリン酸エステル（レチニル-マンノシル-リン酸）を生成して，マンノース転移の脂質中間体として働くと考えられている．また，ROLはグルクロン酸とβ位で結合してレチニル-β-グルクロニド（ROG）を，RAはレチノイル-β-グルクロニド（RAG）を生成する．ROGとRAGは水溶性で，微量ながら血液と胆汁中の常在成分であり，一部ビタミンA作用を持つことが証明されている．

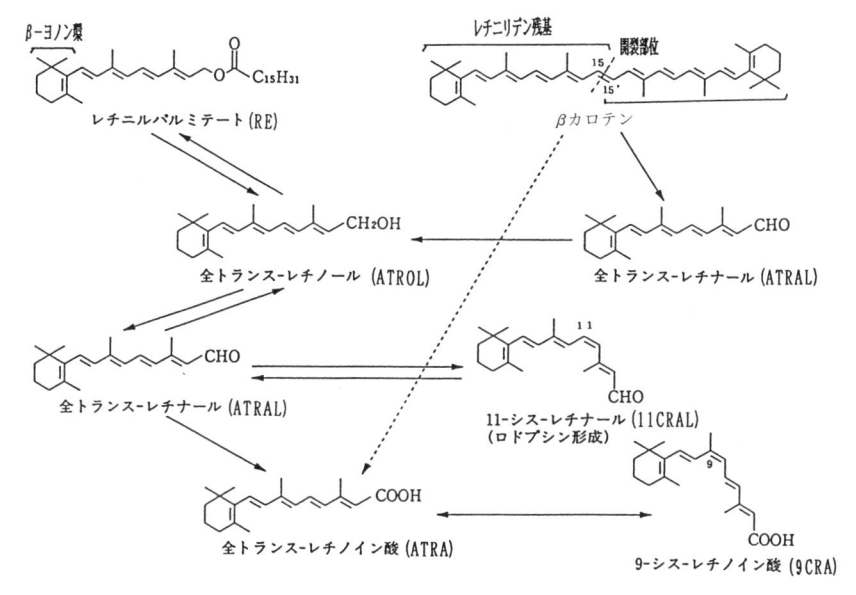

図7.38 ビタミンA代謝の概略

5) 生理作用

ビタミンAの生理作用は成長,視覚,皮膚・粘膜上皮の正常維持,糖タンパク質・糖脂質生合成,生殖,形態形成,発がん予防・制がん作用,など多彩である.これらは欠乏時に起こる障害と,再投与による回復試験から明らかにされた.しかし,その作用の機構が生化学的に解明されたのは視覚のみであった.1987年RAをリガンドとする核内レセプター(受容体)が発見され,遺伝子の転写調節で作用する情報伝達分子として証明された.

i) 視覚作用　網膜には明暗時に働く桿体細胞と色覚に関与する錐体細胞がある.桿体細胞内では全トランス-レチナールが酵素的に異性化して生じた11-シス-レチナールと,タンパク質オプシンのリシンの ε-アミノ基とがシッフ塩基を形成してロドプシン(視紅)を生成し,これが光信号を捕獲すると,オプシンと全トランス-レチナールに加水分解され,光信号は視神経に伝達される.この間の反応は複雑であるがよく研究されている.

ii) 遺伝子発現制御作用　1987年,Chambon(仏)とEvans(米)らによりステロイド/甲状腺ホルモン受容体群の一員として,全トランス-レチノイン酸(ATRA)をリガンドとする核内レセプター(retinoic acid receptor, RAR)

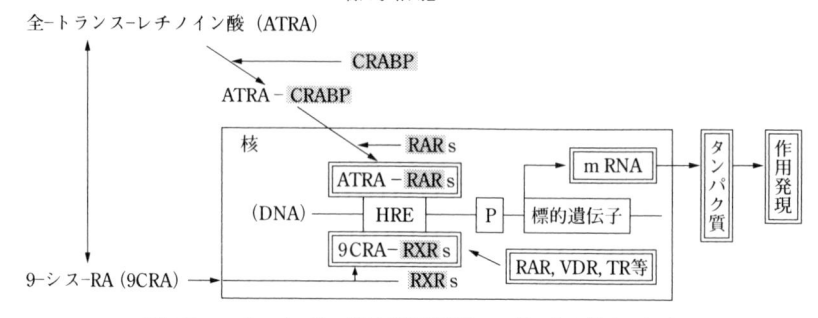

図7.39 レチノイン酸の遺伝子発現調節における作用機序の概念
CRABP＝細胞内レチノイン酸結合タンパク質；RAR＝レチノイン酸レセプター；HRE＝ホルモン応答性領域；P＝プロモーター；RXR＝9-シス-レチノイン酸をリガンドとするレセプター；VDR＝ビタミンDレセプター；TR＝甲状腺ホルモンレセプター．

がクローニングされた．さらに，1990年にはEvansにより9-シス-レチノイン酸（9CRA）をリガンドとする受容体（retinoid X receptor, RXR）が発見された．これらには遺伝子を異にする3種のサブタイプ（RARα, β, γ；RXRα, β, γ）が存在する．さらに，RARの各サブタイプには二つのプロモーターの使い分けと，選択的スプライシングの違いにより生成する数種のイソフォームが存在する．複雑なことにはRXRは9CRAしか結合しないが，RARは9CRAとATRAの両者を結合する．

これら核内受容体の生理的重要性は，遺伝子発現とくに転写調節で直接機能することである．その際，RXRはビタミンD受容体（VDR）や甲状腺ホルモン受容体（TR）などとヘテロダイマー（ヘテロ二量体）を形成して，標的遺伝子DNAのホルモン応答配列（hormone responsive element, HRE）に結合し，これらの生理作用発現に深く関わっている．これはクロストークと呼ばれる．これらの作用は図7.39のようにまとめられる．各受容体は標的遺伝子のHREに結合して転写を正あるいは負に制御する．

iii) その他の生理作用 ビタミンAには以上述べた他に制がん作用が知られていたが，近年急性前骨髄性白血病の治療にレチノイン酸に著効があることが示され，その機構も解明されている．しかし，レチノイン酸の毒性はきわめて強く，催奇性の心配があるのでとくに妊婦あるいは妊娠の可能性のある女性への投与は不可とされる．レチノールにも過剰障害が知られており，欠乏症と同様に栄養指導上の注意が必要である．

b. ビタミン D

ビタミン D は幼児のくる病（rickets），成人の骨軟化症（osteomalasia）など骨形成異常にかかわる因子として発見された．その契機は 1919 年英国の Mellanby がくる病を栄養障害によると喝破し，1922 年 McCollum がタラ肝油中にビタミン A と異なる因子の存在を明らかにしたことにあった．1924 年，米の Steenbock は紫外線照射で抗くる病因子が生成すると提唱した．プロビタミン D の発見である．その後 Hess らは，エルゴステロールの紫外線照射で生成したビタミン D_2 を（1931），1936 年には 7-デヒドロコレステロールの紫外線照射産物よりビタミン D_3 を単離した．

1968 年以来，米の DeLuca らを中心にビタミン D の生体内代謝と生理作用が研究され，D はホルモン様作用を持つことが示された．

1) 生化学

ビタミン D には D_2 系と D_3 系がある．いずれも前駆体であるプロビタミン D に紫外線（270～330 nm，最適波長は 295 nm）を照射するとプレビタミン D となり，体温でビタミン D に転換（熱異性化）する．その反応経路は図 7.40 に示すようである．D_2 系のプロビタミン D はエルゴステロール，D_3 系は 7-デヒドロコレステロールである．生成したビタミン D_2 はエルゴカルシフェロール，D_3 はコレカルシフェロールとよばれる．ほとんどの有機溶媒に可溶で，アルカリには比較的安定であるが，光，熱，酸化，酸にたいして不安定で分解する．D_2 と D_3 の生理的効力は鳥類（D_3 のみが有効）を除き同等である．

2) 生体内代謝

小腸から吸収あるいは皮膚で生成したビタミン D は，特異的結合タンパク質

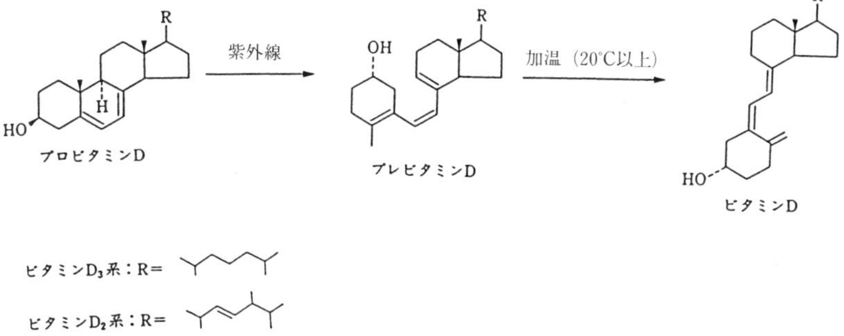

図 7.40　紫外線によるビタミン D の生成

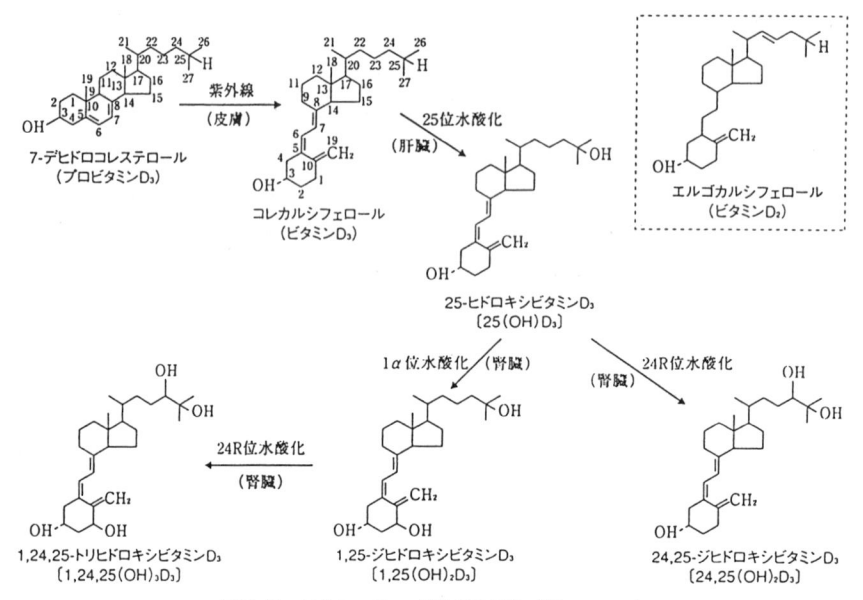

図7.41 ビタミンDの主要代謝経路(岩田, 1998)

(vitamin D binding-protein, DBP)と結合して肝臓に運ばれる.ここで25位が水酸化されて25-OH-Dとなり,さらに腎臓で1α位が水酸化されて活性型の1α, 25-(OH)$_2$-Dとなって生理作用を発揮する.この水酸化酵素に遺伝的障害があるために起こる腎性くる病が知られており,ビタミンD依存性くる病II型と呼ばれる.これは活性型ビタミンD投与で治療される.

血中1α, 25-(OH)$_2$-Dの濃度は血中Caを一定濃度(10 mg/100 ml)に保つために厳密に調節されている.その因子は,① 血中カルシウムCaとリン濃度,② 副甲状腺ホルモン(PTH),③ 1α, 25-(OH)$_2$-D自身の濃度である.これら代謝経路を図7.41に示した.血中のCa濃度が低下すると副甲状腺が刺激されて副甲状腺ホルモンPTHを分泌し,1α水酸化酵素を活性化する.その結果,1α, 25-(OH)$_2$-Dが上昇して骨からのCa溶出(骨吸収)が促進される.血中Caと1α, 25-(OH)$_2$-D濃度が正常値に達すると,腎の24水酸化酵素が活性化されて24, 25-(OH)$_2$-Dあるいは1α, 24, 25-(OH)$_3$-Dへと代謝される.血中リン濃度の低下は,腎の1α水酸化酵素を活性化して1α, 25-(OH)$_2$-D濃度を上昇させる.

表7.4 ビタミンDの生理作用

作用点	生理作用（*はカルシウム代謝）
骨	骨形成*，骨吸収*，破骨細胞形成促進
小腸	Ca吸収促進*，上皮細胞分化促進
皮膚	D合成の制御，表皮細胞分化促進
腎臓	Ca再吸収促進*
副甲状腺	PTH合成阻害
免疫細胞	免疫応答制御，マクロファージの分化制御

3) 生理作用

ビタミンDはカルシウム代謝と細胞増殖・分化で機能する．これらは表7.4のように整理される．

1981年，須田らは$1\alpha,25\text{-}(OH)_2\text{-}D$にマウス骨髄性白血病細胞増殖抑制とマクロファージへの分化誘導能のあることを見出した．1988年にはビタミンD受容体が発見され遺伝子転写での作用も明らかになった．

i) カルシウムの恒常性維持 血中のCa濃度は$10\,\text{mg}/100\,\text{m}l$に厳密に制御されている．ヒトでは通常1日500 mgの骨Caの溶出（骨吸収）と沈着が起こり，一方尿や腸管への排泄がある．不足分は食事により補給されて収支は保たれている．この骨吸収と腸管からのCa吸収に活性型ビタミンDは不可欠である．

ii) 骨のリモデリング 骨ではCaの骨吸収と骨形成が同時に起こって動的平衡状態にある．これを骨のリモデリング（bone remodeling）という．骨吸収には破骨細胞（osteoclast）が，骨形成には骨芽細胞（osteoblast）が関与する．活性型Dはこれら細胞の分化誘導に関与するとされる．Ca摂取が十分でないと骨塩量が減少して起こる骨粗鬆症（osteoporosis）の遠因となる．

iii) 遺伝子発現における機能 ビタミンDは核内受容体VDRを介して遺伝子の転写調節で機能する．VDRはRXRとヘテロ二量体を形成して標的遺伝子のホルモン応答配列（VDRE）に結合して機能を発揮する．その様式はビタミンAの場合に似ている（図7.39参照）．VDREは骨芽細胞が生産するオステオカルシン（osteocalcin）とオステオポンチン（osteopontin），小腸で合成されるCa結合タンパク質カルビンジンD（calbindin D）遺伝子などに存在する．VDR遺伝子に異常があるために起こる家族性くる病も見出されており，ビタミンD依存症II型と呼ばれる．

表 7.5 食品のビタミン D 含量 (IU/100 g)

食 品	D 含量	食 品	D 含量	食 品	D 含量
かつお, 塩辛	4,800	うなぎ, 生	560	鶏卵, 全卵	12
あんこう, きも	4,400	まだい, 養殖, 生	520	鶏卵, 卵黄	230
くろかじき, 生	1,400	さば, 生	440	黒きくらげ, 乾燥	16,000
くろさけ, 生	1,300	さんま, 生	440	白きくらげ, 乾燥	16,000
にしん, 生	1,100	かつお, 生	400	干ししいたけ, どんこ	640
かれい, 生	920	ぶた, 肝臓	50	生しいたけ	90
ひらめ, 養殖, 生	720	あひる, 肉	1,300	ほんしめじ, 生	160
ほんまぐろ, 脂身	720	牛乳	13	まつたけ, 生	140
いかなご, 生	600	母乳	13	マッシュルーム, 生	100
いさき, 生	600	あひる卵	720	えのきたけ, 生	50
にじます, 生	600	うずら卵	100	なめこ, 生	16

4) 供給源と国際単位

ビタミン D は皮膚で合成されるが必要量を満たすとは考えられない. したがって食品から摂取しなければならない. 食品のビタミン D 含量は HPLC 法が確立された後の 1993 年に, 四訂日本食品標準成分表のフォローアップに関する調査報告 V として初めて公表された. 表 7.5 にその一部を収載してある. これによると魚類肉, 乾燥きのこ類ならびに卵類に多く, あひる肉を除く獣鳥鯨肉類と乳類にはほとんど含まれていない.

表中の IU は国際単位 (international unit) のことで, WHO はビタミン D_3 の純結晶 $0.025\,\mu g$ を 1 国際単位と規定している. つまり D_3 の $1\,\mu g$ は 40 IU に相当する.

c. ビタミン E

ビタミン E は Evans と Bishop によって 1922 年抗不妊因子として発見された. その後筋ジストロフィーなど多くの欠乏症が報告されているが, ビタミン E の生理作用としては抗酸化機構が中心に研究されている.

1) 生 化 学

ビタミン E には図 7.42 に示すようにトコフェロール (トコール) 系 (Toc) とトコトリエノール系 (Toc-3) があり, それぞれにクロマン環のメチル基の位置と数により $\alpha \sim \delta$ の 4 種がある. さらに Toc はクロマン環の 2 位および側鎖の 4′ と 8′ に不斉炭素原子を, Toc-3 では 3′ と 7′ に二重結合をもちそれぞれに 8 種の立体異性がある. 天然の Toc はすべて R 構造, Toc-3 はトランス型構

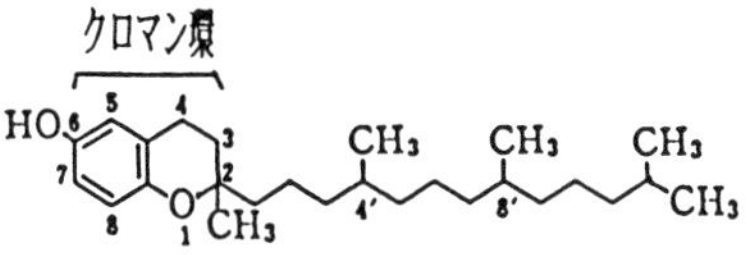

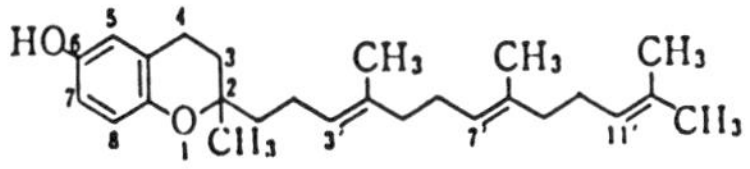

トコフェロール	トコール		トコトリエノール
α−	5,7,8-トリメチル-	α−	5,7,8-トリメチル-
β−	5,8-ジメチル-	β−	5,8-ジメチル-
γ−	7,8-ジメチル-	γ−	7,8-ジメチル-
δ−	8-メチル-	δ−	8-メチル-

図7.42　ビタミンE類縁体の構造

造である．いずれも無色ないし淡黄色油状で有機溶媒にのみ可溶である．空気で徐々に酸化されて暗赤色になる．これは光，熱，アルカリで促進される．

ビタミンEは緑葉植物，海藻類，甲殻類，魚類，高等動物などに広く分布している．なかでもTocはコムギ胚芽油（α，βを150～550 mg%），大豆油（α，γ，δを100～300 mg%），トウモロコシ油（α，γを70～250 mg%），綿実油（α，γを80～110 mg%）に多く，Toc-3は米ぬか油，パーム油に含まれている．

ビタミンE同族体の生物活性はそれぞれ異なる．そこで国際単位（IU）が用いられる．胎児吸収，シアル酸溶血，過酸化水素溶血などの測定法により，全ラセミ体αトコフェロール酢酸エステル（合成E）1 mgの示す活性を1.00 IUと規定している．天然α-Toc 1 mgの活性は1.94 IUで，そのアセテート体1 mgは1.36 IUである．同族体間の活性の比率はα-Tocを100とするとβ体は50，γ=10，δ=3，α-Toc-3は約30%である．これらは食事中のビタミンEの生物効率を算出する上で重要である．

2)　吸収と輸送

ビタミンEは小腸でキロミクロンに取り込まれリンパ管経由で肝臓に到達，ここで超低密度リポタンパク質（VLDL）に再構成されて血中に放出される．同族体間の吸収に差はみられないが，肝臓でVLDLに組み込まれる際にα-Tocを特異的に結合するタンパク質（α-tocopherol transfer protein, αTTP）が関与するために，α-Tocが選別されている可能性がある．このことがα-Tocの生理活性が最も高い理由であろう．VLDLはLDL，HDLへと代謝されて末梢組織に取り込まれると考えられる．

3) 生理作用

実験動物のビタミンE欠乏症としては不妊以外に筋ジストロフィー，脳軟化症，貧血，浸出性炎症，肝壊死，腎変性溶血などが観察されている．しかし，ヒトにおいては無βリポタンパク質患児で，Tocの運搬障害による欠乏症状と考えられる網膜症，小脳性運動失調，腱反射の消失，筋力の低下が知られている程度である．

ビタミンEの生理作用でその機構が最もよく調べられているのは抗酸化作用である．生体膜の基本構造はリン脂質二重膜であるが，これはリノール酸，アラキドン酸など高度不飽和脂肪酸を含んでいる．これらは過酸化反応を受けやすく，生体膜の酸化障害の原因となる．ビタミンEはこれらの過酸化反応で生じるペルオキシラジカルの連鎖反応を停止する．また，ヒドロオキシラジカル（・OH）を不活性化して反応の初発段階も抑制すると考えられている．

このような視点からビタミンEは臨床的にも注目されている．たとえば虚血後の血流再開にともなう組織の酸化障害予防，免疫反応における抗体産生能の増強やT細胞活性化効果などである．これらの効果を期待するためには，通常摂取量（日本人の摂取目標量は1日当たり8〜10 mg）の10倍程度の大量摂取が必要とされる．しかし，Eの過剰障害は認められていない．WHOの報告では1日 α-Tocで720 mgまで副作用の心配はないとされている．

d．ビタミンK

ビタミンKの発見は1929年デンマークのDamが無脂質飼料で飼育したニワトリヒナの皮下や筋肉中に出血を観察したことが契機となった．これは既知のビタミンA，D，EやCを添加しても有効でないことから，Damは1935年血液凝固（koagulation）にちなんでビタミンKと命名した．1939〜1940年の間にK_1とK_2が単離され，1950年代にはKの関与する血液凝固促進因子が続けて発見された．

1974年に至りスウェーデンのStenfloらによって，プロトロンビン前駆体のグルタミン酸残基のγ位にカルボキシル基を導入して，γ-カルボキシグルタミン酸（Gla）を生成する反応にKが関与することが明らかにされた．その後Glaを含むタンパク質が骨組織に存在することが明らかにされ，骨形成における作用も注目されている．

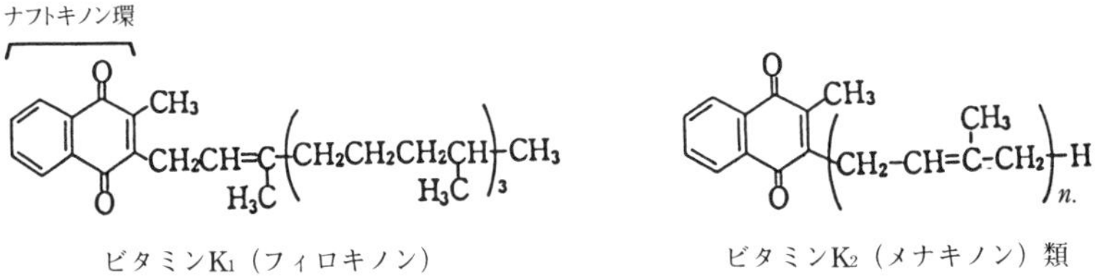

図7.43 ビタミンK類の構造

1) 生化学

自然界にビタミンKは2-メチル-3-フィチル-1,4-ナフトキノン（K_1：フィロキノン phylloquinone, PK）と，2-メチル-3-全トランス-マルチプレニル-1,4-ナフトキノン（K_2：メナキノン menaquinone, MK）の2種類が存在する（図7.43）．K_2は側鎖プレニルの数によりメナキノン-n（MK-n）と称される．K_1は黄色粘性，K_2は黄色結晶で，エーテル，ベンゼン，ヘキサンなど無極性溶媒に易溶であるが，メタノール，エタノールなど極性溶媒には難溶である．空気と熱に比較的安定であるが，紫外線とアルカリにはきわめて不安定で分解する．

K_1は緑葉野菜，海藻類，緑茶，紅茶，サラダ油に多く，K_2は納豆（特にKM-7が多い），あおのり，卵・肉類，乳製品などに多く含まれる．また，種々の腸内細菌によって合成される．これはビタミンK欠乏動物の作成が無菌飼育でないと困難なことからもわかる．

2) 吸収・輸送

ビタミンK_1は小腸上部から能動輸送により吸収されてキロミクロンに組み込まれ，胸管を経て肝臓に至り，ふたたびVLDLやLDLに組み込まれて組織に移行する．一方，K_2はリンパ系を経て受動的に吸収されることがラットを用いた試験で示されている．吸収されたビタミンKは，主として肝臓のミクロソーム画分に集中し，その後徐々に骨格筋，皮膚，脂肪組織，腎臓，心臓などに分散する．

3) 欠乏症

ビタミンKの欠乏症は摂取量の減少，胆汁流出障害，吸収不全症候群，肝疾患，抗生物質投与などで起こる．中でもKの貯留と腸内細菌からの供給の少ない新生児（生後1～3カ月）では頭蓋内出血が起こりやすい．とくに母乳栄養児に起こりやすい傾向がある．新生児にとっては重大問題であるが，Kの早期投与により予防できる．他に消化管内に出血が起こる新生児メレナがあるが前者は

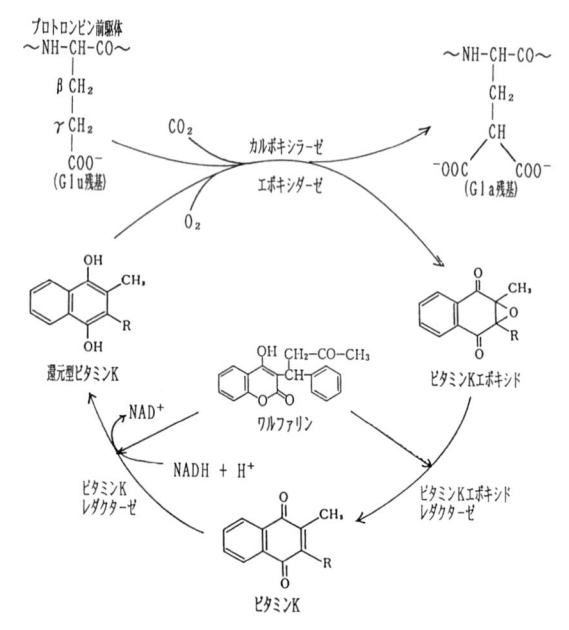

図7.44 ビタミンKの酸化還元代謝系とGlaの生成機構
Glu：グルタミン酸，Gla：γ-カルボキシグルタミン酸．

ど危険ではない．かつて，これらの発症率は納豆食の少ない（K摂取の少ない）西日本で高く東日本で低かったので，西高東低といわれた．予防には生後7日目に K_2 2 mg のシロップの投与が推奨されている．

4) 生 理 機 能

i) γ-カルボキシグルタミン酸の合成　ビタミンKの生理作用の分子機構は図7.44に示すようで，ビタミンK依存性タンパク質前駆体のグルタミン酸残基γ位に，カルボン酸を導入してγ-カルボキシグルタミン酸（Gla）を生成する反応系で，補酵素的役割を演じることである．還元型カルボキシラーゼとエポキシダーゼの触媒により，Gluのγ位に CO_2 を固定してGlaとし，K自体はエポキシドとなる．カルボキシラーゼは肝臓とほとんどの臓器に分布している．生成したエポキシドは，ミクロゾーム膜に結合している還元酵素によりふたたびビタミンKに還元され，Kの酸化還元サイクルに戻る．ビタミンKの拮抗剤ワルファリンはこの還元酵素を阻害してKの再利用を妨げる．

K依存タンパク質はすべてGla残基を持っている．K依存タンパク質としては血液凝固第II（プロトロンビン），VII，IX，X因子，プロテインC，S，Z，

オステオカルシン（osteocalsin : bone Gla protein, BGP）などが知られている．

ii) 血液凝固とビタミンK 　K依存タンパク質のうちプロトロンビン，第VII，第IX，第X因子はいずれも血液凝固カスケード内にあって，Ca^{2+}イオンを介して血小板凝集に関与する．K欠乏ではGlaを欠く前駆体タンパク質（protein induced by vitamin K absence or antagonists, PIVKAs）が蓄積し，正常な凝固反応が進まなくなる．

iii) 骨代謝とビタミンK 　骨組織にはKタンパク質BGPや，基質グラタンパク質（matrix Gla protein, MGP）が存在していることから，ビタミンKが骨代謝に関与している可能性が類推され，骨形成について *in vivo*, *in vitro* の両面から研究されている．実際ビタミンKは骨塩量を改善することが示され，骨粗鬆症の治療薬として用いられている．　　　　　　　　　　〔舛重正一〕

参考文献

木村修一・小林修平（翻訳監修）: 最新栄養学第7版，建帛社，pp. 106-141（1997）
日本ビタミン学会（編）: ビタミンハンドブック①脂溶性ビタミン: 化学同人（1989）
日本ビタミン学会（編）: ビタミンハンドブック④ビタミンと栄養: 化学同人（1990）
日本ビタミン学会（編）: ビタミンハンドブック⑤ビタミンと医学: 化学同人，pp. 7-63（1989）
日本ビタミン学会（編）: ビタミン学（I），東京化学同人（1980）
日本ビタミン学会（編）: ビタミンの事典，朝倉書店（1996）
Blomhoff R. (ed).: Vitamin A in the Health and Disease, Marcel Dekker, NY（1994）
Nau H. and W. S. Blaner (ed).: Retinoids-The Biochemical and Molecular Basis of Vitamin A and Retinoid Action, Springer-Verlag, Berlin（1999）

8. ミネラル

人体に存在する元素は存在量により多量元素と微量元素に分類される．その境界は理論的根拠によるものではないが，鉄の人体内存在量より多いものを多量元素といい，それ以下のものを微量元素という．ここではこれらの元素のうち，炭素 (C)，水素 (H)，酸素 (O) および窒素 (N) 以外のもので生体が必要とする無機成分を，微量元素も含めミネラルという．

8.1 ミネラルの種類と役割

a. 種　類

生体に存在するミネラルの量は体重の約 4% であり，そのほとんどは多量元素であるカルシウム (Ca)，リン (P)，カリウム (K)，硫黄 (S)，ナトリウム (Na)，塩素 (Cl)，マグネシウム (Mg) で占められる (表 8.1)．一方，生体にとって必須な微量元素は，鉄 (Fe)，亜鉛 (Zn)，銅 (Cu)，クロム (Cr)，ヨウ

表 8.1　人体の無機元素含量 (Bowen, 1979)

元素名	全人体内 mg/70 kg 体重 (%)	肝臓 mg/kg 乾物	元素名	全人体内 mg/70 kg 体重 (%)	肝臓 mg/kg 乾物
多量元素					
カルシウム Ca	$1,000 \times 10^3$ (1.4)	100〜360	ナトリウム Na	100×10^3 (0.14)	$2 \sim 4 \times 10^3$
リン P	780×10^3 (1.1)	9.4×10^3	塩素 Cl	95×10^3 (0.14)	$3 \sim 7.2 \times 10^3$
カリウム K	140×10^3 (0.2)	8.5×10^3	マグネシウム Mg	19×10^3 (0.03)	590
硫黄 S	140×10^3 (0.2)	$7 \sim 12 \times 10^3$			
微量元素					
鉄 Fe	4,200 (0.006)	250〜1,400	モリブデン Mo	—	0.9〜3.1
亜鉛 Zn	2,300 (0.003)	240	フッ素 F	2,600 (0.004)	0.22〜7
銅 Cu	72	30	ニッケル Ni	1	0.02〜1.8
クロム Cr	—	0.02〜3.3	ケイ素 Si	—	13〜120
ヨウ素 I	—	0.7	スズ Sn	—	0.23〜2.3
コバルト Co	—	0.035〜0.31	バナジウム V	0.11	0.006
セレン Se	—	0.35〜2.4	ヒ素 As	0.002	0.007〜1.5
マンガン Mn	12	3.6〜9.6			

素（I），コバルト（Co），セレン（Se），マンガン（Mn），モリブデン（Mo），フッ素（F），ニッケル（Ni），ケイ素（Si），スズ（Sn），バナジウム（V），ヒ素（As）などである（表8.1）．必須元素とは欠乏症状が認められ，投与によりその症状から回復またはそれを予防できるものをいう．

b．役　　割

ミネラルの主要機能は三つに大別できる．

i) 生体構成成分　骨や歯を構成する成分となり硬さ，強さ，耐久性を与える．カルシウムやリンがこれに相当する．

ii) 恒常性維持　細胞内外の液中でイオンの形で存在し，酸-塩基平衡すなわち体液 pH の恒常性維持，浸透圧の調節，筋肉機能の維持，神経機能の維持，免疫機能の維持など重要な役割を演じている．ナトリウム，塩素，カリウム，カルシウム，マグネシウム，リンなどがこれらの役割を担っている．

iii) 生理活性物質の構成成分・活性化　タンパク質中の硫黄，核酸やレシチン中のリン，ヘモグロビン中の鉄のように生体分子に結合して特殊な機能を果たすもの，カタラーゼ中の鉄，セルロプラスミン中の銅，甲状腺ホルモン中のヨウ素，ビタミン B_{12} 中のコバルトなどのように酵素や生理活性物質の構成成分となっているもの，カルシウム，マグネシウム，銅，亜鉛，マンガンなどのように酵素反応を活性化するもの，カルシウムのように物質輸送・分泌に関与するものが知られている．

8.2　ミネラルの生体利用効率に影響する要因

ミネラルの生体利用効率（bioavailability）とは，「食事を構成するそれぞれの食品中のミネラル含量のうち，実際に消化管から吸収され，体内諸器官の正常な構造と機能を維持する上での要求を満たすために利用される割合」のことである．この概念は，小麦粉に含まれるフィチン酸によりカルシウムやマグネシウムの栄養的有効性が低下するという研究がきっかけとなって生まれたという．その後，さまざまな要因が生体利用効率に影響することが明らかにされたが，それらは食事要因，摂取する生体の側の要因，それに環境要因に大別されている．これらの要因は，実際には相互に関連しあってミネラルの生体利用効率に影響するものと考えられる．

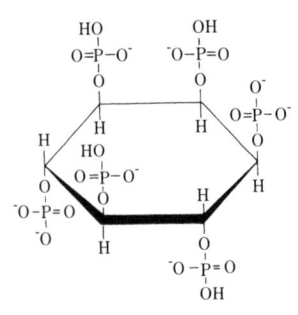

図 8.1 フィチン酸の構造
(pH 中性付近)

a. 食品成分との相互作用

食事性要因としては,摂取経路,化学形態,溶解度,ミネラル間の相互作用,他の食品成分との相互作用が挙げられる.ここでは食品成分との相互作用に関するいくつかの例を述べる.

フィチン酸(イノシトールヘキサキスリン酸,イノシトール六リン酸,図 8.1)は穀類などに普遍的に存在し,ミネラルと作用してその 1 モルに対しミネラル 1～6 モルの複合体をつくる.フィチン酸―鉄は溶解度が高くその鉄の生体利用効率は無機鉄より高いが,鉄のモル比が高くなると溶解度が低くなる.なお,フィチン酸のカルシウム,マグネシウム混合塩をフィチンといい,その化学組成はほぼ $Ca_5Mg(C_6H_{12}O_{24}P_6 \cdot 3H_2O)$ で,希酸には溶けるが水にはきわめて溶けにくい.フィチン酸と金属イオンの化合物は腸管内 pH では溶解度が低く不溶性部分は排泄されるので,フィチン酸を大量に摂取すると鉄,銅,マグネシウム,カルシウムなどのミネラルが腸管から吸収されにくくなる.

ラクトースは,カルシウム,マグネシウム,亜鉛,マンガンなどと結合し,複合体を形成することによっておそらくミネラルの溶解性を高めるように改善することによって吸収を促進する.また,ある種の難消化性糖質(フラクトオリゴ糖)は,カルシウム,マグネシウム,鉄の吸収を促進すること,その作用部位は大腸であること,このとき大腸のカルシウム結合タンパク質(CaBP)が顕著に増加することがラットの実験で報告されている.このような生体利用性の向上は病態時でも認められ,卵巣摘出骨粗鬆症ラットの大腿骨密度低下抑制,鉄欠乏性貧血の回復促進そしてマグネシウム欠乏性皮膚炎の軽減化などが病態モデルラットで見いだされている.難消化性糖質によるこのような吸収促進作用は,カルシウムとマグネシウムに関してはヒトでも発現することが示唆されている.

b. 金属イオンの輸送タンパク質と結合タンパク質

金属イオンは,酸化的リン酸化やフリーラジカルのホメオスタシスなどその生理的役割の重要さにもかかわらず,ほ乳類細胞がどのようにして吸収するのかについて十分には解明されていなかったが,近年,分子レベルで理解されるようになってきた.すなわち,ラットから金属イオン輸送タンパク質の遺伝子がクロー

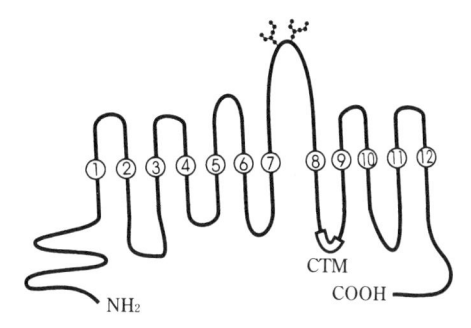

図 8.2 金属イオン輸送タンパク質 (Gunshin ら, 1997)
DCT 1 と名づけられたタンパク質の推定 12 回膜貫通モデル
①〜⑫：膜貫通領域，CTM：consensus transport motif (機能未知)，⑦⑧間の●-●-●：糖鎖結合部位．

ニングされその特性が解析された．この金属イオン輸送タンパク質は 561 個のアミノ酸からなり，12 個の膜貫通ドメインをもつこと（図 8.2）が推定され，その発現は普遍的であるが特に十二指腸上部で高い．基質となるイオンの種類はきわめて多く，鉄 (Fe^{2+})，亜鉛 (Zn^{2+})，マンガン (Mn^{2+})，コバルト (Co^{2+})，カドミウム (Cd^{2+})，銅 (Cu^{2+})，ニッケル (Ni^{2+})，鉛 (Pb^{2+}) などである．本輸送タンパク質が関与する能動輸送はプロトンと共役しており，細胞の膜電位に依存している．そして食事中の鉄が欠乏すると発現量が多くなること（upregulation）から，このタンパク質は腸での鉄吸収の鍵となっているものと考えられる．

活性型ビタミン D_3 である $1\alpha,25\text{-}(OH)_2D_3$ は，カルシウムの能動輸送にも受動輸送にも効果的に作用する．また，核内受容体と結合後，上述の CaBP (calbindin-D) の mRNA の合成を促進する．ビタミン D 欠乏時には CaBP はほとんど検出されないので，消化管ではこの CaBP はカルシウム吸収機構に寄与しているものと考えられる．

8.3 ミネラルの代謝とその調節

生体内のミネラル代謝の調節においては，経口摂取され消化管で吸収されるミネラル量と腎臓から尿中に排泄される量が特に重要である．骨などの組織内貯蔵ミネラルは，直接的にはミネラル出納にかかわらないものの，血中ミネラル濃度

の維持に関与することがある．このような生体恒常性の維持にはミネラルをイオンとして存在させている「水」が深くかかわっている．

a. 水分と体液の組成

通常，人体には体重のおよそ60%の水が含まれている．その由来は，飲料水，食物に含まれる水，そして食品成分の代謝によって生じる水（代謝水）である（表8.2）．

体内の水は細胞内液と細胞外液に大別され，それぞれ体重の40%，20%を占めている．細胞外液はさらに血漿と組織間液とに分けられ，それぞれ体重の5%，15%を占めている．細胞内液と細胞外液の浸透圧はいずれもおよそ290 mOsm/kg・H_2O に保たれているが，ミネラルの組成は異なっている．すなわち，細胞外液では，ナトリウムが主な陽イオンであり塩素が主な陰イオンであるのに対し，細胞内液ではカリウムイオンと HPO_4^{2-} が主体となっている（図8.3）．このような組成の違いは，細胞膜に存在する Na^+, K^+-ATPアーゼ（Na^+, K^+-ATPase）ポンプが，ナトリウムをたえず細胞内から細胞外へくみ出し，カリウムを細胞外から取り込んでいることによる．

b. 生体内ミネラルの恒常維持性

ミネラルは通常食物から経口的に摂取され，摂取されたのと同じ量が便，尿，汗から排泄される．たとえば，健常人が漬け物を多量に食することによってナトリウムの摂取が増えるとナトリウムの排泄も増加し，ナトリウム出納は平衡状態となる．ナトリウム摂取量を元に復すとナトリウム排泄量も減少する．一方，高温下で激しい運動を行い大量の汗を出すことによって塩化ナトリウムや水を失うと，尿への水や塩化ナトリウムの排泄を減らすとともに飲水と塩化ナトリウム摂

表8.2 成人の平均的水の出納 (Martin ら, 1983)

摂取 (ml/日)			排泄 (ml/日)		
原料	不可避的	任意的	区分	不可避的	任意的
飲料	650	1,000	尿	700	1,000
食品含有	750		皮膚*	500	
			呼吸	400	
代謝水	350		糞	150	
	1,750	1,000		1,750	1,000

*発汗など．

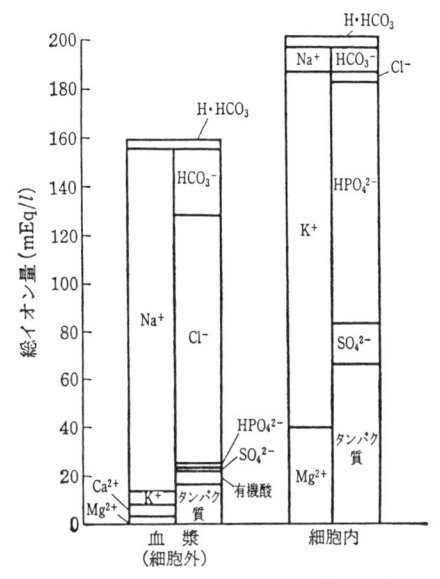

図8.3 細胞外と細胞内の水中の電解質組成
(Martin ら, 1983)

取により不足を補い,定常状態にもどる.体液中の電解質の恒常性維持には,副腎皮質ホルモンが関与している(8.4節c参照).

ミネラルの喪失は,その摂取により補われるほか,体内の貯蔵部位から一時的に動員して恒常性を維持することがある.たとえば,血漿中のカルシウム濃度が低下すると,その濃度を一定に保つために骨からカルシウムを動員する.血漿カルシウム濃度の調節には,甲状腺および副甲状腺のホルモンが関与する(8.4節a参照).

8.4 ミネラル各論

a. カルシウムとリン

カルシウム (calcium, Ca, 原子番号20,原子量40.08) は人体中で1.4%ほどを占め,炭素,水素,酸素,窒素に次いで5番目に多く,無機物としては最も多い元素である(表8.1).リン(phosphorus, P, 原子番号15, 原子量30.97)も,無機物としてはカルシウムに次いで多い元素である.体内のカルシウムの99%とリンの85%以上が骨に存在し,骨の成熟とともに結晶型のヒドロキシアパタイト,すなわち,$Ca_{10}(PO_4)_6(OH)_2$として骨に強靱性を与えている.この

骨芽細胞
＝
骨形成
Caの骨への
取り込み

⇌

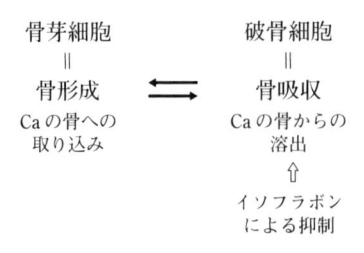

破骨細胞
＝
骨吸収
Caの骨からの
溶出
⇧
イソフラボン
による抑制

図8.4 骨細胞による骨形成と骨吸収

ような骨の無機物は主に骨芽細胞によって作られ（骨形成），破骨細胞によって吸収され（骨吸収），カルシウムの骨への取り込みと骨からの溶出がくり返されている（図8.4）.このようにカルシウムとリンは骨や歯の構成成分として非常に重要である．人体中のカルシウムの残りの1％は血液と組織に分布し，筋肉の収縮と弛緩，血液凝固，神経伝達，生体膜の物質輸送と分泌に関与するほか，その細胞内外での1万倍（内：外＝1：10^4）にも及ぶ大きな濃度落差に基づいて細胞内情報伝達にも重要な役割を演じている．また，リンもサイクリックAMP，サイクリックGMP，イノシトールリン脂質代謝産物などのセカンドメッセンジャーの構成成分として細胞内情報伝達に関与しているほか，リン脂質として生体膜の構築に関与し，DNAやRNAなどの骨格を形成し，細胞内エネルギー代謝に重要なATPやNAD，NADPの構成成分となっている．

1) カルシウムの腸管吸収

カルシウムの腸管からの吸収は，小腸上部とくに十二指腸や空腸上部では能動輸送され，$1\alpha,25\text{-}(OH)_2D_3$ が腸粘膜上皮細胞の受容体に作用し上述のCaBP合成を介して促進するが，それより下部では主として受動輸送される．カルシウムを体内に貯留させるためには少なくとも1日200 mgの摂取が必要であり，1日1,600 mg以上の摂取では実質的なカルシウムの吸収量はかえって減少するという．

2) カルシウム吸収に影響する因子

カルシウム吸収を促進する食品中の因子には，$1\alpha,25\text{-}(OH)_2D_3$ のほか，リシン，アルギニンなどのアミノ酸，ラクトース（乳糖），上述したある種の難消化性糖質，カゼイン由来のホスホペプチド（CPP）などがある．

一方，リンはカルシウムとの親和性が高く，動物実験では大量摂取によりカルシウムの吸収を妨げ，高リン血症を呈する．これは，腸管腔内でカルシウムとリンが直接結合して不溶性複合体を形成すること，高リン血症により腎での $1\alpha,25\text{-}(OH)_2D_3$ の合成が低下することとによるものと考えられている．カルシウムが効率よく吸収されるためには，カルシウムとリンの比（Ca/P）は1～2が適当とされているが，リンは多くの食品中に比較的多く含まれるため，この比は0.5

8.4 ミネラル各論

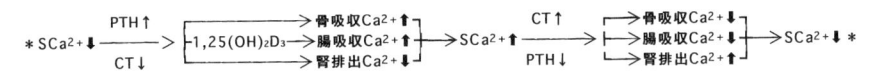

$$*SCa^{2+}\downarrow \xrightarrow[CT\downarrow]{PTH\uparrow} 1,25(OH)_2D_3 \Rightarrow \begin{array}{l}\text{骨吸収}Ca^{2+}\uparrow\\\text{腸吸収}Ca^{2+}\uparrow\\\text{腎排出}Ca^{2+}\downarrow\end{array} \Rightarrow SCa^{2+}\uparrow \xrightarrow[PTH\downarrow]{CT\uparrow} \begin{array}{l}\text{骨吸収}Ca^{2+}\downarrow\\\text{腸吸収}Ca^{2+}\downarrow\\\text{腎排出}Ca^{2+}\uparrow\end{array} \Rightarrow SCa^{2+}\downarrow *$$

図8.5 血清カルシウムホメオスタシス
SCa^{2+}：血清カルシウム，PTH：副甲状腺ホルモン，CT：カルシトニン，$1,25(OH)_2D_3$：活性型ビタミンD．

程度が実際的であるという．また，シュウ酸や上述のフィチン酸も消化管内でカルシウムと不溶性の塩を形成し，カルシウム吸収抑制的に作用する．

3) 血液中のカルシウムホメオスタシス

血液中のカルシウムはほとんど細胞外の血清（血漿）中にあり，その濃度は $9\sim10$ mg/dl（$4.5\sim5$ mEq/l）というきわめて狭い範囲で厳密に保たれている．いま，血清カルシウムがこの範囲よりほんの少し低下したとすると，副甲状腺ホルモン（PTH）の分泌が増し，カルシトニン（CT）のそれは減る．その結果，骨吸収すなわち骨からのカルシウム溶出が増し，腎からのカルシウム排泄が減り，PTH刺激により腎での $1\alpha,25\text{-}(OH)_2D_3$ 産生が上がり腸管からのカルシウム吸収が増す．これらの結果，血清カルシウム濃度が正常範囲よりほんの少しだけ上昇すると，今度はPTH分泌が抑制されCT分泌が刺激され，その結果，骨吸収が減り，腎からのカルシウム排泄が増し，腸管からのカルシウム吸収が減る結果，血清カルシウム濃度は正常範囲よりほんの少しだけ低下する．このようにして，血清カルシウム濃度は狭い範囲で精妙かつ厳密に制御されている（図8.5）．

4) 骨粗鬆症

すでに述べたように，骨量は骨吸収と骨形成のバランスによって決まり，$30\sim40$ 歳のころに最大骨量（ピーク・ボーン・マス）に到達し，以後は骨吸収が優位となり骨量が減っていく．その後，毎年 $0.2\sim0.5\%$ ずつ低下する．女性では，女性ホルモンであるエストロゲンの不足により，骨量が閉経後急速に減少する時期がしばらくあり，その後自然減少速度に戻る．骨粗鬆症（osteoporosis）は骨基質のカルシウム含量が減る疾患であり，特に手首，脊椎，股関節での骨折が起こりやすくなる．近年，大豆に含まれるイソフラボンが，そのエストロゲン様作用により骨吸収を抑制して骨密度低下を防ぎ，骨粗鬆症予防的に作用することが報告されている（図8.4）．すなわち，カルシウムの摂取とともに，日本人の伝統食品である大豆（製品）の摂取は骨粗鬆症予防に有効であると考え

られる.「第六次改定日本人の栄養所要量」によると，カルシウムの摂取基準値（所要量）は中学生（12～14歳）男子で1日 900 mg，同女子で1日 700 mg，30歳以上では男女とも1日 600 mg である. なお，許容上限摂取量が設けられ，カルシウムは 2,500 mg とされている.

b. マグネシウム

元素としてのマグネシウム（magnesium, Mg, 原子番号 12, 原子量 24.31）は，1775年に発見された. その後，植物の葉緑素の構造とその中心にマグネシウムが存在することが明らかにされたが，動物における役割は 1931 年まで不明であった. すなわち，低マグネシウム食を与えられたラットでは皮膚血管の拡張症状，けいれん，刺激への過敏症などが起こるが，マグネシウム投与で治癒することから，マグネシウムが必須栄養素であることが明らかとなった.

マグネシウムの作用として，300種類以上の酵素の活性化による代謝調節，エネルギー産生に重要な ATPase の活性調節，生体膜に存在し ATPase が関与する交換ポンプによるイオンの輸送，リボゾームの凝集を介したタンパク質合成の調節，循環器疾患予防，体温や血圧の調節，神経の興奮，筋肉の収縮などの生理作用を有している. 緑黄色野菜，種実類，豆類，海草類に多い.「第六次改定日本人の栄養所要量」によると，マグネシウムの所要量は 30～49 歳で最大であり，1日当たり男子 320 mg，女子 260 mg，許容上限摂取量は男女とも 700 mg とされている.

c. ナトリウム，塩素，カリウム

細胞外液では，ナトリウムが主な陽イオンであるのに対し，細胞内液ではカリウムイオンが主な陽イオンである（図 8.3）. ナトリウム（sodium, Na, 原子番号 11, 原子量 22.99）とカリウム（potassium, K, 原子番号 19, 原子量 39.10）はそれぞれ細胞外液と細胞内液の浸透圧調節と水分維持に関与している. 塩素（chlorine, Cl, 原子番号 17, 原子量 35.45）は細胞外液の主な陰イオンであり，胃液中の塩酸となり胃内酸性 pH の維持，ペプシンの活性化，殺菌などの役割を担っている.

体内のナトリウムと塩素値を基本的に調節する主要な系として，レニン・アンギオテンシン・アルドステロン系がある. 多量の発汗により体内ナトリウムが低下したとすると，血流量減少を腎臓の傍糸球体装置が感知しそこの細胞から酵素

レニンが分泌される．この酵素は，肝臓由来のレニン基質ペプチドであるアンギオテンシノーゲンを分解してアンギオテンシンIにする．アンギオテンシンIは肺を通過する間にアンギオテンシン変換酵素（ACE）によってアンギオテンシンIIに変換され，副腎皮質からアルドステロンの循環系への分泌を促進する．アンギオテンシンIIは，強力な血管平滑筋収縮作用による血圧上昇作用を持つとともに，腎臓の糸球体濾過量減少や尿細管への直接作用により，主に近位尿細管でのナトリウム再吸収を促す．一方，アルドステロンは遠位尿細管の集合管細胞の受容体に結合し管腔側細胞膜のナトリウムチャネルの透過性を亢進させるとともに毛細管側の Na^+，K^+-ATPアーゼポンプを活性化させ，ナトリウムの再吸収を増大させる（図8.6）．これらの一連の働きにより身体のナトリウムとそして塩素が保持される．

カリウムもナトリウムと同じく腎糸球体で濾過され，再吸収を受けたり排泄されたりする．腎におけるカリウム排泄も遠位尿細管や集合管においてアルドステロンによって主に調節されている（図8.6）．アルドステロンは大腸粘膜細胞においても Na^+，K^+-ATPアーゼを活性化させ，腎臓からのカリウム排泄が低下した場合（腎不全時など）このホルモンの作用で糞中へカリウム排泄が増大する．

疫学調査や動物実験から，塩化ナトリウム（食塩）の過剰摂取は高血圧症の発生を高めるといわれている．わが国の食文化からして，食塩の目標摂取量（1日10g以下）を達成するには相当の努力が必要とされる．最近，上記ACEを阻害するペプチド（Val-Tyrなど）が発見され，高血圧モデルラットへこれらを経口投与することにより，血圧上昇が抑制されることが見いだされている．

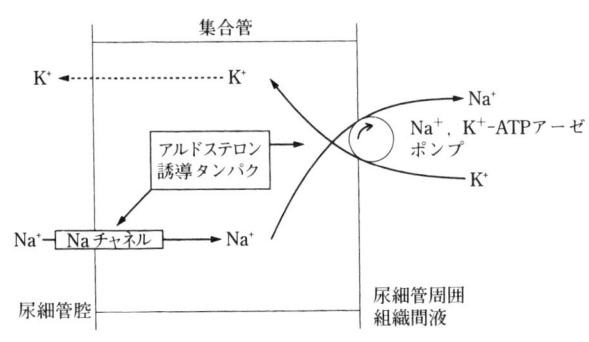

図8.6 アルドステロンの作用機構（長坂と斉藤，1994）

d. 鉄

　鉄 (iron, Fe, 原子番号26, 原子量55.85) は, 体内では機能鉄と貯蔵鉄に分類されており, その総量は体重75 kgの成人男子で3.8 g程度, 体重55 kgの成人女子で2.3 g程度である. 機能鉄とは, 赤血球のヘモグロビン, 筋肉のミオグロビン, 細胞内のシトクロム類, カタラーゼ, ペルオキシダーゼなどヘム色素の形で鉄を含有するタンパク質, 非ヘム鉄酵素であるコハク酸デヒドロゲナーゼ, NADPHデヒドロゲナーゼ, キサンチンオキシダーゼなど, 酸素運搬, 電子伝達, 酸化, 解毒などの機能を果たしているものをいい, 総鉄量の70%程度を占める. その内訳は, ヘモグロビン65%, ミオグロビン3~5%, 非ヘム含鉄酵素0.3%である. 一方, 貯蔵鉄とは細胞内可溶性タンパク質であるフェリチンや細胞内および細胞間隙に存在するヘモシデリンに含まれる鉄であり, いずれも生体の要求に応じて鉄を血液中へ放出する. 貯蔵鉄の主要な含有臓器・組織は, 肝臓, 脾臓, 骨髄, 筋肉である. また, 貯蔵鉄には血漿, 乳汁等の細胞外液にある糖タンパク質トランスフェリンやラクトフェリンに結合し運搬される鉄もある. 貯蔵鉄は総鉄量の30%程度を占めるが, 鉄の摂取状態によって変化する. その変動機構を細胞レベルで考察してみよう (図8.7). トランスフェリン受容体 (TR) をコードするmRNAは, 鉄応答性のRNA結合タンパク質 (アコニターゼ) が会合しているとその安定性が保たれ, mRNAから翻訳されてTRの産生が高まる. その結果, 受容体にトランスフェリンを結合させて細胞外から鉄を運び入れる. 細胞内の鉄濃度が上昇すると, 鉄はアコニターゼを解離させ, その結果mRNAは不安定となり分解され, TRの産生は低下し細胞内への鉄の流入は減る. アコニターゼはフェリチンmRNAの翻訳も制御するが, 作用は逆である. すなわち, フェリチンmRNAにアコニターゼが会合するとフェリチンへの翻訳は阻止され, 細胞内の鉄濃度が上昇するとアコニターゼが解離しフェリチンの翻訳が起こって余剰の鉄を結合させ貯蔵する. 細胞はこのようにして食事由来の鉄の増減に応答し, その貯蔵量を調節しているものと考えられる.

　食物中の鉄は十二指腸および空腸上部で吸収される. ヘム鉄はそのままの状態で吸収されるが, 非ヘム鉄は鉄イオンまたは鉄キレートとして可溶化され吸収される. 可溶化された非ヘム鉄は二価鉄 (Fe^{2+}) と三価鉄 (Fe^{3+}) となるが, 前者のほうが後者より吸収効率がずっと高い. ビタミンCは, Fe^{3+}を易溶性のFe^{2+}に変化させることができるので, 吸収を促進する. 小腸からのFe^{2+}吸収に

8.4 ミネラル各論

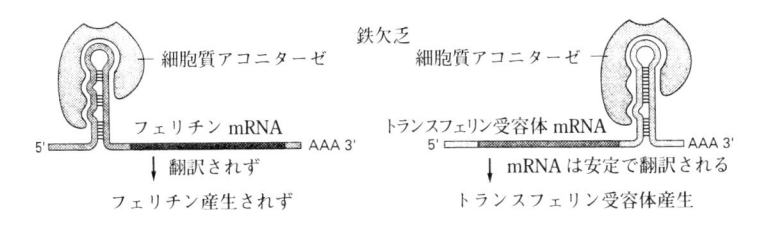

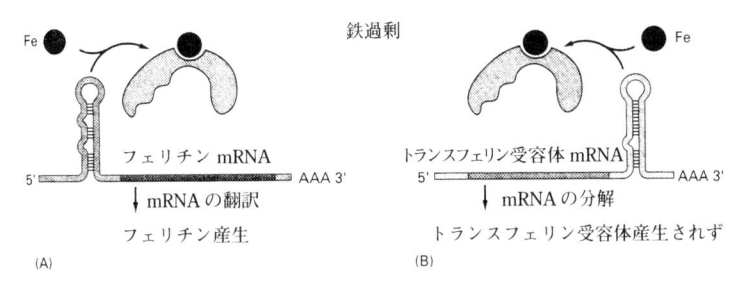

図 8.7 アコニターゼによる鉄関連タンパク質の翻訳制御 (Molecular Biology of the Cell, 1994)

関与する輸送担体については，すでに述べたとおりである (8.2 節 b)．

非ヘム鉄の吸収促進因子として，上述のビタミン C のほか，クエン酸，マロン酸，酒石酸，乳酸などの有機酸が知られている．ビタミン C は還元作用とキレート作用を合わせ持つので，たとえばオレンジジュースを飲むことで鉄吸収率を 2 倍以上に上げることが報告されている．反対に，ポリフェノール，フィチン酸塩，食物繊維，リン酸は鉄イオンを難溶解性の塩にして鉄吸収に対し阻害的に作用する．また，レクチンも小腸粘膜細胞に障害をもたらすことによって鉄吸収を阻害する．食物として摂取された非ヘム鉄の吸収率は 5% 程度であるのに対し，ヘモグロビンなどヘム鉄のそれは 23〜35% と高い．鉄の所要量は，9 歳以上では男女とも 1 日 10〜12 mg とされている．許容上限摂取量は 35〜40 mg とされている．

e. 亜 鉛

亜鉛 (zinc, Zn, 原子番号 30, 原子量 65.38) は，種々の酵素 (カルボキシペプチダーゼ，アルカリホスファターゼ，アルコールデヒドロゲナーゼ，乳酸デヒドロゲナーゼ，リンゴ酸デヒドロゲナーゼ，グルタミン酸デヒドロゲナーゼ，

DNAポリメラーゼ，RNAポリメラーゼなど）に含まれている．欠乏症として，成長遅延，食欲不振，味覚など感覚機能異常，皮膚障害，性機能不全，免疫不全，耐糖能低下などが実験動物やヒトで報告されている．通常は，亜鉛欠乏のおそれはあまりない．経静脈性高カロリー輸液（total parenteral nutrition, TPN）施行時や人工栄養児では不足するおそれがあるが，輸液やミルク中の亜鉛含量に配慮があれば発生しない．フィチン酸含量の高いパンを主食とし動物性食品の摂取が極端に低い地域からヒトでの亜鉛欠乏症が最初に発見されたことからもわかるように，植物性食品中のフィチン酸は亜鉛の有効性を低下させる．亜鉛は，米，小麦，大豆，魚介類，肉類，鶏卵，海草類に多く含まれている．成人（20～69歳）の所要量は1日9～12 mg，許容上限摂取量は30 mgとされている．

f．銅

銅（copper, Cu, 原子番号29, 原子量63.55）も，種々の銅酵素あるいは銅タンパク質の構成成分となっている．その主なものは，セルロプラスミン，モノアミンオキシダーゼ，スーパーオキシドジスムターゼ，チロシナーゼ，メタロチオネイン，ドーパミンβ-ヒドロキシラーゼなどである．セルロプラスミンは，肝臓で作られる分子量16万，1分子当たり8個の銅原子を含む青色の血清糖タンパク質で，肝臓から他の臓器への銅輸送や造血時の鉄代謝に必須である．スーパーオキシドジスムターゼは，肝臓，赤血球，脳で作られる分子量3万4,000，1分子当たり2個の銅原子と2個の亜鉛原子を含むタンパク質で，スーパーオキシドアニオン（・O_2^-）をO_2とH_2O_2とにする．ヒトでの銅欠乏症として，貧血，毛・皮膚の脱色，中枢神経異常，エラスチン形成不全（動脈瘤），骨の脱灰などが生じる．メンケスよじれ毛病では，先天的銅吸収障害による銅欠乏が生じる．一方，ウィルソン病は先天的銅過剰症で各臓器に銅が蓄積する．成人（20～69歳）の所要量は1日1.6～1.8 mg，許容上限摂取量は9 mgとされている．

g．クロム

クロム（chromium, Cr, 原子番号24, 原子量52.00）の必須性は，ラットへクロム欠乏食を与えた場合インスリン濃度は高いのにもかかわらずラットの耐糖能が傷害されるが，クロムを投与するとその障害が改善されることから明らかとなった．また，クロムが添加されていないかあるいは低濃度のTPNを受けてい

た患者で耐糖能異常や高血糖が生じるが，輸液に三価クロムを添加することでこれらの異常が改善されたことから，正常な糖代謝にクロムが必須であることがヒトでも確かめられた．その機構は，明確になっていない．醸造酵母にはクロムが多く含まれている．高糖分食，激しい運動，外傷，授乳は，クロム排泄促進によりクロム欠乏をもたらす要因となる．成人（20～69歳）の所要量は1日25～35 μg，許容上限摂取量は 250 μg とされている．

h．ヨ ウ 素

ヨウ素（iodine, I，原子番号53，原子量126.90）は，ハロゲン（F, Cl, Br, I）のなかではクラーク数の最も低い元素であるが，海産食品での含量は高い．生体内でのヨウ素の意義は，甲状腺ホルモン（T_4；チロシキンと T_3；3,5,3′-triiodothyronine）の構成分になっていることである（図8.8）．甲状腺の濾胞細胞は細胞外から Na^+, K^+-ATPアーゼポンプにより I^- を取り込んで濃縮し，次いでペルオキシダーゼにより I^- を酸化して I^+ とし，チログロブリン中のチロシン残基をヨード化しMITとDITを産生する（図8.8）．なお，チログロブリンは1分子当たり115個のチロシン残基を有し，濾胞細胞で甲状腺刺激ホルモン（TSH）によってチログロブリン遺伝子の転写の促進を受け翻訳・合成後，濾胞に分泌される．つづいてMITとDITの縮合（カップリング）により T_4（DIT＋DIT）あるいは T_3（MIT＋DIT）が合成される．このようにヨード化された濾胞のチログロブリンは食作用により濾胞細胞に取り込まれリソソームと融合後，酵素により加水分解され T_4 と T_3 がチログロブリンから切り放され，細

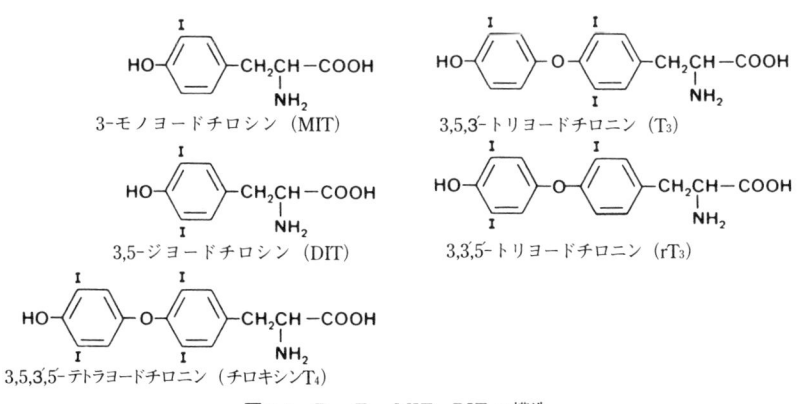

図8.8　T_3, T_4, MIT, DIT の構造

胞外へ放出される．細胞外で両者は2種類の結合タンパク質と結合して血液中を循環する．標的細胞では，T_4は活性の高いT_3に変換して作用する．なお，カップリングされなかった未利用のMITとDITからは酵素により脱ヨウ素化が起こり，I^-を再利用する．過塩素酸($-ClO_4^-$)やチオシアン酸($-SCN^-$)は濾胞細胞によるI^-の能動輸送を拮抗的に阻害し，チオウレアやゴイトリンはMITとDITの合成を阻害するので，ヨウ素の必要量を増加させることが考えられる．チオシアン酸やゴイトリンはキャベツなどの野菜に含まれている．ヨウ素欠乏症は海から離れた，土壌中のヨウ素含量の低い地域で認められることが多く，甲状腺が肥大した甲状腺腫がみられる．なお，甲状腺腫はヨウ素の過剰摂取によっても起こる．妊婦がヨウ素欠乏の場合，新生児はクレチン病(発育・成長障害，知能発達遅延)になるおそれがある．成人(20〜69歳)の所要量は1日150 μg(妊婦・授乳婦は175 μg)，許容上限摂取量は3 mgとされている．

i. セレン

セレン(selenium, Se, 原子番号34, 原子量78.96)は，周期律表中硫黄と同族であり，形態的には無機と有機のセレン化合物として存在している．無機態としては，金属セレン，亜セレン酸(selenite, H_2SeO_3)，セレン酸(selenate, H_2SeO_4)があり，有機態としてはセレノメチオニン(Se-Met)やセレノシステイン(Se-Cys)が知られ，これらはメチオニンやシステインの硫黄がセレンになったものである．Se-Metは植物性食品中の，Se-Cysは動物性食品中の主な化学形態であるといわれている．

セレンは，グルタチオンペルオキシダーゼ(GSH-Px)，リン脂質ヒドロペルオキシドGSH-Px(PHGPX)，血漿セレノプロテイン-P，ヨードチロニン脱ヨウ素化酵素(TDI)，精子中のセレノタンパク質などに，Se-Cysの形で存在している．GSH-PxやTDIではSe-Cysはその活性中心を構成し，前者は細胞内の過酸化水素や過酸化物を還元し抗酸化的に作用し，後者は甲状腺ホルモンであるT_4のT_3への変換を行っている．

セレン欠乏が主原因と考えられている疾患に，中国の風土病であり心筋壊死性病変を伴う克山(Keshan)病がある．また，セレン摂取不足は虚血性心疾患やがん発症誘因の一つであることが示唆されている．一方，セレンには過剰摂取による中毒症状も起こる．成人(20〜69歳)の所要量は1日45〜60 μg，許容上限摂取量は250 μgとされている．

j. マンガン

マンガン（manganese, Mn, 原子番号25, 原子量54.94）は，タンパク質，糖質，脂質の代謝反応における補〔助〕因子として酵素（デカルボキシラーゼ，ヒドラーゼ，キナーゼ，トランスフェラーゼ等）の活性化に関与する．また，マンガン含有酵素としてピルビン酸カルボキシラーゼとスーパーオキシドジスムターゼがある．鳥類ではマンガン欠乏により骨発育遅延がみられる．

成人（20～69歳）の所要量は1日3.0～4.0 mg，許容上限摂取量は10 mgとされている．

k. モリブデン

モリブデン（molybdenum, Mo, 原子番号42, 原子量95.94）は，キサンチンオキシダーゼ，アルデヒドオキシダーゼ，亜硫酸オキシダーゼ等に含まれている．欠乏症状として，動物では食欲減退，成長抑制，生殖作用障害などが認められ，ヒトでは長期のTPN時に高メチオニン血症，低尿酸血症，昏睡性精神障害が認められた．牛乳，乳製品，豆類，臓器（肝，腎），穀類などはモリブデンのよい供給源である．

成人（20～69歳）の所要量は1日25～30 μg，許容上限摂取量は250 μgとされている．

l. その他の微量元素

コバルト（cobalt, Co, 原子番号27, 原子量58.93）は，ビタミンB_{12}（シアノコバラミン）の構成要素であり，悪性貧血を防止する．フッ素（fluorine, F, 原子番号9, 原子量19.00）は，虫歯予防能があるとされている．また，水道水中のフッ素含量の高い地域では低い地域に比べて骨粗鬆症の発生率が低いという報告がある．ニッケル，ケイ素，スズ，バナジウムは動物での必須性がほぼ確かめられており，ヒ素も必須元素と考えられている．　　　　〔矢ヶ崎一三〕

参 考 文 献

栄養機能化学研究会（編）：栄養機能化学，朝倉書店（1996）
木村修一・小林修平（翻訳監修）：最新栄養学（Present Knowledge in Nutrition）第7版，建帛社（1997）
木村修一・吉田　昭：食品栄養学，文永堂出版（1994）

健康・栄養情報研究会（編）：第六次改定日本人の栄養所要量，第一出版（1999）
鈴木継美・和田　攻（編）：ミネラル・微量元素の栄養学，第一出版（1994）
内藤　博，他：新栄養化学，朝倉書店（1987）
安本教傳，他：エスカ食品化学，同文書院（1983）
Harper's Biochemistry, 25 th edition, Appleton & Lange (1999)
Molecular Biology of the Cell, 3 rd edition, Garland Publishing (1994)

9. 食物繊維

　食品成分として，糖質，脂質，タンパク質，ミネラル，ビタミンは栄養素であり，消化吸収される．炭水化物は糖質と繊維（fiber）から構成されている．その後，食物繊維は，セルロース，ヘミセルロース，ペクチンのような非 α-グルカン多糖類とリグニンを意味した．ついで，さらにその範囲はヒトの食事には，消化酵素に対して抵抗性の多くの成分が登場した（図9.1）．

　食物繊維は消化管内において水および低分子化合物を取り込んで膨潤する．食物繊維と食物繊維の周辺に存在する分子との間にイオン結合，水素結合等が作用する．食物繊維の周りのpH，浸透圧の変化に付随して起こる食物繊維の構造，機能，特に大腸における微生物の酵素によって部分分解された食物繊維自身に変動が起こる．このように，腸の上部と下部においても食物繊維の作用は異なる

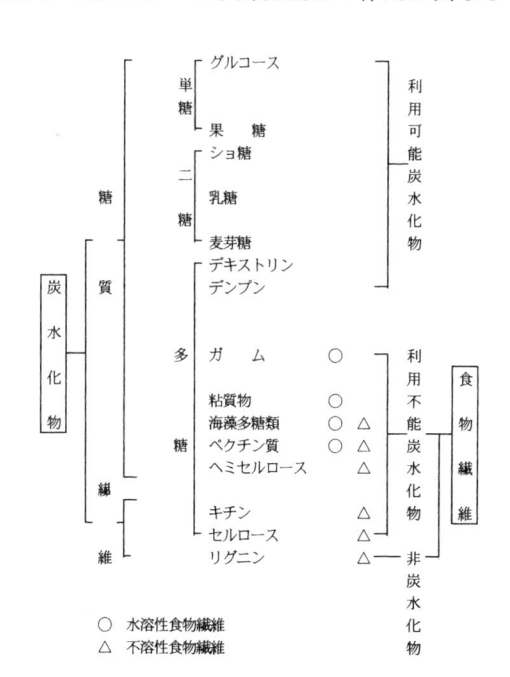

図9.1　四訂日本食品標準成分表の炭水化物の区分

〇　水溶性食物繊維
△　不溶性食物繊維

表9.1 食物繊維の消化管内における作用

	消化管内における作用
口腔	唾液の分泌の増加 咀嚼回数の増加
胃	内容物の希釈 内容物滞留（十二指腸への移行の遅延）
小腸	内容物の希釈 糖，タンパク質，脂質などの消化吸収の抑制 粘膜の肥厚
大腸	内容物の希釈 水分の吸着 腸内細菌による利用 通過時間の短縮 結腸などの肥大
糞便	増大，軟化

(表9.1).

ヒトの消化酵素によって消化されないいわゆる，難消化性の食品成分，あるいは，利用不能炭水化物のヒトの健康に対する有効性が解明されてきた（図9.1）．日本においても，低栄養の時代を脱却し，過剰栄養にもとづく，健康問題を国民が意識しはじめた1970年代から食物繊維は研究対象として取り上げられてきた．過去数十年の食生活の大きな変動すなわち多様化，欧米化は食物繊維の重要性を顕著に増してきた．

9.1 食物繊維の定義

食物繊維の定義として，「ヒトの消化酵素で消化されない食品中の難消化性成分の総体」として認められてきている．つまり，小腸で消化・吸収されないで大腸に送られる食物成分である．主要成分は炭水化物であり，一部非炭水化物も含まれる．

9.2 食物繊維の種類

食物繊維の種類は多く，多様な形態を有する．天然植物細胞の構造由来のセルロースやペクチンがその代表的な例であった．その後，動物性や微生物産生の食物繊維が加わった．更に，合成多糖類も食物繊維に加えられている．

食物繊維は物理的性質から水溶性と不溶性に分けられる．水溶性食物繊維には

表9.2 食物繊維の種類と主な成分

起源	種類	成分
細胞壁の構造物質	セルロース ヘミセルロース （非セルロース多糖類） ペクチン質（不溶性） リグニン キチン	β-D-グルカン キシラン マンナン ガラクタン ガラクツロナン 芳香族炭化水素重合体 ポリグコサミン
非構造物質 （天然物および添加物）	ペクチン質（水溶性） 植物ガム 粘質物 海藻多糖質 化学修飾多糖類	ガラクツロナン ポリウロニド ガラクトマンナン グルコマンナン グルコノマンヌロナン 化工デンプン，CMC

ガム，粘質物，藻類多糖類の一部，ペクチンの一部，ヘミセルロースの一部，一方，水不溶性食物繊維にはセルロース，リグニン，ヘミセルロースの一部，海藻多糖類の一部，ペクチンの一部，キチンなどがある（表9.2）．

a．セルロース

細胞壁の主要な成分である．グルコース（D-グルコピラノース）がβ-1,4結合した直鎖状の多糖類である．デンプンであるアミロースのβ-異性体である．自然界に最も多く存在する．水に不溶である．ある種の菌は菌体外にセルロースを分泌する．

b．ヘミセルロース

細胞壁を構成する．構造糖として，β-1,4-結合の主鎖にD-キシロース，D-ガラクトース，D-マンノース，などがある．一方，側鎖には，L-アラビノース，D-ガラクトース，4-O-メチル-D-グルクロン酸などがある．希アルカリ溶液に溶解する．

c．ペクチン

細胞壁と細胞間の中葉に多く存在する．細胞壁中ではカルシウム，マグネシウムと塩を形成し水に不溶である．D-ガラクツロン酸がα-1,4結合したD-ガラクツロナンを主成分とする多糖類である．野菜，果実に多い．

天然のペクチンはポリガラクツロン酸のカルボキシル基が部分的にメチルエステル化されている．メトキシル基が7％以上含まれるとき，高メトキシルペクチンと呼んでいる．

d．リグニン
細胞壁を構成する高分子化合物である．多糖類ではない．フェニルプロパノイドを構成単位とする．一般の食品には少なく，木材に多い．

e．グアーガム
豆科植物のグアーの種子に存在する．マンノースとガラクトースを主鎖とするガラクトマンナンである．マンノースとガラクトースの構成比は2：1である．

f．グルコマンナン
サトイモ科のコンニャクに含まれ，主成分がグルコマンナンである．グルコースとマンノースがβ-1,4結合している．分枝構造をもつとともに部分的にアセチル化されている．グルコースとマンノースの比は1：1.6である．分子量が大きい．

g．キチン
カニ，エビの殻に多く存在する．キチンはβ-1,4-ポリ-N-アセチルグルコサミンである．非炭水化物である．水に不溶であるが，脱アセチル化して高分子化合物であるキトサンにすると，ゲル化する．

h．アルギン酸
褐藻類の細胞壁粘質多糖である．D-マンヌロン酸とL-グルロン酸の2種のウロン酸のピラノース環型が主としてβ-1,4結合している．

i．寒　天
テングサなどの紅藻に含まれる酸性多糖である．アガロースとアガロペクチンが主成分であり，その成分比は7：3である．

j. そ の 他

いくつかの微生物産生の多糖類が知られている．マメ科植物等の種子に存在する多糖類，低分子水溶性食物繊維であるポリデキストロース，難消化性デキストリン，レジスタントスターチなども食物繊維の定義からみると食物繊維である．

9.3 食物繊維の定量法

食物繊維は多様な化合物の混合物である．すなわち，化学的に均一でないのでその定量は困難である．

いわゆる粗繊維（crude fiber）は家畜の飼料の成分として測定されていた．「四訂日本食品標準成分表」（昭和57年，1982年）に記載されている繊維量は，食品を1.25%硫酸溶液で処理した後，洗浄した残渣を1.25%水酸化ナトリウム溶液で分解処理した残渣の有機成分である．かなり以前からこの定量法はその操作が簡便であることから広く食品の繊維量の指標に用いられていた．粗繊維の定量においてはセルロース，ヘミセルロース，リグニンの一部を測定している．セルロースはかなりの量測定されるが，ヘミセルロース，リグニンは約10～30%を測定しているにすぎない．

その後，中性デタージェント法，酸性デタージェント法が開発・採用された．中性デタージェント繊維（neutral detergent fiber）法は中性デタージェント，すなわちラウリル硫酸ナトリウム溶液で処理して残渣を定量する．このとき食品中のセルロース，ヘミセルロース，リグニン量が測定される．酸性デタージェント繊維（acid detergent fiber）法は1N硫酸にアセチルトリメチルアンモニウムブロミドを添加した酸性デタージェント溶液で処理して残渣を定量する．酸性デタージェント繊維法によって食品中のセルロース，リグニン量が測定される．中性デタージェント繊維法によって得られる数値から酸性デタージェント繊維法によって得られる数値を差し引くと，食品中のヘミセルロース量が計算によって求められる．リグニンおよびペクチンはそれぞれの個別の方法で測定される．これらの方法から食物繊維は中性デタージェント繊維法によって測定された値とペクチン量の合計として求められる．中性デタージェント繊維法はAACC（American Association of Cereal Chemists）の公定法，酸性デタージェント繊維法はAOAC（Association of Official Analytical Chemists）の公定法として採用されていた．

食物繊維の成分を系統的に分画し，それらを定量する方法として，Southgate

は分別定量法を考案した．この方法は精度はかなりすぐれているが，操作が複雑である上，分析に長時間を要するという欠点があった．

ついで，Asp ら，Prosky らは微生物由来の消化酵素を用いて処理する方法を提案した．1985 年 AOAC 公定法となり，食物繊維の定量法として国際的に広範に用いられている．「日本食品食物繊維成分表」(平成4年，1992年)の作表にあたって，酵素・重量法の一つであるプロスキーの変法を基本とした．その概略は次のようである．

試料によって，前処理が異なる．穀類，種実類はそのまま，いも類，野菜類は凍結乾燥した後，0.50 mm (32 メッシュ) のふるいを通す．これらの食品によっては脱脂処理後，試料とする．試料 1 g (採取量：w) を耐熱性 α-アミラーゼ，0.08 M リン酸緩衝液 pH 6.0，100℃ で 30 分間，ついでプロテアーゼ，pH 7.5，60℃ で 30 分間，アミログルコシダーゼ，pH 4.5，60℃ で 30 分間，順次処理して，デンプンおよびタンパク質を加水分解した後，水溶性部分と不溶性部分をるつぼ型ガラスフィルターでろ別する．

a．水溶性食物繊維の定量

さらに，ガラスフィルターを通過した水溶性ろ液にエタノールを加えて室温で 60 分間静置する．再度ガラスフィルターでろ別する．このときガラスフィルター上に得られた残渣を水溶性食物繊維画分とする．さらに，有機溶媒(エタノール，アセトン)を用いて順次洗浄した後，105℃ で乾燥して恒量 (R_1) を求める．別に水溶性食物繊維画分中のタンパク質量 (P_1) と灰分 (A_1) をそれぞれケルダール法と 525℃，5 時間灰化法で定量し，次式によって水溶性食物繊維を求める．ただし，$B_1 = R_{B1} - P_{B1} - A_{B1}$ (R_{B1}，P_{B1}，A_{B1} は，それぞれ R_1，P_1，A_1 のブランク値) である．

$$\text{水溶性食物繊維 (g/100 g)} = [(R_1 - B_1 - P_1 - A_1)/w] \times 100$$

b．不溶性食物繊維の定量

ガラスフィルター上の不溶性部分(残渣)を不溶性食物繊維画分とし，有機溶媒(エタノール，アセトン)で順次洗浄した後，105℃ で乾燥して恒量 (R_2) を求める．別に不溶性食物繊維画分中のタンパク質量 (P_2) と灰分 (A_2) をそれぞれケルダール法と 525℃，5 時間灰化法で定量し，次式によって不溶性食物繊維を求める．ただし，$B_2 = R_{B2} - P_{B2} - A_{B2}$ (R_{B2}，P_{B2}，A_{B2} は，それぞれ R_2，

P_2, A_2 のブランク値）である．

$$不溶性食物繊維\ (g/100\ g) = [(R_2 - B_2 - P_2 - A_2)/w] \times 100$$

総　量：不溶性食物繊維量に水溶性食物繊維量を加えたものを総量とした．ただし，藻類については，試料を酵素分解後，ガラスフィルターでろ別することなく「水溶性食物繊維」と同様の方法で操作したものを総量とする．

プロスキー法においてもいくらかの欠点はある．食物繊維が少ない食品の分析の際，その精度が低い．また，窒素成分をすべてタンパク質と考慮して差し引くことが妥当でない食品もある．

食物繊維を構成する糖をガスクロマトグラフ法を用いて測定する Englyst らの方法もある．この方法によって得られた数値はプロスキー法によって得られた値より大きい．

9.4　食品の食物繊維量

「四訂日本食品標準成分表」（昭和57年，1982年）においては，炭水化物の項目に糖質，繊維として記載されている．この繊維量はいわゆる粗繊維のことである．

食品中の利用不能な炭水化物については，食物繊維を摂取後の体内における役割が健康増進ならびに生活習慣病（成人病）予防の面から重要視されてきていたにもかかわらず，「四訂日本食品標準成分表」に記載されていなかった．また，その後，その測定法にも進歩がみられた．

そこで，地方衛生研究所全国協議会はプロスキー-AOAC 法標準法を用いて，113種の食品について定量し，「地研の繊維表」（昭和63年，1988年）として公表した．ついで Prosky の変法に基づいて，「日本食品食物繊維成分表」（平成4年，1992年）が科学技術庁から公表され，227種の食品の食物繊維量が収載されている．その表には不溶性食物繊維量，水溶性食物繊維量，食物繊維の総量が示されている．「五訂日本食品標準成分表 ―新規食品編―」（平成9年，1997年）にも213種の食品の食物繊維含量が掲載されている．

不溶性食物繊維量と水溶性食物繊維量の合計量がその総量である．なお，藻類については水溶性および不溶性の食物繊維を分別定量を確定できなかったので，総量のみを定量した．すなわち，試料を酵素分解後，ガラスフィルターでろ別することなく水溶性食物繊維と同様の方法で操作したものを総量とした．いくつかの食品の繊維含量（「四訂日本食品標準成分表」）と食物繊維含量（「日本食品食

表9.3 食品の繊維量 (g/100 g)

食品	繊維*	食物繊維**		
		水溶性	不溶性	総量
玄米	1.0	1.0	2.4	3.4
精白米	0.3	φ	0.8	0.8
はいが精米	0.4	0.1	1.2	1.3
小麦（中力粉）	0.2	1.2	1.6	2.8
そば粉（全層粉）	1.0	0.8	3.5	4.3
とうもろこし（生）	1.2	0.4	3.0	3.4
さつまいも（生）	0.7	0.5	1.2	1.7
じゃがいも（生）	0.4	0.1	1.0	1.1
あずき（乾）	4.3	1.2	16.6	17.8
だいず（乾）	4.5	1.8	15.3	17.1
だいこん（根, 生）	0.6	0.4	0.8	1.2
ほうれんそう（葉, 生）	0.8	0.8	2.7	3.5
うんしゅうみかん（生果, じょうのう）	0.2	0.8	1.1	1.9
りんご（生果）	0.5	0.3	1.0	1.3
えのきたけ（生）	0.9	0.3	2.9	3.2
しいたけ（生）	0.9	0.4	3.7	4.1
こんぶ（まこんぶ, 素干し）	3.3	—	—	27.1
わかめ（生）	0.4			3.0

*四訂日本食品標準成分表（1982）　　**日本食品食物繊維成分表（1992）

物繊維成分表」) を表9.3に示す．食品の繊維含量と比較すると，食物繊維含量は高く，食品によっては，きわめて大きな差がある．

9.5　食物繊維の摂取量

食物繊維がヒトの疾病の阻止因子になるという仮説は，いろいろな国民の食物繊維の摂取量に関するデータを蓄積することとなった．

日本人の食物繊維の摂取量は「地研の繊維表」によると，昭和26年（1951年）には22.4 g，昭和35年（1960年）には19.95 g，昭和47年（1972年）には18.9 g，昭和60年（1985年）には17.3 gと徐々に減少した．最近の食物繊維摂取量として，平成元年（1989年）には16.5 g，平成4年（1992年）には16.4 g，平成8年（1996年）には16.9 gである．すなわち，最近10年間の食物繊維の摂取量はほとんど変化していない．さらに，年代別からみた食物繊維摂取量によると，若い世代の人は食物繊維の摂取量は低い．

9.6 食物繊維の生理作用

　食物繊維の生理作用は食物繊維自身が，口，胃，小腸，大腸を順次通過するとき，消化管壁，消化管内容物との生物学的，化学的，物理的なすべての相互作用の結果である．

　食物繊維が消化管に存在するとき，
　① 保水性：　体積の増加を伴う．水溶性食物繊維において顕著である．
　② ゲル化能：　水に溶けると粘度が増し，食物成分が包み込まれる．糖の吸収の遅延などをひき起こす．
　③ 吸着能：　イオン性，非イオン性の吸着があり，陽イオン，陰イオン化合物を吸収する．胆汁酸の吸着は非イオン性の吸着である．

などはすべての食物繊維が発揮するわけではない．それは，高分子である食物繊維は化学的に均一でないためである．また，主に大腸の腸内細菌によって摂取した食物繊維は部分的に分解され，その分解生成物が生理作用を発揮する．すなわち，多様な化合物の混合物であることが，物性も変動するため生理作用の相違としてあらわれる．

　食物繊維を多く含む食事を摂取すると，それ自身によって容量が相対的に多くなり，咀嚼に時間を要する．その際，唾液の分泌の増加をもたらす．口腔から食道を経て胃へ食物が送られる．胃において内容物の滞留が起こる．食物繊維が多いと，胃液の分泌とともに，食物繊維の保水性にもとづいて胃の膨満感を与えることになる．すなわち胃から小腸への移動は，食物繊維の存在で遅くなる．このことが糖代謝にも影響する．

　栄養素の消化，吸収の場である十二指腸，空腸，回腸において，糖などの栄養素の吸収を遅延する．さらに胆汁酸の吸着と再吸収を減少させる．

　食物繊維が消化管を通過するとき，食物繊維が上に示した種々の性質が発揮されると，摂取した食事成分との相互作用，消化成分との相互作用，消化管への直接的作用として，
　① 消化管の動きの活発化
　② 消化管を通過する時間の短縮
　③ 栄養成分の消化・吸収の遅延
　④ 胆汁酸の吸着と腸肝循環量の低下
　⑤ ミネラルの吸収率の変動

表9.4 藻類, きのこ類の食物繊維の消化率

食品	摂取量 (g/日)	消化率 (%)
あまのり	12.7	71
ひじき	12.5	25
まこんぶ	9.0	57
わかめ	13.9	78
えのきたけ	8.9	69
しいたけ	18.4	55

Kishi, K. et al.: *Nutr. Rep. Inter.*, **26**, 183-192 (1982)

⑥ 毒性物質の吸着
⑦ 腸内細菌の菌数の変動
⑧ 便容積の増加

などがある.

ヒトを用いた食物繊維の消化率を表9.4に示す. ひじきの食物繊維の消化率は低い. あまのり, えのきたけ, しいたけ, まこんぶ, わかめの食物繊維の消化率は55～78%である. 一般にペクチン, ヘミセルロースはほとんど腸内細菌によって分解される. セルロースは少量分解される. リグニンは分解されにくく, ほとんど糞便から回収される. このように水不溶性の食物繊維は糞便容量の増加をひきおこす. 平均的にはヒトのエネルギーの2～8%ぐらいは腸内細菌による食物繊維の分解生成物にもとづくと推定されている.

a. 糖代謝

1) 耐糖性改善効果

水溶性食物繊維であるグルコマンナン, グアーガム, ペクチンの摂取は糖類の吸収を抑制する. その結果, 耐糖性改善効果を有することが知られている (図9.2左). これは食物繊維自身の粘性により, 胃から小腸への食物の移動の遅延のためである. さらに, 小腸における糖類の消化, 吸収においても, 食物繊維によって内容物が希釈され, ゲル化した食物繊維に主要な分解生成物の単糖類であるグルコースが取り込まれ, 栄養素が吸収される小腸粘膜との接触が阻止されることによって, グルコースの吸収が抑制される. 事実, 粘性が大きい食物繊維はより効果を有する.

2) インスリン上昇抑制効果

インスリン上昇抑制効果は, ①耐糖性改善効果と密接に関連している. すなわち, 健常者が水溶性食物繊維を摂取すると, 血糖値の上昇が抑制される. その結果, インスリンの分泌も低下する (図9.2右). また, 血糖値が高く, 尿中グルコースが多い糖尿病患者に食物繊維食を投与すると長期的に血糖を調節でき, 治療に有効である. これは, インスリンなどの薬を投与しないで成果を上げている.

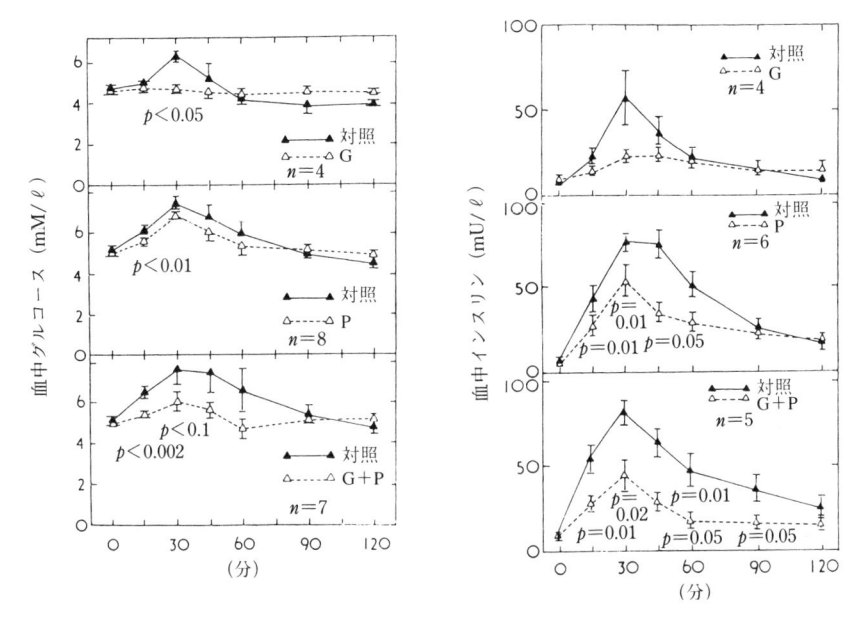

図 9.2 血中グルコース（左），インスリン（右）濃度の変動（Jeukin, D. J. A., et al : *Ann. Inter. Med.*, **86**, 20-23, 1977）
健康なヒトに，14.5 g グアーガム（G），10 g ペクチン（P）を基本食（対照）に添加した．食事（液体）摂取後，グルコース，インスリンを，0, 15, 30, 45, 60, 90, 120 分後に血液を採取し，グルコース，インスリンを判定した．

b. 脂質代謝

1) 血中コレステロール上昇抑制作用

ヒトにおいて，食事脂質，とくに動物性脂肪の摂取が多いとき，血中コレステロール量が増加する．血中コレステロールの上昇は，虚血性心疾患などを誘導することが知られている．そのため，血中コレステロールの上昇を阻止する食事条件のスクリーニングが行われてきた．その一つが食物繊維の摂取である．ヒトにおいては食物繊維のうち，ペクチンが血中コレステロール量を低下させる．しかし，セルロースはそのような作用はなかった．ラットに通常コレステロールと胆汁酸を添加して，血中コレステロールを上昇させる食餌条件で各種の食物繊維を加えて，血中コレステロール上昇抑制効果が認められるかを調べた研究はきわめて多い．その結果，グアーガム，カラギーナン，コンニャクマンナン，アルギン酸ナトリウム，キトサンなどはその作用を有する．

食物繊維の血中コレステロール上昇抑制作用は

① 腸内のコレステロールの吸収阻害を引き起こし，ついで，食物繊維による中性ステロール，胆汁酸の排泄の増加をもたらす．肝臓においてコレステロールから合成された胆汁酸は通常，小腸下部から吸収され肝臓へもどる．これを胆汁酸の腸肝循環（enterohepatic circulation）と呼んでいる．胆汁酸は1日あたりおよそ6〜12回腸肝循環をくり返し，腸内の胆汁酸のおよそ5％ぐらいが糞便へ排泄される．食物繊維が腸に存在すると，胆汁酸は食物繊維と吸着して，糞便への排泄を増加させ，腸肝循環する胆汁酸の割合が少なくなる．このような代謝的連鎖が血中，肝のコレステロールの分解促進をひき起こし，血中コレステロール上昇抑制となる．

② 大腸において腸内細菌により食物繊維が分解され，短鎖脂肪酸である酢酸，プロピオン酸，酪酸を生成する．このうちプロピオン酸が肝のコレステロール合成を抑制する結果，血中コレステロールが低下する可能性が示唆されている．

実験動物を用いた場合，コレステロールを負荷，あるいは負荷しない条件，実験動物の違い，系統差など異なる結果もみられ，一致していないところもある．

2) 血中中性脂肪

血中中性脂肪の上昇もまた，種々の疾患に結びつく．この脂質の上昇を食物繊維が阻止しうるかのデータはかなり多く蓄積しているが，一定の結果は得られていない．

c. ミネラルの吸収率の変動

食品中には，多くの種類のミネラルが含まれている．そのうち，欠乏しやすいという点で栄養学的に問題となるミネラルはカルシウム，鉄，亜鉛，銅などである．一般に食物繊維の摂取は無機質の消化管からの吸収を阻害するとの報告は多い．ミネラルのうち日本人には，カルシウムは不足し，鉄は女性において不足しやすい．

カルシウムの吸収は食物繊維として小麦ふすまにより低下する．この小麦ふすまはフィチン酸（ミオイノシトールヘキサキスリン酸）が含まれている．フィチン酸はカルシウムと強く結合し，カルシウムの利用を悪くすることによる．しかし，ある種の食物繊維はカルシウムの吸収を促進するとの報告もある．

鉄の吸収率は約10％ぐらいである．小麦ふすま，ペクチン，フィチン酸によって鉄の吸収は低下する．セルロースにはその作用はない．

亜鉛，銅の吸収阻害はヘミセルロースの摂取により認められる．一方，ペクチン，セルロースの摂取は亜鉛，銅の吸収を阻害しない．

アルギン酸カリウムの摂取はナトリウムの吸収を阻害する．アルギン酸カリウムは胃酸によってカリウムが遊離する．小腸においてアルギン酸は，小腸内容物中のナトリウムと結合し，ナトリウムを糞便に排泄する．これらの過程において，カリウムは吸収されるため高血圧を予防する．

このようにすべてのミネラルの吸収が食物繊維によって阻害されるものではない．食物繊維に多くのメリットを期待する一方で，食物繊維とミネラルについては重要な問題である．

d．毒性物質の吸収阻止

ヒトの食生活において，各種の毒性物質を少量摂取することはありうる．毒物質を摂取した際，毒作用の軽減に食物繊維が寄与するかのスクリーニングが行われた．食用色素（赤色2号，アマランス），非イオン系界面活性剤の添加により生ずる成長抑制はある種の食物繊維を同時に摂取すると改善が認められる．PCBの摂取，アミノ酸（メチオニン，チロシン，グリシン）の過剰摂取などに観察される悪影響に対して，食物繊維はほとんど効果はない．アフラトキシン，Trp-P-1，Trp-P-2，カドミウムの排泄促進はアルギン酸によって認められている．

ある種の栄養素，毒物質などの腸管吸収抑制作用は次のような作用が考えられる．

① 胃における酸性，小腸におけるアルカリ性により，食物繊維に存在する官能基である -COOH，-OH，-SO_3H，などが，小腸等の種々の化合物と不可逆的に結合し，糞便に排泄される．

② 食事中の食物繊維により胃腸内において体積の増大により，種々の消化産物が希釈される．その結果，濃度が低下し吸収が遅くなる．

③ 摂取した食事成分の腸内通過時間の短縮が吸収時間を減少させる．

9.7 食物繊維と腸内細菌

ヒトの腸内にはおよそ100種類，100兆個の細菌が生育している．ヒトの健康に役立つ菌と病気をひき起こす菌が存在し，何らかの原因でバランスが崩れるこ

とがある．胃から小腸を通過した食物成分のうち，分解・吸収されなかった食物繊維を含む成分は大腸に移動する．ここにおいて食物繊維は腸内細菌によってかなり分解される．しかし，その分解程度は食物繊維の種類，大腸に生育する微生物の種類，内容物の通過時間などによって異なる．

　食物繊維は腸内細菌によって分解される．その結果，酢酸，プロピオン酸，酪酸，イソ酪酸，吉草酸，イソ吉草酸，カプロン酸，乳酸などの有機酸を生成する．大腸内の有機酸のうち短鎖脂肪酸が多い．酢酸は全体のおよそ60％を構成している．プロピオン酸，酪酸はそれぞれ15～20％ぐらい存在している．食物繊維のうち，水溶性食物繊維は不溶性食物繊維よりこれらの有機酸を多く生成する．有機酸の大部分は大腸から吸収される．酢酸は肝臓と末梢組織においてエネルギー源となったり，脂質合成の基質となる．プロピオン酸は大腸上皮細胞において一部利用される．大部分は肝臓において糖新生，エネルギーとして利用される．酪酸は大腸上皮細胞においてほとんどエネルギー源として利用される．

　プロピオン酸を食事に添加すると，血中コレステロールが低下することが実験動物において示された．また，ヒトにプロピオン酸を添加した食事を摂取させたとき，血中総コレステロール，LDLコレステロールがわずかであるが減少した．これは食物繊維がコレステロール代謝に影響する可能性を示している．

　また，二次胆汁酸を増加させる，7α-デヒドロキシラーゼを有する腸内細菌の増加，腸内細菌のβ-グルクロニダーゼによるDMH（1,2-ジメチルヒドラジン）のグルクロン酸抱合体の分解による発がん物質の生成などは食物繊維の摂取による腸内細菌叢の変化にもとづく．

9.8　食物繊維による疾病の予防

　アフリカにおいて，医療にかかわっていたD. BurkittおよびH. Trowellは，食生活と疾病との関係についてきわめて詳細な研究調査を行った．その結果，欧米諸国の人々に肥満，糖尿病，心臓病，大腸がんなどは多く，逆に，アフリカの住民には少ないことを指摘した．このように欧米諸国の人々に多い疾病は，食物繊維の摂取量の不足にもとづいているであろうと推論した．

a．肥満，糖尿病など

　肥満，糖尿病，高血圧，胆石などは食物繊維の摂取不足に基づくことは，疫学調査から認められている．その理由として，食物繊維の摂取は糖質，脂質，タン

パク質と比較してエネルギー量が少なく，食物繊維自身が多くの水分を取り込み膨潤するため，胃の満腹感をひき起こす．さらに，消化管において，糖質，脂質の分解物の吸収阻害などによる．すなわち，食物繊維は消化管からのエネルギーの取り込みの軽減に，直接的あるいは間接的に寄与している．したがって，肥満の予防をもたらす．また，小腸からのグルコースの吸収速度を遅くし，血中グルコースの上昇を抑える．ついでインスリンの分泌も少ないので，糖尿病の予防につながる．

便秘は食物繊維の摂取によって軽減される．食物繊維，とくに不溶性食物繊維の摂取は不消化物の体積を増やすとともに消化管の通過時間を短くする．このことが，糞便量を増加させることになる．

b. 大腸がん

大腸がんは食生活と深く関連している．その発生の因子についていろいろの説が提唱されている．1971年，イギリスのD. Burkittは大腸がんと食事とが密接な関係を有するとの繊維仮説を提唱した．すなわち，「精製された食物の摂取は，食物繊維の含量が少ない．その結果，食物繊維の摂取量が少なくなり，消化管通過時間の延長，糞便容量の減少を伴い，発がん物質と腸粘膜との接触時間が長くなり，がん発生の危険が高くなる．逆に食物繊維摂取量が多いとき，これらは反対の理由により，発がんの割合が抑制される．」（図9.3）というものである．したがって食物繊維による大腸がん予防機序として，

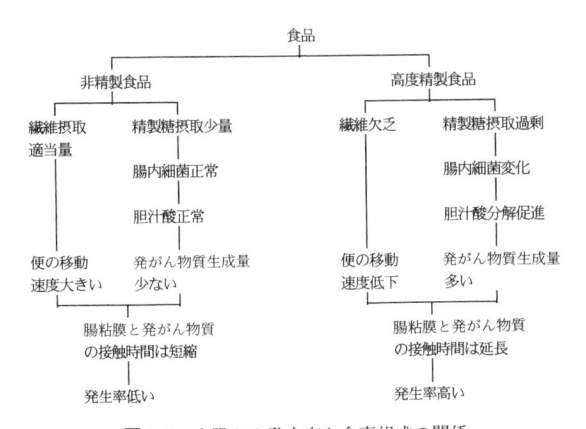

図9.3 大腸がん発生率と食事組成の関係

① 食物繊維摂取により糞便量の増加と通過時間の短縮は発がん関連物質の吸着促進
② 食物繊維摂取は腸内細菌による短鎖脂肪酸の生成による大腸がん予防作用
③ 食物繊維摂取による腸内細菌叢の変化による大腸がん予防作用

などがある．

　疫学調査の結果は食事脂肪の摂取量の多い国民は大腸がんの発生率が高いことを示している．すなわち，動物性食品の摂取量が多いとき，一般に脂肪の摂取量は多くなる．

　脂肪を摂取すると，膵臓のリパーゼにより小腸において脂肪は加水分解をうける．消化において胆嚢から分泌される胆汁中の胆汁酸が乳化の役割を果たし，脂肪の消化を円滑にする．胆汁中の胆汁酸が乳化の役割を果たしているからである．胆汁酸は，肝臓においてコレステロールから合成され，胆嚢において濃縮される．肝臓で作られる胆汁酸を一次胆汁酸と呼んでいる．

　腸内において一次胆汁酸は腸内細菌の酵素作用を受け，二次胆汁酸となる．一次胆汁酸はコール酸，ケノデオキシコール酸などである．二次胆汁酸は，リソコール酸，デオキシコール酸などである．これらはタウリンまたはグリシンとの抱合体として存在する．腸内の胆汁酸濃度は食事脂肪の摂取量が増加すると大きくなる．これらの胆汁酸の化合物の誘導体が，大腸粘膜との接触によりがんの発生を促すと考えられている．

　食物繊維の存在は胆汁酸などを含む腸内産物の滞留時間を短縮すること，あるいは発がん物質の希釈効果を通じて，大腸粘膜への接触を少なくする．その結果，大腸がんの発生の割合は少なくなる．食物繊維が多い食事を摂取すると，糞便への胆汁酸排泄増加をひき起こす．事実，食物繊維摂取量は日本において徐々に減少し，逆に大腸がん死亡率は増加している．ラットに大腸がんはジメチルヒドラジン（DMH）を投与すると生成しうる．このとき，小麦ふすまなどの食物繊維の摂取はその発生率を下げる（表9.5）．

　小腸から大腸に到達した食物繊維は，大腸に生育する腸内細菌の酵素により分解される．その結果，短鎖脂肪酸や乳酸などの有機酸を生成する．このことは大腸内のpHの低下につながり，腸管運動の活発化，腐敗物質の生成抑制，発がん物質の生成抑制を通じて発がん抑制を起こす可能性もある．

表9.5 ラットにジメチルヒドラジン (DMH) 投与による
結腸がん発生率の小麦ふすまによる抑制

	結腸癌発生率 (%)
対照群	0
DMH (30 mg/kg)	100
20% 小麦ふすま	0
20% 小麦ふすま+DMH (30 mg/kg)	67

Barbolt, T. A. and Abraham, R.: *Proc. Soc. Exp. Biol. Med.*, **157**, 656-659 (1978)

大腸内において腸内細菌による食物繊維の分解生成物のうち,短鎖脂肪酸が大腸がん予防作用を有する.短鎖脂肪酸の混合物を小腸,大腸に注入すると,それらの細胞のターンオーバーが促進されることが示されている.酪酸は大腸において,細胞増殖の制御や分化作用を有する.すなわち,酪酸は G_1 における細胞増殖の停止と分化を誘導する.これは遺伝子発現を調節し,遺伝子のプロモーター領域の上流に作用した結果,分化作用を有すると推定されている.一方,ヒト腸がん細胞の培養系を用いて,酪酸がアポトーシスを促進することを通じて細胞の増殖を抑制することが明らかとなっている.

分子生物学的には,大腸がん関連遺伝子には *K-ras*, *p53* などがあり,複数の遺伝子の異動が経緯のうちに蓄積し,発がんに至ると理解されている.がん遺伝子である *K-ras* はアミノ酸コドン12の変異が最も高い確率で活性化し,遺伝子産物の刺激により,常にGTPと親和性を持って活性化された状態になり,過剰な増殖を生じることになる.*p53* はがん抑制遺伝子である.その遺伝子産物のタンパク質は細胞核に存在する.正常型ではDNAの損傷によって誘導され,細胞の異常増殖を抑制する方向に作用する.細胞周期が停止し,DNAの修復を促進する.DNA修復が不可能なときアポトーシスを誘導し,異常細胞を除く.

9.9 食物繊維の目標摂取量

「第六次改定日本人の栄養所要量」(平成11年)には,食物繊維の所要量は示されていない.しかし,目標摂取量が示されている.すなわち,糞便重量あるいは疫学調査から,日本人に対する1日当たりの目標摂取量は,成人では20～25g (10 g/1,000 kcal) と推算される.幼児,学童,高齢者についても1,000 kcal当たり10 gを目安にすれば適当とみなされる.

食物繊維の大量,長期間の投与は消化不良,下痢をひきおこす.さらに,すべ

ての食物繊維が，上に述べたようないろいろな効果を有するわけではないが，ある種の栄養素の吸収阻害をひき起こすことも考えられる．食物繊維の種類は多く，それぞれ化学的，物理的性質が異なるため，摂取したときの各種の生理作用の発揮は食物繊維の物性の違いによって一定しないので，食物繊維の摂取の際，十分配慮する必要がある． 〔青山頼孝〕

参考文献

印南　敏・桐山修八（編）：改訂新版　食物繊維，第一出版（1995）
科学技術庁資源調査会（編）：日本食品食物繊維成分表，大蔵省印刷局（1992）
辻　啓介・森　文平（編）：食物繊維の科学　朝倉書店（1998）
Vahouny, G. V. and Kritchevsky, D.: Dietary fiber Basic and clinical aspects, Plenum Publishing (1983)
Trowell, H., Burkitt D. and Heaton, K.: Dietary fibre, fibre-depleted foods and disease, Academic Press (1985)
Schweizer T. F. and Edwards, C. A.: Dietary fibre-A component of food, Nutritional function in health and disease, Springer-Verlag (1992)
Kritchevsky, D.: Dietary fiber. *Ann. Rev. Nutr.*, 8, 301-328 (1988)

10. エネルギー代謝

　われわれが食べる食物には，栄養素を供給するという側面のほかに，糖質，脂質，タンパク質の三つの主要栄養素については，エネルギーを供給するという側面がある．本章では，この食物のエネルギー源としての役割について述べる．

　また，われわれ人間も，食物を摂取してそれを代謝して，われわれの体を構成する成分を合成するという側面のほかに，栄養素の代謝によってエネルギーを得て，われわれの活動を維持していくという側面がある．

　この物質代謝とエネルギー代謝は，車の両輪のように切っても切れない関係にある．この二つの側面を統一して把握しようとすることが本章の目的の一つである．

10.1　食品のエネルギー

　表10.1には，「四訂　日本食品標準成分表」（以下成分表と略す）の小麦粉の部分を示した．ここにエネルギーという欄がある．この値はどのようにして求められたものであろうか．成分表の説明を読むと，エネルギーの値は，「日本人における利用エネルギー測定調査結果に基づくエネルギー換算係数を適用した」とある．その基本的な原理は，対象となる食品の成分がどれほど消化されるのか，またその食品を食べた場合に尿へどれほどのエネルギーが排泄されるのか，を調べることになる．消化吸収された糖質や脂質はすべて二酸化炭素と水に代謝されるという前提で，尿へ排泄されるエネルギーはタンパク質に由来すると仮定して，対象となる食品を燃焼した燃焼熱を求め，それを摂取したときに糞へ排泄される成分の燃焼熱を求め，さらに尿へ排泄されるその食品由来の物質の燃焼熱を求めて，利用可能なエネルギー量を計算することになる（図10.1）．こうして求めた値は，栄養素が生体内で燃焼した場合の熱量に相当するので，生理的燃焼熱と呼ばれる．

　よく，糖質1gは4kcal，脂質1gは9kcal，タンパク質1gは4kcalとされるが，これはアトウォーターの係数と呼ばれる数値で，Atwaterがアメリカの

表10.1 「日本食品

食品番号 Item No.			食 品 名 Food and description		廃棄率 Refuse	可食部 100g						
						エネルギー Energy		水分 Water	たんぱく質 Protein	脂質 Lipid	炭水化物 Carbo-hydrates	
											糖質 Non-fibrous	繊維 Fiber
					%	kcal	kJ	(·· g ··)				
			こむぎ	Wheat								
9			玄 穀	Whole grain								
	a		—国産普通—	Domestic, medium	☆	333	1,393	13.5	10.5	3.0	69.3	2.1
	b		—輸入軟質—	Imported, soft	☆	348	1,456	10.0	10.1	3.3	73.2	2.0
	c		—輸入硬質—	Imported, hard	☆	335	1,402	13.0	13.0	3.1	66.9	2.4
			(小麦粉)	(Wheat flour)								
10			薄力粉	Soft flour								
	a		—1 等—	First grade	0	368	1,540	14.0	8.0	1.7	75.7	0.2
	b		—2 等—	Second grade	0	369	1,544	14.0	8.8	2.1	74.3	0.3
	c		—学校給食用—	For school lunch	0	368	1,540	14.0	8.5	1.9	74.9	0.3
11			中力粉	Medium flour								

科学技術庁資源調査会編：四訂日本食品標準成分表（1982）より．
「日本食品標準成分表」は，2000年1月現在改訂されつつあり，その一部として新規食品について公表されている．そこでは，炭水化物は糖質・繊維と区別されなくなり，別に食物繊維の項目が設けら

食品について，多くの調査をして，その実際の利用率からそれぞれの成分の平均の生理的燃焼熱としたものである．わが国でも，実測調査の及んでいない食品についてはこの係数を用いている．

10.2 食品のエネルギーの測定

それでは，この食品や糞，尿の燃焼熱はどのようにして測定するのであろうか．図10.2には，その原理を示した．対象となる食品を厚いステンレスの筒の中へ入れ，その筒内の窒素を排除し，加圧した酸素で満たして密封する．そして，試料に接触するように配線したニクロム線に微量の電流を流すことによって，瞬間的に試料を燃焼させ，発生する熱を周囲の水に吸収させる．その水の量を正確に測っておき，その温度上昇を精密に測定することによって燃焼熱を求めるというものである．温度は1,000分の1℃の精度まで測定する．

10.2 食品のエネルギーの測定

「標準成分表」の一部

灰分	無機質 Minerals					ビタミン Vitamins							備考
Ash						A			Thiamin B_1	Riboflavin B_2	Niacin ナイアシン	Ascorbic acid C	Remarks
	カルシウム Calcium	リン Phosphorus	鉄 Iron	ナトリウム Sodium	カリウム Potassium	レチノール Retinol	カロチン Carotene	レチノール効力 Retinol potency					
(……)	(…………mg…………)					(……μg……)		IU	(……………mg……………)				
1.6	24	350	3.1	2	460	0	0	0	0.41	0.10	4.5	0	
1.4	41	310	3.0	3	380	0	0	0	0.48	0.08	4.2	0	
1.6	30	390	3.9	3	350	0	0	0	0.46	0.09	5.0	0	
0.4	23	70	0.6	2	120	0	0	0	0.13	0.04	0.7	0	
0.5	27	95	1.1	2	150	0	0	0	0.24	0.04	1.2	0	
0.4	29	85	1.1	2	130	150	0	500	0.75	0.35	0.8	0	学校給食用小麦粉品質規格規程に基づく製品

〵れているほか,「四訂日本食品標準成分表のフォローアップに関する調査報告」として別途報告されていた成分についても取り込まれて大幅に改訂されている.

　この測定法によって求められた熱量は,食品の全エネルギー (gross energy) とよばれる (図 10.1). そして,ある食品を食べた場合に糞へ排泄されるその食品由来のエネルギーを,糞を乾燥してやはり同様にこの装置で燃焼熱を測定することによって求め,その値を全エネルギーから差し引いて可消化エネルギー (digestible energy) を求める. さらに尿を乾燥して同様に燃焼熱を求めて,その量を可消化エネルギーから差し引いて生理的燃焼熱 (physiological fuel value), 別の名称では代謝エネルギー (metabolizable energy) を算出する. ヒトでは,メタンのようなガスによって失われるエネルギーは小さいので通常問題にされないが,ウシのような反芻動物では,胃内の微生物によってメタンなどのガスが生成し,それが口から排出されてエネルギーとして失われるので,そのエネルギー量をやはり尿へ失われる量と同様に可消化エネルギーから差し引いて代謝エネルギーを求める.

```
全エネルギー ────── 可消化エネルギー ────── 代謝エネルギー（生理的燃焼熱）
(Gross Energy; GE)    (Digestible Energy; DE)   (Metabolizable Energy; ME)

                      糞のエネルギー            尿のエネルギー
                      (Fecal Energy)            (Urinary Energy)

                            正味エネルギー ────── 維持のエネルギー
                            (Net Energy; NE)      (Energy for Maintenance)

                            特異動的作用          生産のエネルギー
                            (Specific Dynamic Action; SDA)  (Energy for Production)
                                                  ┌運動のエネルギー┐
                                                  │泌乳のエネルギー│
                                                  │成長のエネルギー│
                                                  └その他          ┘
```

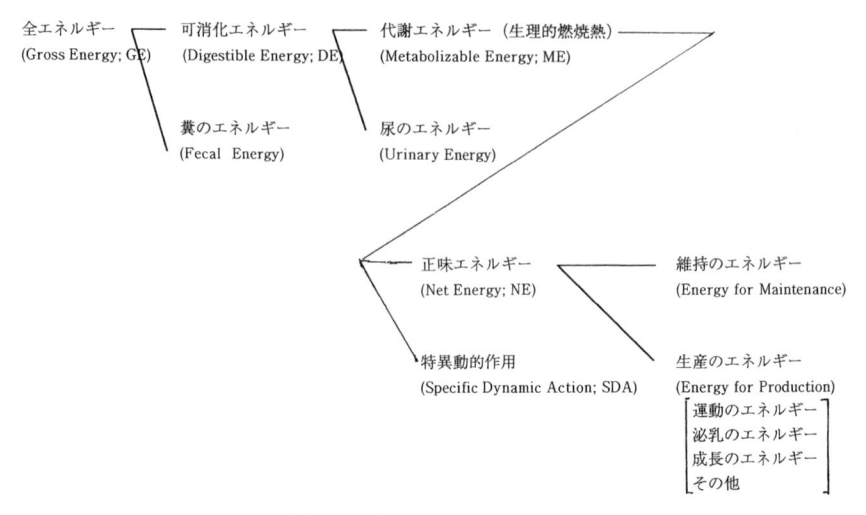

図10.1　食品のエネルギーの利用

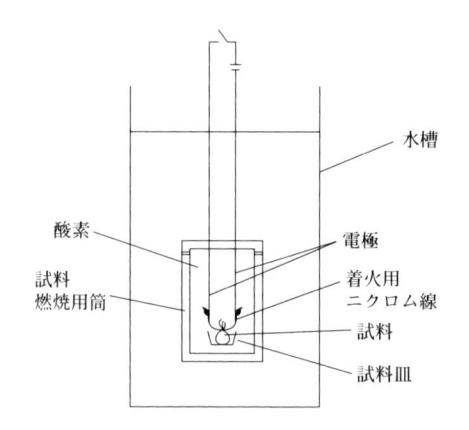

図10.2　ボンベカロリメーターの原理
食品の燃焼熱を測定するボンベカロリメーターは，丈夫な筒の中に試料を入れ，中の窒素を排除し，密閉して，加圧した酸素を封入した後に試料に着火し燃焼させる．その熱を重量のわかった水をいれた水槽の水に伝え，その温度上昇から燃焼熱を求める．

10.3　エネルギーの利用

　食物から摂取されたエネルギーは，われわれの体で種々の目的で利用される．しかし，代謝エネルギーのすべてが利用できるわけではない．食物を摂取すると，われわれの体の発熱量は増加する．この食物摂取後の発熱量の増加を特異動的効果（specific dynamic effect），もしくは特異動的作用（specific dynamic action）といっている．このエネルギーは，環境の温度が低くて，われわれが特別にエネルギーを生産して体を暖めている場合には，体を暖める目的に利用で

き，その分栄養素を燃やす量を節約することができるので，有効に利用されるが，温暖な条件下では熱になって放散してしまい，利用できないエネルギーとされる．

この特異動的効果によって失われるエネルギーは，通常生理的燃焼熱の約10%と評価される．この値は，われわれが摂取している栄養素，たとえば糖質が中心であるか，タンパク質をどの程度摂取しているか，脂肪はどの程度摂取しているかによって，すなわち栄養素の摂取量とそのバランスによって影響されることが知られている．特異動的作用によって失われる熱量は，摂取した栄養素を同化する過程で失われる熱量と考えられる．したがって，同化しにくい摂取の仕方をするとこの効果は大きくなる．たとえば，タンパク質を単独で摂取した場合は値が大きくなることが知られている．脂肪は，一度加水分解されて再びエステル化されることはあっても，ほぼそのままの形で運搬され貯蔵されることがあるので，特異動的作用によって失われる熱量は少ないとされる．特異動的作用によって失われるエネルギー量は栄養所要量の策定においても長いこと10%として扱われていたが，1999年の第六次改定では，この部分は活動時のエネルギー消費量に含まれるものとして廃止された．

こうして代謝エネルギーから特異動的効果によって失われるエネルギー量を差し引いたものが正味エネルギー（net energy）とよばれる部分で，これがわれわれの利用できるエネルギーになる．そのエネルギーは，体内でATPを生産して諸種の目的に利用されるほか，運動，成長，胎児の成長，泌乳，毛髪や皮膚の生成などに利用される．体を維持するために使われるエネルギー量は維持のエネルギーと呼ばれ，運動，成長，胎児の成長，泌乳，毛髪や皮膚の生成などに使われるエネルギー量は生産のエネルギーとよばれることがある．

10.4　エネルギー代謝の測定

一方，われわれのエネルギー代謝はどのようにして測定するのであろうか．それには直接法とよばれる方法と間接法とよばれる方法がある．直接法とは，ちょうど食品の全エネルギー量を求める場合に，食品を燃焼して発生する熱で水を暖め，その水の量と上昇した温度から求めたのと同様の原理で，われわれの体から放散される熱で水を暖め，その水の量と温度の上昇から求めるものである．被検者は，密閉され断熱された部屋に入り，その周囲に水の通路を作り，一定時間にその水の温度がどれだけ上昇したかを測る．この方法はどうしても装置が大がか

りになる．

　一方，間接法は，われわれの体内で燃焼した栄養素の量を求め，その量から計算する方法である．タンパク質の燃焼量は，尿へ排泄された窒素量から求める．糖質の燃焼量と，脂質の燃焼量は，消費される酸素の量と，排出される二酸化炭素の量から次のようにして求める．糖質，たとえばグルコースが燃焼すると，次式のように，使われる酸素の量と排出される二酸化炭素の量は，モル比で1.0となる．

$$C_6H_{12}O_6 + 6\,O_2 = 6\,CO_2 + 6\,H_2O \quad CO_2/O_2(RQ) = 6/6 = 1.0$$

　一方，脂肪酸（たとえばリノール酸）が燃焼すると，次式で，そのモル比は0.7に近い値となる．

$$C_{17}H_{31}COOH + 25\,O_2 = 18\,CO_2 + 16\,H_2O \quad CO_2/O_2(RQ) = 18/25 = 0.72$$

　このモル比を呼吸商（Respiratory Quotient；RQ）と呼ぶが，この呼吸商から，糖質と脂質の燃焼の比率を求めることができる．この値と酸素の消費量から体内での糖質と脂質の燃焼量を求める．

10.5　エネルギー代謝に影響を及ぼす因子

　一方，われわれのエネルギー代謝はどのような因子によって影響を受けるのであろうか．

a．環境温度とエネルギー生産量

　われわれがどの程度の量の熱を放散しているかをエネルギー損失量というが，この値は，体温が一定である以上，体内で生産するエネルギー量に等しい．エネ

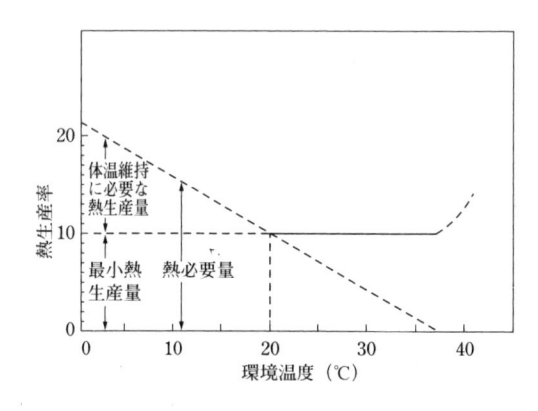

図 10.3　動物の熱生成と環境温度の関係（Kleiberによる）
　動物は環境温度が20℃を越えるような状況では，安静時の熱生成は安定している．環境の温度が下がると，自らの体温を維持するために栄養素を燃やして熱を生産する．

10.5 エネルギー代謝に影響を及ぼす因子　209

ルギー損失量は直接法によって求められるエネルギー量であり，エネルギー生産量は間接法によって求められるエネルギー量である．ここではエネルギー生産量という言葉を用いるが，それはエネルギー損失量と原理的に等しい．

　図10.3は，環境温度とエネルギー生産量の関係を示したものである．20℃を越えるような温暖な条件下ではわれわれのエネルギー生産量は一定であり，寒冷条件におかれるとエネルギー生産量が増加することがわかる．こうしてわれわれの体温は一定に保たれる．

b．体のサイズとエネルギー生産量

　体のサイズもエネルギー生産量に大きな影響を与える因子である．図10.4はヒトの体のサイズとエネルギー生産量の関係を示したものである．普通の体重の人も，肥満の人もまとめて図示されている．エネルギー生産量を体重の2/3乗で

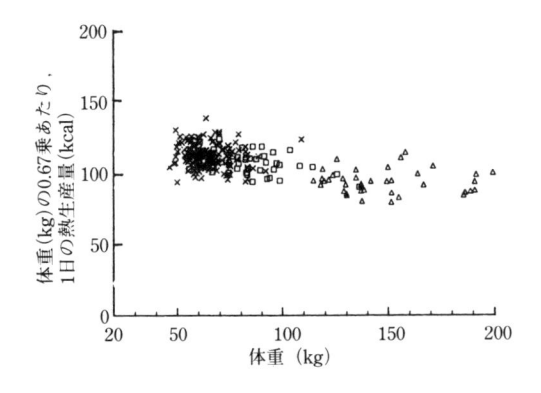

図10.4 ヒトの体重と熱生産量の関係（Heusnerによる）
ヒトの安静時の熱生産量を体重の0.67乗で割ると，図に示されているように値がほぼ一定になる．すなわち，安静時の熱生産量は体重の0.67乗にほぼ比例する．
　×は正常体重の人，□はやや肥満の人，△は肥満の人を示す．

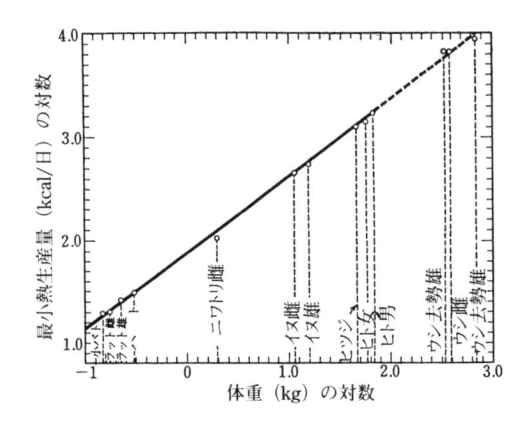

図10.5 動物の体重と熱生産量の関係（Kleiberによる）
ハトからウシまでの広い範囲にわたる最小熱生産量と体重の関係．
　図から，最小熱生産量は体重の0.75乗に比例すると計算される．この体重の0.75乗をメタボリック・ボディー・サイズ（代謝体型：MBS）という．

割ると，広い体重範囲にわたってほぼ一定の値が得られることが図 10.4 からわかる．すなわち，われわれのエネルギー生産量は体重の 2/3 乗にほぼ比例する．体表面積は体重の 2/3 乗に比例することが知られているので，われわれのエネルギー生産量は体表面積に比例すると考えてよい．

一方，広い範囲の動物について体重とエネルギー生産量の関係を求めたのが図 10.5 である．図 10.5 からその関係を式にすると，エネルギー生産量は体重の 3/4 乗に比例することが明らかにされた．この体重（kg）の 3/4 乗という数値は，メタボリック・ボディー・サイズ（MBS）と呼ばれ，動物のエネルギー代謝において基本的な概念となっている．内因性の窒素排泄量も MBS に比例することが知られているので，MBS はタンパク質代謝においても重要な概念である．

c．生活活動強度とエネルギー代謝

運動もしくは生活活動強度の程度によって，エネルギー生産量が影響をうけるのは明らかである．わが国の栄養所要量では，生活活動強度によってエネルギー所要量を分けている．18〜29 歳の男子で，生活活動強度 I（低い）では約 2,000 kcal，II（やや低い）では 2,300 kcal，III（適度）では 2,650 kcal，IV（高い）では 2,950 kcal とされている（巻末：第六次改定日本人の栄養所要量参照）．

10.6 ATP の生産とエネルギー代謝

われわれの栄養素が代謝される場合，体内で ATP が生産されることは周知の通りである．糖質，脂質のエネルギーはほぼ 40% の効率で ATP のエネルギーとして保持され，ATP が使われると最終的に熱になって放散される．タンパク質，脂肪，糖質の代謝によって ATP がどれだけ生成されるかは，代謝マップで ATP が生成する分子数を調べることによって計算することができる．

こうしてわれわれに必要な ATP の量が充足されると，過剰な栄養素はタンパク質や脂肪など体成分としてわれわれの体に蓄積する．

ATP の生産量はその必要量によって制御されている．運動をして多量の ATP を使うとそれを再生するために栄養素が消費されることになる．この現象はミトコンドリアでの基質の消費と ATP 生産のカップリングとして観察される．

また，基質の代謝の調節はパスツール効果などとして観察され，翻ってわれわれの体温が一定に保たれている機構を説明することができる．

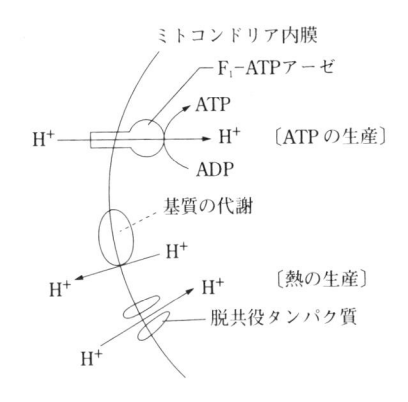

図10.6 ミトコンドリア内膜における ATP の生産と脱共役タンパク質の作用

ミトコンドリア内膜では、栄養素（基質）を酸化することによって膜を介した H^+ の勾配が生成し、それが解消されるエネルギーを利用して ATP が生産される。しかし、膜に脱共役タンパク質があると、この H^+ の勾配が ATP を生産することなく解消してしまい、基質の酸化は熱のみをもたらすことになる。

10.7　褐色脂肪組織

　ミトコンドリアでの ATP 生産と基質の消費がカップリングしない例が褐色脂肪組織における脱共役タンパク質の作用である。通常のミトコンドリアでは ATP の生産と基質の代謝が共役している。すなわち基質の燃焼によってもたらされる H^+ イオンの勾配を利用して ATP の生産をする。しかし、脱共役タンパク質が存在すると、図10.6に示したように、基質の代謝によってできた H^+ イオンの濃度の勾配を、膜を横切って H^+ イオンを通過させてしまうことによって、ATP アーゼの作用とは独立して解消してしまう。すなわち、基質の代謝によって生成する熱量はすべてそのまま熱になって放散されてしまうことになる。こうして、ATP の生成とは独立して栄養素が代謝され熱が放出される。

　褐色脂肪組織は頸部の背側やそけい部に多いが、白色脂肪組織の中にも散在するとの説もある。従来、脱共役タンパク質は1種が知られていたが、近年さらに他の脱共役タンパク質が発見され、その生理的意義の解明が進められている。また、褐色脂肪組織以外にも脱共役タンパク質の存在が知られるようになり、この分野の研究も急速に発展している。

10.8　食欲制御と肥満の機構

　上述のように、肥満は栄養素の摂取量とわれわれの熱生産量の差の部分が体に蓄積してもたらされると考えてよい。肥満は高齢者の疾病の遠因となる場合が多いので、肥満対策が医療現場でも重視されている。

　肥満と深い関係にあるのは、食物の摂取とエネルギーの消費であることを考え

表10.2 食欲を制御するホルモンの例

ホルモン	産生器官	作用
コレシストキニン	脳，小腸	食欲抑制
ニューロペプチドY	脳	食欲促進
レプチン	脂肪組織	食欲抑制
オレキシン	脳	食欲促進
グルカゴン様ペプチド-1	小腸	食欲抑制

その他, Science, **280**, 1313 (1998) には，成長ホルモン放出ホルモン，甲状腺ホルモン放出ホルモン，メラニン細胞刺激ホルモン，コルチコトロピン放出因子，アゴウチ関連タンパク質，メラニン濃縮ホルモン，ガラニン，アゴウチ，が挙げられている．

ると，食欲に関心が向くのは当然といえる．食欲の制御は複雑である．表10.2には，食欲を制御するとされるホルモンが示されている．1994年にレプチンが発見された．このホルモンは食事の成分とインスリンの影響を受けて脂肪組織が生産し，それが視床下部に作用して食欲を抑制することが示された．また，このホルモンはアドレナリンの$\beta 3$-レセプターを介して貯蔵されている脂肪の分解を促進し，熱生産を増加させる作用があることも明らかになった．

さらに近年，オレキシンというホルモン（脳ペプチド）も発見されている．このホルモンは，食欲を促進する作用を示す．

生活習慣病の予防は肥満対策に負うところが大きいことを考えると，この分野はさらに急速に進展するものと考えられる． 〔野口　忠〕

参考文献

マックス・クライバー（亀高正夫・堀口雅昭共訳）：生命の火―動物エネルギー学―養賢堂 (1987)

11. 栄養所要量と科学的食生活

11.1 栄養必要量と所要量の基礎的概念

どれだけ栄養素を摂取すべきかという問いに対する答えは，栄養素の必要量という考え方と，所要量という考え方がある．必要量は英語では requirement といい，これに相当する平均の必要量を所要量としているのはエネルギーで，FAO/WHO/UNU の委員会では，たとえばエネルギーについて，「長期にわたって健康を維持できる体重，体組成，活動のレベルにおいてエネルギーの損耗を補給する食物からのエネルギー摂取のレベル」と定義している．一方，所要量という考え方は，allowance といい，やはり FAO/WHO/UNU の委員会では，たとえばこの考えに基づいて決められるタンパク質について，「集団の実際上すべての個人の必要量を満たすかそれを上回る量」と定義している．この量は，また「安全摂取レベル」ともされている．

栄養素の摂取量が必要量を下回ると，欠乏症状が現われる．すなわち，必要量の概念は，欠乏症状の現われない最低の摂取量である．しかし，この量には，個体差があり，多数の例をまとめると，図 11.1 A のように分布すると考えてよい．このような集団のエネルギーの平均必要量は，図 11.1 A の a に示した点の量になる．このことは，ある集団（たとえば 20 代の男子といったような）についての必要量を示すと，その量を摂取することによってその集団の 50% の人の必要量は満たすが，50% の人については欠乏症状が現われる量と解釈される．この様子は図 11.1 の B に示されている．

エネルギーは，必要量を上回って摂取しても肥満という害が現われるし，下回って摂取すれば体重減少という害が現われるため，栄養所要量を示す場合，平均必要量を示すという方法がとられる．国が示す所要量は，一般に個人に適用されるものではなく，たとえば，「20 代の男子」というように集団に適用されるものであるが，もし個人がそれを参考にするとなると，エネルギー必要量は，このように，個人が集団の中でどの位置にいるかを判断することが重要になる．わが国

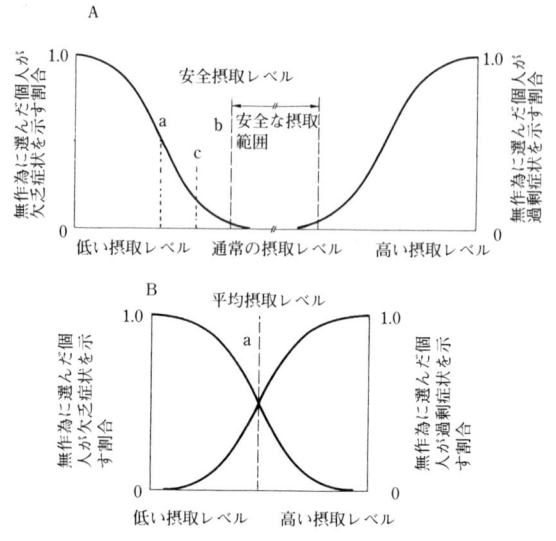

図11.1 栄養素の摂取レベルと欠乏症状・過剰症状発症の割合

　A：必要な栄養素の摂取量がゼロの場合には，原理的にはすべての人が欠乏症状を示すことになる．摂取量を上昇させていくと，欠乏症状を示す人は徐々に少なくなり，どこかの量ではとんどの人が欠乏症状を示さなくなる．さらに摂取量を上昇させると，徐々に過剰症状を示す人が現れはじめ，さらに摂取量を増やすと，原理的にすべての人が過剰症状を示すことになる．エネルギーは平均必要量はaの所になり，この点では，50％の人のエネルギーの必要量は充足するが，50％の人については不足することになる．しかし，エネルギーは不足も過剰も有害である．したがってその所要量を示そうとすると，平均の必要量すなわち，50％の人の必要量を満足する量（図中aのところ）を示すことになる．

　B：上記の関係を図示したもの．平均の必要量以上を摂取すると50％の人は過剰となり，平均の必要量以下を摂取すると50％の人は欠乏となることを示す．

でも，このようにある集団のエネルギーの平均必要量の値を所要量としている．
　一方，所要量は異なった概念で，むしろ安全摂取レベルに近い数値である．たとえばタンパク質の所要量は，97.5％の人の必要量を満足させる量が示される．その根拠は次のとおりである．タンパク質の必要量も，ある集団について分布を調べると，図11.1Aのようになると考える．しかしエネルギーの場合と違って，タンパク質の場合は摂取過剰の害は通常問題になることは少なく，むしろ摂

取不足が問題とされる．したがって，図 11.1 A の b の点を所要量とすれば，全体の 97.5% の人に不足がでることはないと判断され，さらにたとえ図 11.1 A の c の点にいる人でも，b の量を摂取しても害は少ないと考える．このようにしてタンパク質の所要量は決定される．

　栄養素の摂取量の基準の示し方には，さらにもう一つ基準摂取量ともいうべき量がある．たとえば，食物繊維や食塩などは，必要量も所要量も設定しにくい．食塩では，欠乏症状が現れる量はきわめて少ない量で，非現実的な量である．食物繊維も欠乏症がでるというものではない．したがってこれらについては推奨量（もしくは目標摂取量）ともいうべき値が示される．

　さらに栄養素によっては上限を勧告しておいたほうが安全なものもある．たとえばビタミンAやDなどがこれにあたる．栄養補助剤などが広く普及すると，これらの栄養素のように必要量がきわめて少量で，かつ栄養補助剤で摂取しやすい栄養素は過剰摂取の危険がある．とくにビタミンAやDは過剰症が知られているので，やはり上限の値を示すことは国民の健康増進の上で重要であろう．

　このように，栄養素の摂取に関する推奨量にはいくつかの内容の異なる数値が示されることになる．それをまとめると図 11.1 A のようになる．すなわち，摂取水準が 0 の場合には，すべての人が欠乏症状を示すはずである．摂取水準が上昇するにしたがって集団の中で欠乏症状を示す人の割合が減り，ある量以上を摂取すると欠乏症状を示す人はいなくなるはずである．さらに摂取量が増えると今度は過剰の症状を示す人が現れはじめ，さらに摂取量が増えるとすべての人が過剰の症状を示すようになると推定される．図 11.1 B に示したように，エネルギ

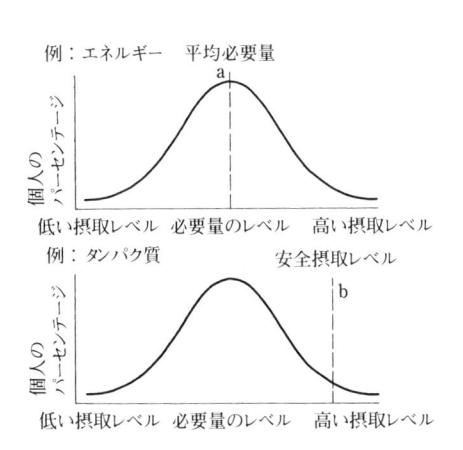

図 11.2　栄養素の必要量の個人間の分布
　栄養素の必要量には個人間でばらつきがあるが，どのように分布するかを示した．平均必要量の所が人数ではもっとも多い．

一の摂取の場合は二つの曲線は重なるが，タンパク質の場合は図11.1Aに示したように，二つの曲線は分離すると考えられている．図11.1と同趣旨であるが，栄養素の必要量が個人の間でどう分布しているかを示したものが図11.2である．

11.2 各国の栄養所要量

FAOによれば，現在世界の約40カ国で栄養所要量が示され，国の食糧政策や給食計画などの基準となっているという．アメリカの推奨所要量 (Recommended Dietary Allowances) では，エネルギー，タンパク質のほか，ミネラルについては，Ca, P, Mg, Fe, F, I, Zn, Cu, Cr, Mn, Se, Mo というように微量元素の所要量も示されている．ビタミンでは，A, D, E, K, B_1, B_2, B_6, B_{12}, C, ナイアシン，パントテン酸，ビオチン，葉酸がとりあげられている．1999年に改定されたわが国の栄養所要量では，エネルギー，タンパク質，脂質，カルシウム，鉄，カリウム，リン，マグネシウム，銅，亜鉛，クロム，モリブデン，ビタミンA, B_1, B_2, C, D, E, K，ナイアシン，パントテン酸，ビオチン，葉酸について示され，ナトリウムは食塩摂取量として「望ましい」値が示されている．さらにカリウムを除く無機質，ビタミンA, D, E, Kおよびナイアシン，ビタミンB_6，葉酸については，許容上限摂取量が示されるなど，大幅な改定がなされている（巻末参照）．

11.3 食 事 指 針

食事指針 (dietary guideline) とは，栄養摂取量というよりは，むしろ望ましい栄養素の摂取の仕方に関するわかりやすい勧告という性質のものである．図11.3は，アメリカの食事指針とわが国の食事指針について対応しうる項目をなるべく対置させて示したものである．両者に多くの一致点が認められる一方，それぞれの食生活の状態を反映して，微妙な差も明らかである．さらに，アメリカの食事指針には「量」を指導する部分がある．図11.4はそれを示した図であるが，ピラミッドの底辺ほど重要なものとなっている．穀類等は毎日6~11サービング（この食品群では1サービングは約110 kcalにあたる）は食べましょうとあるし，頂点の砂糖や油脂などは，十分に気を付けて控えめに食べましょうとされている．

ここで注目すべきは，食物を群に分けていることである．このように食物を群に分けて食品群として把握することは広く行われている．アメリカの食事指針で

11.3 食事指針

日本の「健康づくりのための食生活指針」
（1985年5月策定）

1. 多様な食品で栄養バランスを
   - 1日30食品を目標に
   - 主食、主菜、副菜をそろえて
2. 日常の生活活動に見合ったエネルギーを
   - 食べ過ぎに気をつけて、肥満を予防
   - よく体を動かし、食事内容にゆとりを
3. 脂肪は量と質を考えて
   - 脂肪をとりすぎないように
   - 動物性の脂肪より植物性の油を多めに
4. 食塩をとりすぎないように
   - 食塩は1日10グラム以下を目標に
   - 調理の工夫で、無理なく減塩
5. こころのふれあう楽しい食生活を
   - 食卓を家族のふれあいの場に
   - 家庭の味、手づくりのこころを大切に

アメリカの「食事ガイドライン」(1995年)

1. いろいろな食物を食べよう
2. 身体活動に合わせた食事の量をとろう 体重の維持、減量に努めよう
3. 穀類、野菜、果物の多い食事を選ぼう
4. 脂肪、飽和脂肪酸、コレステロールの少ない食事・食物を選ぼう
5. 砂糖の量がほどほどの食事・食物を選ぼう
6. 食塩、ナトリウムの量がほどほどの食事・食物を選ぼう
7. アルコール性飲料を飲むときには、ほどほどにしよう

図11.3 日本の食事指針とアメリカのダイエタリーガイドラインの比較

日本，アメリカその他の国で，国民の食事の指針を出している．これは，日本の食事指針とアメリカのダイエタリーガイドラインを比較したもので，両者はよく類似しているが，その国の状況を踏まえてニュアンスの相違が読みとれる．

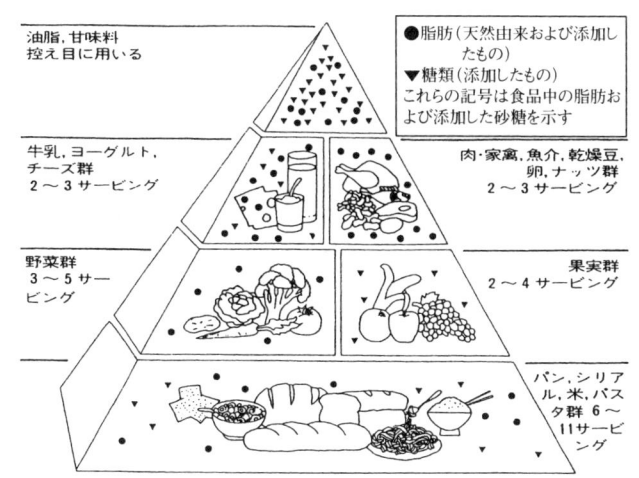

図11.4 アメリカのダイエタリーガイドラインのフードガイドピラミッド

この図はアメリカのダイエタリーガイドラインの特徴となるもので，毎日の摂取量の目安を量的に示している．最小の値を選択すると1,500 kcalほどになり，最大の値を選択すると2,600 kcalほどになる．摂取の目安を日常の体験に近いサービングという量で示してあること，食品群を6群に分けていることなど，工夫がうかがわれる．

表11.1 アメリカの食事指針による推奨摂取量

食品群	1サービング標準	1サービングのエネルギー供給量 (kcal)	サービング量から計算した推奨量 (1日 kcal)
牛乳・ヨーグルト・チーズ群	牛乳で275 ml	160	320～480
肉・とり肉・魚・ナッツ・卵・豆（乾燥）群	赤身の肉で60～85 g	130	260～390
野菜群	野菜ジュースで200 ml	35	100～175
果実群	果実ジュースで200 ml	80	160～320
パン・シリアル・米・パスタ群	シリアルで30 g	110	660～1210
		合計	1,500～2,600

は、アルコール飲料を除いて6群に分けるという考え方で示されている．わが国でも4群に分ける方式や5群に分ける方式が提唱されている．「第五次改定日本人の栄養所要量」では16群に分類されている．

いくつかの国でこのようにそれぞれの国民の食生活の状況を考慮した勧告が出され、それらは一般に食事指針と呼ばれている．

11.4 食生活と生活習慣病

食生活と生活習慣病についても多くの議論がなされており、批判に耐える方針が示されている．たとえば厚生省の示している食事指針も、栄養素の所要量を充足させるという側面だけでなく、成人病対策を十分考慮した内容（対象特性別）となっている．食生活と特に関連の深い疾病は、肥満、糖尿病、動脈硬化などがあり、多くの場合にそれにともなう高血圧や脳梗塞、心筋梗塞、脳出血などがある．これらは、いずれも長年の過食やバランスの悪い食生活、飲酒などが遠因になっている場合が多いと考えられている．近年は、食事指針も充実しており、それらを十分参考にすることが豊かな人生を過ごす基盤となろう．

11.5 21世紀の科学的食生活をめざして

幸い現在のわが国のように食物に恵まれている状況では食物の選択の幅は広い．過食を避けバランスのとれた食生活をすることが、活動的で充実した長い生涯を送ることを可能にするであろう．そのための情報は十分に整えられている．

特定保健用食品の活用なども考慮にいれて、必要に応じて生活に生かしていく

ことも新しい時代の食の形になろう．

さらに，不幸にして治療を要する病気になった場合には，その状況に適した食生活がある．専門家の指導・助言にしたがって食生活に配慮することは，人生を充実したものにする有効な手段となる．

21世紀の栄養学では，個人の遺伝的特性に十分配慮した個人に対する栄養指導が発展する時代であると考えられる．われわれの食生活は本来個人の遺伝的特性によって幼少時代からすでに少しずつ違ったものになるはずである．極端な例を挙げれば，フェニルケトン尿症のように特定のアミノ酸代謝に異常がある場合，そのアミノ酸の摂取に配慮することが生後すぐに始められている．このような極端な場合でなくとも，個人にはその機能に差があるので，その特徴を知って対策を考えることは，質の高い生活への道となるであろう．

21世紀の食生活は，個人の機能の特徴を踏まえた生涯にわたる食の構築となると考えられる．栄養学もその方向に発展するに違いない． 〔野口　忠〕

参考文献

健康・栄養情報研究会（編）：第六次改定 日本人の栄養所要量 食事摂取基準，第一出版（1999）

小林修平（編著）：栄養所要量・基準量と食生活ガイドライン，建帛社（1997）

坂本元子・木村修一・五十嵐 脩（責任編集）：世界の食事指針の動向，建帛社（1998）

Dietary Guidelines for Americans: 4th edition, U. S. Department of Agriculture, U. S. Department of Health and Human Services (1995)

Protein and Energy Requirements: Report of a Joint FAO/WHO/UNU Expert Consultation, World Health Organization, Geneva (1985)

Recommended Dietary Allowances, 10th edition, National Academy Press, Washington, D. C. (1989)

第六次改定日本人の栄養所要量
－食事摂取基準－

　日本人の栄養所要量は，健康人を対象として，国民の健康の保持・増進，生活習慣病予防のために標準となるエネルギー及び各栄養素の摂取量を示すものである。

　栄養欠乏症を予防する観点から，特定の年齢層や性別集団の必要量を測定し，その集団における50％の人が必要量を満たすと推定される1日の摂取量を「平均必要量」とした。「栄養所要量」は，特定の年齢層や性別集団のほとんどの人（97～98％）が1日の必要量を満たすのに十分な摂取量であり，原則として「平均必要量＋標準偏差の2倍（2SD）」で表される。また，平均必要量を算定するのに十分な科学的知見が得られない場合は，特定の集団においてある一定の栄養状態を維持するのに十分な量を所要量として用いることとした。

　一方，過剰摂取による健康障害を予防する観点から，特定の集団においてほとんどすべての人に健康上悪影響を及ぼす危険のない栄養素摂取量の最大限の量を「許容上限摂取量」とした。これらの数値を総称して「食事摂取基準」とする。

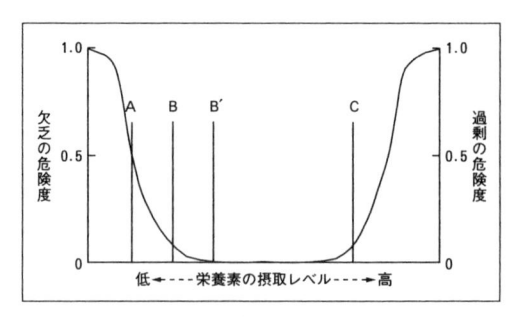

図1　食事摂取基準

A：平均必要量
B：栄養所要量（平均必要量が算定される場合）
B′：栄養所要量（平均必要量が算定されない場合）
C：許容上限摂取量

表1 年齢区分別体位基準値

年齢 (歳)	身長 (cm) 男	身長 (cm) 女	体重 (kg) 男	体重 (kg) 女
0〜（月）	61.7		6.4	
6〜（月）	70.7		8.5	
1〜2	83.6		11.5	
3〜5	102.3		16.4	
6〜8	121.9	120.8	24.6	23.9
9〜11	139.0	138.4	34.6	33.8
12〜14	158.3	153.4	47.9	45.3
15〜17	169.3	157.8	59.8	51.4
18〜29	171.3	158.1	64.7	51.2
30〜49	169.1	156.0	67.0	54.2
50〜69	163.9	151.4	62.5	53.8
70以上	159.4	145.6	56.7	48.7

表2 生活活動強度別エネルギー所要量

(kcal/日)

年齢 (歳)	Ⅰ（低い）男	Ⅰ（低い）女	Ⅱ（やや低い）男	Ⅱ（やや低い）女	Ⅲ（適度）男	Ⅲ（適度）女	Ⅳ（高い）男	Ⅳ（高い）女
0〜（月）	\multicolumn{8}{c}{110〜120/kg}							
6〜（月）	100/kg							
1〜2	—	—	1,050	1,050	1,200	1,200	—	—
3〜5	—	—	1,350	1,300	1,550	1,500	—	—
6〜8	—	—	1,650	1,500	1,900	1,700	—	—
9〜11	—	—	1,950	1,750	2,250	2,050	—	—
12〜14	—	—	2,200	2,000	2,550	2,300	—	—
15〜17	2,100	1,700	2,400	1,950	2,750	2,200	3,050	2,500
18〜29	2,000	1,550	2,300	1,800	2,650	2,050	2,950	2,300
30〜49	1,950	1,500	2,250	1,750	2,550	2,000	2,850	2,200
50〜69	1,750	1,450	2,000	1,650	2,300	1,900	2,550	2,100
70以上	1,600	1,300	1,850	1,500	2,050	1,700	—	—
妊婦	+350							
授乳婦	+600							

1. 生活活動強度の判定については，参考表「生活活動強度の区分（目安）」を参照されたい．
2. 生活活動強度が「Ⅰ（低い）」または「Ⅱ（やや低い）」に該当する者は，日常生活活動の内容を変えるかまたは運動を付加することによって，生活活動強度「Ⅲ（適度）」に相当するエネルギー量を消費することが望ましい．
3. 食物繊維の摂取量は，成人で20〜25g（10g/1,000kcal）とすることが望ましい．
4. 糖質の摂取量は，総エネルギー比の少なくとも50%以上であることが望ましい．

参考表　生活活動強度の区分（目安）

生活活動強度と指数（基礎代謝量の倍数）	日常生活活動の例		日常生活の内容
	生活動作	時間	
Ⅰ （低い） 1.3	安　静 立　つ 歩　く 速　歩 筋運動	12 11 1 0 0	散歩，買物など比較的ゆっくりした1時間程度の歩行のほか，大部分は座位での読書，勉強，談話，また座位や横になってのテレビ，音楽鑑賞などをしている場合
Ⅱ （やや低い） 1.5	安　静 立　つ 歩　く 速　歩 筋運動	10 9 5 0 0	通勤，仕事などで2時間程度の歩行や乗車，接客，家事等立位での業務が比較的多いほか，大部分は座位での事務，談話などをしている場合
Ⅲ （適度） 1.7	安　静 立　つ 歩　く 速　歩 筋運動	9 8 6 1 0	生活活動強度Ⅱ（やや低い）の者が1日1時間程度は速歩やサイクリングなど比較的強い身体活動を行っている場合や，大部分は立位での作業であるが1時間程度は農作業，漁業などの比較的強い作業に従事している場合
Ⅳ （高い） 1.9	安　静 立　つ 歩　く 速　歩 筋運動	9 8 5 1 1	1日のうち1時間程度は激しいトレーニングや木材の運搬，農繁期の農耕作業などのような強い作業に従事している場合

注）生活活動強度Ⅱ（やや低い）は，現在，国民の大部分が該当するものである。生活活動強度Ⅲ（適度）は，国民が健康人として望ましいエネルギー消費をして，活発な生活行動をしている場合であり，国民の望ましい目標とするものである。

表3　脂質所要量

年齢（歳）	脂肪エネルギー比率（％）
0～（月）	45
6～（月）	30～40
1～17	25～30
18～69	20～25
70以上	20～25
妊婦，授乳婦	20～30

1. 飽和脂肪酸（S），一価不飽和脂肪酸（M），多価不飽和脂肪酸（P）の望ましい摂取割合は概ね3：4：3を目安とする。
2. n-6系多価不飽和脂肪酸とn-3系多価不飽和脂肪酸の比は，健康人では4：1程度を目安とする。

表4　たんぱく質所要量

（g/日）

年齢（歳）	男	女
0～（月）	2.6/kg	
6～（月）	2.7/kg	
1～2	35	
3～5	45	
6～8	60	55
9～11	75	65
12～14	85	70
15～17	80	65
18～29	70	55
30～49	70	55
50～69	65	55
70以上	65	55
妊婦		+10
授乳婦		+20

表5 ビタミン摂取基準

年齢(歳)	ビタミンA 所要量(μgRE*1) 男	ビタミンA 所要量(μgRE*1) 女	ビタミンA 許容上限摂取量 (μgRE*1)	ビタミンD 所要量 (μg)	ビタミンD 許容上限摂取量 (μg)
0～(月)	300 (1,000IU)	300 (1,000IU)	1,200 (4,000IU)	10 (400IU)	25 (1,000IU)
6～(月)	300 (1,000IU)	300 (1,000IU)	1,200 (4,000IU)	10 (400IU)	25 (1,000IU)
1～2	300 (1,000IU)	300 (1,000IU)	1,200 (4,000IU)	10 (400IU)	50 (2,000IU)
3～5	300 (1,000IU)	300 (1,000IU)	1,200 (4,000IU)	10 (400IU)	50 (2,000IU)
6～8	350 (1,200IU)	350 (1,200IU)	1,200 (4,000IU)	2.5 (100IU)	50 (2,000IU)
9～11	450 (1,500IU)	450 (1,500IU)	1,200 (4,000IU)	2.5 (100IU)	50 (2,000IU)
12～14	600 (2,000IU)	540 (1,800IU)	1,500 (5,000IU)	2.5 (100IU)	50 (2,000IU)
15～17	600 (2,000IU)	540 (1,800IU)	1,500 (5,000IU)	2.5 (100IU)	50 (2,000IU)
18～29	600 (2,000IU)	540 (1,800IU)	1,500 (5,000IU)	2.5 (100IU)	50 (2,000IU)
30～49	600 (2,000IU)	540 (1,800IU)	1,500 (5,000IU)	2.5 (100IU)	50 (2,000IU)
50～69	600 (2,000IU)	540 (1,800IU)	1,500 (5,000IU)	2.5 (100IU)	50 (2,000IU)
70以上	600 (2,000IU)	540 (1,800IU)	1,500 (5,000IU)	2.5 (100IU)	50 (2,000IU)
妊婦		+60 (200IU)	1,500 (5,000IU)	+5 (200IU)	50 (2,000IU)
授乳婦		+300 (1,000IU)	1,500 (5,000IU)	+5 (200IU)	50 (2,000IU)

*1 RE：レチノール当量

年齢(歳)	ビタミンE 所要量(mgα-TE*2) 男	ビタミンE 所要量(mgα-TE*2) 女	ビタミンE 許容上限摂取量 (mgα-TE*2)	ビタミンK 所要量(μg) 男	ビタミンK 所要量(μg) 女	ビタミンK 許容上限摂取量 (μg)	ビタミンB1 所要量(mg) 男	ビタミンB1 所要量(mg) 女	ビタミンB1 許容上限摂取量	ビタミンB2 所要量(mg) 男	ビタミンB2 所要量(mg) 女	ビタミンB2 許容上限摂取量
0～(月)	3	3	200	5	5	5,000	0.2	0.2	−	0.2	0.2	−
6～(月)	3	3	200	10	10	5,000	0.3	0.3	−	0.3	0.3	−
1～2	5	5	300	15	15	10,000	0.5	0.5	−	0.6	0.6	−
3～5	6	6	400	20	20	14,000	0.6	0.6	−	0.8	0.8	−
6～8	6	6	400	25	25	17,000	0.8	0.7	−	1.0	0.8	−
9～11	8	8	500	35	35	22,000	1.0	0.8	−	1.1	1.0	−
12～14	10	8	600	50	50	27,000	1.1	1.0	−	1.2	1.1	−
15～17	10	8	600	60	55	28,000	1.2	1.0	−	1.3	1.1	−
18～29	10	8	600	65	55	30,000	1.1	0.8	−	1.2	1.0	−
30～49	10	8	600	65	55	30,000	1.1	0.8	−	1.2	1.0	−
50～69	10	8	600	65	55	30,000	1.1	0.8	−	1.2	1.0	−
70以上	10	8	600	55	50	30,000	1.1	0.8	−	1.2	1.0	−
妊婦		+2	600		+0	30,000		+0.1	−		+0.2	−
授乳婦		+3	600		+0	30,000		+0.3	−		+0.3	−

*2 α-TE：α-トコフェロール当量

年齢(歳)	ナイアシン 所要量(mgNE*³) 男	ナイアシン 所要量(mgNE*³) 女	ナイアシン 許容上限摂取量(mg)	ビタミンB₆ 所要量(mg) 男	ビタミンB₆ 所要量(mg) 女	ビタミンB₆ 許容上限摂取量(mg)	葉酸 所要量(μg)	葉酸 許容上限摂取量(μg)
0〜(月)	2*⁴		—	0.1		—	40	—
6〜(月)	4		—	0.1		—	50	—
1〜2	8		10	0.5		30	70	300
3〜5	9		15	0.6		40	80	400
6〜8	12	10	20	0.8	0.7	50	110	500
9〜11	14	13	20	1.1	0.8	70	140	600
12〜14	16	14	30	1.4	1.1	90	180	800
15〜17	17	14	30	1.6	1.2	90	200	900
18〜29	17	13	30	1.6	1.2	100	200	1,000
30〜49	16	13	30	1.6	1.2	100	200	1,000
50〜69	16	13	30	1.6	1.2	100	200	1,000
70以上	16	13	30	1.6	1.2	100	200	1,000
妊婦		+2	30		+0.5	100	+200	1,000
授乳婦		+4	30		+0.6	100	+80	1,000

*³NE：ナイアシン当量
*⁴単位：mg

年齢(歳)	ビタミンB₁₂ 所要量(μg)	ビタミンB₁₂ 許容上限摂取量	ビオチン 所要量(μg)	ビオチン 許容上限摂取量	パントテン酸 所要量(mg)	パントテン酸 許容上限摂取量	ビタミンC 所要量(mg)	ビタミンC 許容上限摂取量
0〜(月)	0.2	—	5	—	1.8	—	40	—
6〜(月)	0.2	—	6	—	2.0	—	40	—
1〜2	0.8	—	8	—	2.4	—	45	—
3〜5	0.9	—	10	—	3	—	50	—
6〜8	1.3	—	14	—	3	—	60	—
9〜11	1.6	—	18	—	4	—	70	—
12〜14	2.1	—	22	—	4	—	80	—
15〜17	2.3	—	26	—	4	—	90	—
18〜29	2.4	—	30	—	5	—	100	—
30〜49	2.4	—	30	—	5	—	100	—
50〜69	2.4	—	30	—	5	—	100	—
70以上	2.4	—	30	—	5	—	100	—
妊婦	+0.2	—	+0	—	+1	—	+10	—
授乳婦	+0.2	—	+5	—	+2	—	+40	—

表6 無機質（ミネラル）摂取基準

年齢(歳)	カルシウム 所要量(mg) 男	カルシウム 所要量(mg) 女	カルシウム 許容上限摂取量(mg)	鉄 所要量(mg) 男	鉄 所要量(mg) 女	鉄 許容上限摂取量(mg)	リン 所要量(mg)	リン 許容上限摂取量(mg)
0～(月)	200		−	6		10	130	−
6～(月)	500		−	6		15	280	−
1～2	500		−	7		20	600	−
3～5	500		−	8		25	700	−
6～8	600	600	−	9	9	30	900	−
9～11	700	700	−	10	10*¹	35	1,200	−
12～14	900	700	−	12	12	35	1,200	−
15～17	800	700	−	12	12	40	1,200	−
18～29	700	600	2,500	10	12	40	700	4,000
30～49	600	600	2,500	10	12*²	40	700	4,000
50～69	600	600	2,500	10	12*²	40	700	4,000
70以上	600	600	−	10	10	40	700	−
妊婦		+300	2,500		+8	40	+0	4,000
授乳婦		+500	2,500		+8*³	40	+0	4,000

*¹ 11歳女子は12mg/日
*² 閉経後10mg/日
*³ 分娩後6カ月間

年齢(歳)	マグネシウム 所要量(mg) 男	マグネシウム 所要量(mg) 女	マグネシウム 許容上限摂取量(mg)	カリウム 所要量(mg) 男	カリウム 所要量(mg) 女	銅 所要量(mg) 男	銅 所要量(mg) 女	銅 許容上限摂取量(mg)
0～(月)	25		−	500		0.3		−
6～(月)	30		−	700		0.7		−
1～2	60		130	900		0.8		−
3～5	80		200	1,100		1.0		−
6～8	120	120	250	1,350	1,200	1.3	1.2	−
9～11	170	170	500	1,550	1,400	1.4	1.4	−
12～14	240	220	600	1,750	1,650	1.8	1.6	−
15～17	290	250	650	2,000	2,000	1.8	1.6	−
18～29	310	250	700	2,000	2,000	1.8	1.6	9
30～49	320	260	700	2,000	2,000	1.8	1.6	9
50～69	300	260	650	2,000	2,000	1.8	1.6	9
70以上	280	240	650	2,000	2,000	1.6	1.4	−
妊婦		+35	700		+0		+0.4	9
授乳婦		+0	700		+500		+0.6	9

1．食塩摂取量は，高血圧予防の観点から，150mg/kg/日未満とし，15歳以上では10g/日未満とすることが望ましい．
2．カリウム摂取量は，高血圧予防の観点から，15歳以上では3,500mg/日とすることが望ましい．

年齢 (歳)	ヨウ素 所要量 (μg)	ヨウ素 許容上限摂取量 (mg)	マンガン 所要量 (mg) 男	マンガン 所要量 (mg) 女	マンガン 許容上限摂取量 (mg)	セレン 所要量 (μg) 男	セレン 所要量 (μg) 女	セレン 許容上限摂取量 (μg)
0〜(月)	40	—	0.003		—	15		—
6〜(月)	50	—	1.2		—	20		—
1〜2	70	—	1.8		—	25		—
3〜5	80	—	2.5		—	35		—
6〜8	100	3	3.0	3.0	—	40	40	—
9〜11	120	3	3.5	3.0	—	50	45	—
12〜14	150	3	3.5	3.0	—	55	50	—
15〜17	150	3	4.0	3.0	—	60	45	250
18〜29	150	3	4.0	3.0	10	60	45	250
30〜49	150	3	4.0	3.5	10	55	45	250
50〜69	150	3	4.0	3.5	10	50	45	250
70以上	150	3	3.5	3.0	—	45	40	250
妊婦	+25	3		+0	10		+7	250
授乳婦	+25	3		+0	10		+20	250

年齢 (歳)	亜鉛 所要量 (mg) 男	亜鉛 所要量 (mg) 女	亜鉛 許容上限摂取量 (mg)	クロム 所要量 (μg) 男	クロム 所要量 (μg) 女	クロム 許容上限摂取量 (μg)	モリブデン 所要量 (μg) 男	モリブデン 所要量 (μg) 女	モリブデン 許容上限摂取量 (μg)
0〜(月)	1.2*¹		—	—	—	—	—	—	—
6〜(月)	4		—	—	—	—	—	—	—
1〜2	5		—	16		60	6		60
3〜5	6		—	20		80	8		80
6〜8	6	6	—	25	25	120	12	12	120
9〜11	7	7	—	30	30	150	15	15	150
12〜14	8	8	—	35	30	200	20	20	200
15〜17	10	9	—	35	30	250	30	25	250
18〜29	11	9	30	35	30	250	30	25	250
30〜49	12	10	30	35	30	250	30	25	250
50〜69	11	10	30	30	25	250	30	25	250
70以上	10	9	—	25	20	200	25	25	200
妊婦		+3	30		+0	250		+0	250
授乳婦		+3	30		+0	250		+0	250

*¹ 人工乳の場合は 3 mg/日

出典:健康・栄養情報研究会(編)「第六次改定日本人の栄養所要量—食事摂取基準」, 第一出版 (1999)

注) 表4では学術用語としての"タンパク質"となっていないが, "たんぱく質"のままとした.

索　　引

あ 行

RNA ポリメラーゼ　35
RNA ポリメラーゼ II　36
アイソザイム　48, 53, 56
亜鉛　2, 168, 179
アガロース　188
アガロペクチン　188
悪性貧血　129
アクチン　23
アコニターゼ　178
アシルカルニチン　75
アシルキャリアータンパク質　144
アシルグリセロール　47, 67
アシル CoA　72
アシル CoA 合成酵素　75
アシル CoA 酸化酵素　76
アシル CoA デヒドロゲナーゼ　120
アスコルビン酸　147, 148
アスパラギン酸　100
N-アセチルグルコサミン　47
アセチル CoA　27, 28, 50, 58, 75, 100
アセチル CoA カルボキシラーゼ　74, 140
アセチル CoA レチノールアシルトランスフェラーゼ　154
アセチルトランスフェラーゼ　74
アセト酢酸　75, 100
アセトン　76
亜セレン酸　182
アデニル酸シクラーゼ　79
S-アデノシルメチオニン　151
アドレナリン　22, 127
アノマー　43
アノマー炭素　45
アフラトキシン　197
アベリ酸　112

アポトーシス　10, 201
アポリポタンパク質　72, 77, 84
　　——A-I　78
アミノアシル tRNA　96
アミノ基　85
　　——の代謝　98
アミノ基転移　104
アミノ基転移反応　98, 127
アミノ酸　11, 23, 28, 29, 85, 93
　　——のインバランス　109
　　——の拮抗現象　109
　　——の代謝　98
　　——の分解　98
アミノ酸吸収　91
アミノ酸スコア　108
アミノ酸輸送体　91
アミノ糖　41, 47
アミノペプチダーゼ　89
γ-アミノ酪酸　87
アミラーゼ　6, 12, 13
α-アミラーゼ　45, 48
アミロース　45
アミロペクチン　45
アミン　16
アラキドン酸　75
アラキドン酸カスケード　82
アラビノース　187
アルギナーゼ　26, 37
アルギニン　101
アルギン酸　188
アルギン酸カリウム　197
アルギン酸ナトリウム　195
アルコール代謝　21
アルコール脱水素酵素　64
アルデヒド脱水素酵素　64
アルドース　41
アルドステロン　22
アルドヘキソース　43
アルドン酸　41
アルブミン　88
アレルギー　5
アロステリック　58

アロステリックエフェクター　27
アロステリック機構　74
アロステリック酵素　27
アロステリック効果　30
アンギオテンシン　177
アンギオテンシン変換酵素　177
安全摂取レベル　213
アンモニア　99

胃　7, 21
胃液　12
胃炎　8
硫黄　2, 168
胃潰瘍　8
イコサトリエン酸　81
イコサノイド　82
イコサペンタエン酸　75
胃酸　7, 8, 12, 89
胃酸分泌　7
維持のエネルギー　207
イズロン酸　47
イソアロキサジン核　117
イソフラボン　175
イソプレノイド　147
イソマルターゼ　48, 49
イソロイシン　1, 98, 104
一次胆汁酸　69
一酸化窒素　101
遺伝子の転写　36
遺伝子発現　4, 35
遺伝子発現制御作用　157
胃内滞留時間　7
イヌリン　45
胃リパーゼ　70
インスリン　3, 4, 16, 22, 26, 31, 34, 53, 56, 62, 96, 194
インスリン応答エレメント　74
インスリン分泌　7
インスリンレセプター　4, 62
咽頭　6, 7, 21

イントロン 37

ウィルソン病 180
ウロン酸 41

エイコサ →イコサ
HNF-1α 62
HNF-4α 62, 84
HMG-CoA 還元酵素 80
HMG-CoA 合成酵素 76, 80
HDL 78
栄養所要量 207, 213
栄養必要量 213
AOAC 公定法 190
A-キナーゼ系 32, 40
ATP-クエン酸リアーゼ 74
ADP-リボシル基供与体 124
エキソペプチダーゼ 89
S 状結腸 10
エステル型コレステロール 70
エストラジオール 22
エタノール 63
NAD 122
NADP 122
エネルギー源 23
エネルギー生産量 209
エネルギー摂取 34
エネルギー損失量 208
エネルギー代謝 20, 34, 203
　——の測定 207
エノイルレダクターゼ 74
エピネフリン 5, 22, 40, 56, 60
エマルション 69
mRNA 4, 35, 37, 95
エラスターゼ 13, 15, 90
エラスチン形成不全 180
エリトロポエチン 23
LDL 78
LDL コレステロール 198
遠位尿細管 177
塩化ナトリウム 177
嚥下 6, 7
塩酸 12
塩素 2, 168, 176
エンテロキナーゼ 90
エンテログルカゴン 17
エンテロペプチダーゼ 14

エンドサイトーシス 97
エンドペプチダーゼ 89

横行結腸 10
黄体 22
黄体形成ホルモン 22
オートファジー 97
オキサロ酢酸 51, 58
オキシトシン 22
オキシントモジュリン 17
オステオカルシン 161, 167
オステオポンチン 161
オリゴ糖 11, 44
オリゴペプチド 11, 87
オリザニン 112
オルガネラ 25
　——の代謝機能 25
オルニチン 87, 99
オレイン酸 83
オレキシン 212

か 行

外因性代謝 93
外因性タンパク質 10
壊血病 147
回腸 9
解糖 51
化学的評点法 107
核 25
核タンパク質 88
核内レセプター 157
核ホルモンレセプター 83
核ホルモンレセプタースーパーファミリー 34
下行結腸 10
可消化エネルギー 205
ガストリックインヒビトリーポリペプチド 19
ガストリン 18, 19, 23
ガストリン/CCK ファミリー 18
カタラーゼ 178
顎下腺 12
脚気 112, 116
褐色脂肪組織 211
活性型ビタミン D_3 23
滑面小胞体 25

カテコールアミン 79, 100, 127
カテプシン 24, 97
カラギーナン 195
ガラクツロナン 187
ガラクツロン酸 187
ガラクトース 61
ガラクトサミン 47
ガラクトシルセラミド 47
カリウム 2, 168, 176
カルシウム 2, 161, 168, 173, 196
カルシウム結合タンパク質 170
カルシウム結合タンパク質カルビンジン D 161
カルシウム代謝 23, 161
カルシトニン 22, 175
カルニチン 146, 149
カルパイン 97
カルバモイルリン酸シンテターゼ 99
カルボキシエステルヒドラーゼ 70
γ-カルボキシグルタミン酸 164, 166
カルボキシペプチダーゼ 14, 89, 90
カルボキシラーゼ 140
カルボキシル基 85
カルモジュリン 57
カロテノイド 154, 156
カロテン 70
α-カロテン 154
がん遺伝子 201
環境温度とエネルギー生産量 208
ガングリオシド 47
管腔内消化 90
間質レチノール結合タンパク質 156
肝臓 21, 30
寒天 188
がん抑制遺伝子 201

キサンチンオキシダーゼ 37
キチン 45, 188
キトサン 195

索　引

機能性素材　5
キモトリプシン　13, 15, 90
キャッピング　4
キャップ構造　35
キャリアー　31
吸収　11
吸収上皮細胞　8
球状タンパク質　88
胸管リンパ　11
キロミクロン　11, 72, 77
キロミクロンレムナント　155
近位尿細管　177
筋原線維　23
筋ジストロフィー　164
筋小胞体　23
金属イオン　170
金属イオン輸送タンパク質　170
金属タンパク質　89
筋肉組織　20

グアーガム　188, 194, 195
空腸　9
クエン酸回路　50
グリコーゲン　23, 27, 40, 42, 46, 50, 59
グリコーゲン合成　32, 54
グリコーゲン合成酵素　40
グリコーゲンシンターゼ　54, 59
グリコーゲン代謝　54
グリコーゲン貯蔵病　63
グリコーゲン分解　55
グリコーゲンホスホリラーゼ　40, 57
グリコシルセラミド　47
グリコシルホスファチジルイノシトール　47
グリシン　200
グリセルアルデヒド　42
グリセロース　42
グリセロール　51, 58, 79
グリセロールキナーゼ　58
グリセロール-3-リン酸-アシルトランスフェラーゼ　74
グリセロールリン酸回路　52
グリセロ糖脂質　47

グリセロリン酸経路　74
グリセロリン脂質　67
グリセンチン　18
クリプト　9
グルカゴン　5, 17, 22, 32, 40, 53, 56
グルクロン酸　47
グルコース　28, 29, 31, 41
グルコース-アラニンサイクル　101
グルコース代謝　50
グルコーストランスポーター　49
グルコース-6-ホスファターゼ　58
グルコース6-リン酸　55
グルコース-6-リン酸脱水素酵素　74
グルコース-6-リン酸脱水素酵素異常症　63
グルコキナーゼ　53, 59, 62, 142
グルココルチコイド　22, 26, 33, 60, 96, 129
グルココルチコイドレセプター　36
グルコサミノグリカン　45, 47
グルコサミン　47
グルコマンナン　188, 194
グルタチオン　100, 102
グルタチオンレダクターゼ　119
グルタミン酸-オキサロ酢酸トランスアミナーゼ　127
グルタミン酸トランスアミナーゼ　98
グルタミン酸-ピルビン酸トランスアミナーゼ　127
グルタミンシンテターゼ　101
グルテン過敏性腸症　92
くる病　159
グルロン酸　188
クレアチニン　102
クレアチン　87
クレチン病　182
クレープス回路　→ TCA回路
クロストーク　158
グロブリン　88

クロム　2, 168, 180
クワシオルコール　110

経静脈性高カロリー輸液　180
ケイ素　2, 169, 183
血液凝固　21
血液凝固因子　84
血液凝固促進因子　164
血液-脳関門　23, 102
結合組織　20
血漿　172
血漿アルブミン　22
血漿リポタンパク質　76
血栓症　83
血中グルコース濃度　4
血中コレステロール上昇抑制作用　195
血中総コレステロール　198
血中中性脂肪　196
血糖　50
血糖維持　23
血糖調整　59
ケトアシルシンターゼ　74
ケトアシルレダクターゼ　74
ケトース　41
α-ケトグルタル酸　145
ケト原性アミノ酸　29, 100
ケト酸　104
ケトン体　29, 75, 100
ケノデオキシコール酸　69, 200
ケミカルスコア　107
α-限界デキストリン　48
嫌気的解糖　51

ゴイトリン　182
抗壊血病因子　147
光学異性体　42
抗がん性フラビン酵素　120
口腔　6, 21
高血圧　5, 198
高血圧症　177
甲状腺　22
甲状腺刺激ホルモン　22
甲状腺腫　182
甲状腺ホルモン　34, 96, 181
酵素複合体　25
高密度リポタンパク質　78

高メチオニン血症　183
高メトキシルペクチン　188
肛門　21
高リシントウモロコシ　109
高リシン米　109
高リン血症　174
コール酸　69, 200
呼吸鎖　50
呼吸商　208
克山病　182
極低密度リポタンパク質　77
骨格筋　23
骨芽細胞　161, 174
骨吸収　174
骨形成　174
骨粗鬆症　161, 175
骨軟化症　159
コバルト　2, 169, 183
コラーゲン　26, 148
Cori サイクル　58
コリパーゼ依存性の膵リパーゼ　70
ゴルジ体　25
コルチゾール　22
コレシストキニン　14, 17, 18, 19, 23
コレステロール　11, 14, 69, 79
コレステロールアシル基転移酵素　72
コレステロール応答エレメント　74
混合ミセル　72
コンニャクマンナン　195

さ 行

サイクリック AMP（cAMP）　32, 40, 174
cAMP 応答エレメント　74
サイクリック GMP　174
サイトソル　25
細胞外液　172
細胞質レチノイン酸結合タンパク質　156
細胞内液　172
細胞内情報伝達　174
細胞内レチナール結合タンパク質　156

杯細胞　8, 10
鎖骨下静脈　11
酸アミド結合　87
酸化 LDL　78
酸化 LDL 受容体　78
酸化酵素　119
酸化的脱炭酸反応　114
三次構造　88
酸性デタージェント繊維　189
酸素添加酵素　119
酸素ラジカル　150

ジアシルグリセロール　67
シアル酸　47
GLP-1　17
GLP-2　17
GLUT 2　59
GLUT 4　59
G タンパク質　60
Schoenheimer の一元説　94
ジオキシゲナーゼ　155
視覚作用　157
耳下腺　12
シクロオキシゲナーゼ　82
視紅　157
自己消化　8
支持組織　20
脂質　66
視床下部　212
自食胞　97
シスチン尿症　92
システイン　100
自動酸化　69
シトルリン　87
7,8-ジヒドロ葉酸　134
脂肪　6, 59
脂肪合成　32
脂肪酸　28, 29, 66
　――の合成　74
　――の酸化　75
　――の β 酸化　58
脂肪酸結合タンパク質　84
脂肪酸合成　25
脂肪酸合成酵素　37, 74
脂肪組織　30
ジホモ-γ-リノレン酸　82
終結因子　4

十二指腸　8
絨毛　9
消化　11
消化管通過時間　199
消化管の脂質　69
消化管ホルモン　8, 15, 16, 23
消化酵素　13
上行結腸　10
脂溶性ビタミン　153
小腸　8, 21
小腸管膜リンパ節　11
小腸粘膜細胞　72
少糖　44
正味エネルギー　207
正味タンパク質利用率　106
食菌　21
食事指針　216
食餌タンパク質レベル　96
食道　7, 21
植物ステロール　69
食物繊維　45, 185
食物繊維の消化率　194
食物繊維の摂取量　192
食用色素　197
食欲　19
食欲抑制　211
食欲抑制ホルモン　19
ショ糖　44
真核生物翻訳開始因子　38
神経系　31
神経組織　20
神経伝達物質　87, 149
信号伝達系　40
腎臓　23
浸透圧調節　176
真の消化吸収率　105

膵液　8, 13
膵管　8
膵酵素　7, 14, 15
膵酵素分泌　7
髄質　22
推奨所要量　216
膵臓　21, 22
　――のポリペプチド　19
膵ホスホリパーゼ A 2　71
水溶性食物繊維　186, 190

索　引

水溶性ビタミン　112
スーパーオキシドアニオン　180
スーパーオキシドジスムターゼ　180
頭蓋内出血　165
スカベンジャー受容体　78
スカベンジャーレセプター　150
スカベンジャーレセプターB1　78
スクアレン合成酵素　80
スクラーゼ　48, 49
スクロース　44
スズ　2, 169, 183
ステアリン酸　83
ステアロイルCoA不飽和化酵素　75
ステロイドホルモン　16, 33
ステロール　68
ステロール合成調節タンパク質　80
ステロール酸化物　69
スフィンゴシン　67
スフィンゴ糖脂質　47
スフィンゴミエリン　71
スフィンゴリン脂質　67
スプライシング　4, 17, 35

生活活動強度　210
生活習慣病　5, 218
生産のエネルギー　207
生体調節機能　5
生体利用効率　169
成長ホルモン　22
生物価　106
生理的燃焼熱　203, 205
セカンドメッセンジャー　174
セクレチン　15, 16, 17, 19, 23
セクレチン/グルカゴンファミリー　17
舌下腺　12
セロトニン　100
セラミド　47
セリアック病　92
セルロース　46, 185, 186, 187
セルロプラスミン　180

セレノシステイン　182
セレノメチオニン　182
セレン　2, 169, 182
セレン酸　182
繊維状タンパク質　88
全エネルギー　205
全トランスレチノール　156

促進拡散型糖輸送担体　49
組織　20
組織間液　172
咀嚼　6
速筋　23
ソマトスタチン　18
粗面小胞体　25
ソルビトール　63

た　行

ダイエタリーガイドライン　217
代謝　20
代謝エネルギー　205, 206
代謝回転　94
代謝性糞中窒素　102, 106
代謝体型　210
代謝調節物質　30
体循環系　21
大腸　10, 21
大腸がん　199
大腸がん関連遺伝子　201
耐糖性改善効果　194
タイトジャンクション　10
タウリン　87, 100, 200
唾液　6, 12
唾液腺　12
多価不飽和脂肪酸　66, 69, 74
脱共役タンパク質　211
脱水素酵素　119
脱炭酸酵素　127
脱ヨウ素化　182
脱リン酸化　57
多糖　45
多量元素　168
胆管　8
短鎖脂肪酸　198
炭酸イオン　13
炭酸化　141

胆汁　8, 14
胆汁酸　14, 69, 200
胆汁酸合成　80
胆汁酸刺激リパーゼ　70
胆汁脂質　71
単純タンパク質　88
炭水化物　41
胆石　198
単糖　41
胆道閉塞　14
タンパク効率　106
タンパク質　6, 88
　——の栄養評価法　105
　——の消化　89
　——の消化・吸収率　105
　——の代謝回転　93
タンパク質カロリー栄養不良　110
タンパク質欠乏　22
タンパク質合成　95
タンパク質分解　95, 96
タンパク質分解酵素　13, 14

チアミン　112
チアミン欠乏　116
チアミン酵素　114
チオウレア　182
チオシアン酸　182
遅筋　23
窒素出納　103
窒素出納指数　107
窒素成長指数　106
窒素平衡　103
チトクローム　178
チモーゲン　90
チモーゲン顆粒　14, 15
中枢神経系　23
中性アミノ酸　102
中性脂肪　66
中性デタージェント繊維　189
腸液　14
腸肝循環　81, 196
腸細胞　8, 9
超低密度リポタンパク質　163
腸内細菌　11, 197, 200
直腸　10
チロキシン　22, 100

チログロブリン　181
チログロブリン遺伝子　181
チロシン　100, 102

低血糖　5
TCA 回路　27, 28, 50
TCA 回路中間体　100
低尿酸血症　183
低密度リポタンパク質（LDL）　78
低密度リポタンパク質レセプター　80
5′-デオキシアデノシル B_{12}　132
デオキシコール酸　69, 200
デオキシリボース　44
デオキシリボヌクレアーゼ　14
テストステロン　22
鉄　2, 168, 178, 196
テトラヒドロビオプテリン　136
テトラヒドロ葉酸　134
テトロース　41, 42
デヒドロアスコルビン酸　148
3-デヒドロレチノール　154
テングサ　188
電子伝達系　50, 119
転写　95
転写因子　38
転写速度　4
転写調節　158
転写調節因子　4, 32, 80
デンプン　6, 45

銅　2, 168, 180
糖アルコール　41
糖原性アミノ酸　29, 51, 58, 100
糖原病　63
糖酸　41
糖質　41
糖新生　51, 58
糖代謝異常　62
糖タンパク質　47, 88
糖尿病　3, 5, 62, 198
動脈硬化　5
糖輸送　49
糖輸送担体　49

DOPA　100
ドーパミン　149
特異動的効果　206
特異動的作用　206
特定保健用食品　5, 218
ドコサヘキサエン酸　75, 82
トコトリエノール系　162
α-トコフェロール　70
トコフェロール系　162
トランス型脂肪酸　66, 83
トランスコバラミン II　132
トランスチレチン　155
トランスフェリン受容体　178
トランスポーター　31
トリアシルグリセロール　27, 66, 67, 69, 79
トリオース　41, 42
トリカルボン酸回路 → TCA 回路
トリプシン　13, 15, 26, 90
トリプトファン　1, 26, 100, 102, 104
トリプトファンオキシゲナーゼ　26
トレオニン　1, 104
トレハロース　44
トロンビン　26
トロンボキサン　82

な 行

ナイアシン　2, 121
内因子　131
内因性代謝　93
内因性タンパク質　10, 93
内因性窒素　10, 102
内因性尿中窒素　102
内皮細胞　23
内分泌系　22, 31
内分泌細胞　8
ナトリウム　2, 168, 176
ナトリウム依存性糖輸送坦体　49
Na^+, K^+-ATP アーゼ　172, 172, 177, 181
ナトリウム出納　172
難消化性デキストリン　189
難消化性糖質　170

ニコチンアミド　100, 121, 122
ニコチン酸　121, 122
二次構造　88
二次胆汁酸　69
ニッケル　2, 169, 183
二糖　44
日本食品食物繊維成分表　190
日本食品標準成分表　203
日本人の栄養所要量　218
乳化　69
乳酸　50, 51, 58
乳酸アシドーシス　140
乳糖　44, 174
尿管　23
尿酸　102
尿素　23, 102
尿素回路　98
尿道　23

ヌクレアーゼ　14

粘液　12
燃焼熱　203, 204
粘膜細胞　8

脳下垂体　22
ノルアドレナリン　127
ノルエピネフリン　149

は 行

ハートナップ病　92
肺循環系　21
麦芽糖　44
白色脂肪組織　211
破骨細胞　161, 174
パスツール効果　210
バソプレッシン　22
発癌物質　199
バナジウム　2, 169, 183
パネート細胞　8
ハプトコリン　132
パラレル分泌　15
バリン　1, 98, 104
パルミチン酸　83
パンクレオザイミン　18
パント酸　143

パントテン酸 1, 143
パントテン酸欠乏症 143

ビオチニダーゼ 140
ビオチン 1, 138
ビオチン欠乏 142
ビオチン酵素 139
ビオチン炭酸化酵素 141
ビオチン輸送体 140
微絨毛 9, 11
微小透析法 24
ヒスチジン 1, 100, 104
ヒ素 2, 169, 183
ビタミン A 1, 33, 153
ビタミン B_1 1, 112
ビタミン B_2 1, 117
ビタミン B_6 1, 125
ビタミン B_6 欠乏 127
ビタミン B_{12} 1, 129
ビタミン C 2, 147
ビタミン D 1, 34, 159
ビタミン E 1, 162
ビタミン H 138
ビタミン K 1, 164
必須アミノ酸 1, 103
必須脂肪酸 1, 81
β-ヒドロキシアシルデヒドラーゼ 74
ヒドロキシアパタイト 173
β-ヒドロキシ酪酸 75
非必須アミノ酸 103
非ヘム鉄 178
非ヘム鉄酵素 178
肥満 198, 211
ピラノース 43
ピリドキサール 125
ピリドキサールキナーゼ 126
ピリドキサール 5′-リン酸 126
ピリドキサミン 125
ピリドキサミン 5′-リン酸 57, 126
ピリドキシン 125
ピリドキシン 5′-リン酸 126
微量元素 168
ビリルビン 14
ピルビン酸 27, 50, 51, 58, 100

ピルビン酸カルボキシラーゼ 58, 140
ピルビン酸キナーゼ 53
ピルビン酸キナーゼ異常症 63
ピルビン酸デヒドロゲナーゼ複合体 25, 28, 114
ピルビン酸の酸化的脱炭酸 115

ファゴサイトーシス 97
ファルネシルピロリン酸合成酵素 80
フィードバック阻害 27
フィードバック調節 15
VLDL 77
フィチン 170
フィチン酸 169, 170, 180
フィチン酸塩 179
フィッシャー比 102
フィロキノン 165
フードガイドピラミッド 217
フェニルアラニン 1, 100, 104
フェニルアラニン水酸化酵素 136
Folin の二元説 93
フォラシン 1, 133
不可避窒素損失 102
腹腔リンパ節 11
副甲状腺ホルモン 22, 160, 175
複合タンパク質 89
副腎 22
副腎皮質刺激ホルモン 22, 149
副腎皮質ホルモン 173
不斉炭素原子 43
物質代謝 20
フッ素 2, 169, 183
プテロイルグルタミン酸 133
不飽和脂肪酸 66
不溶性食物繊維 190, 199
フラノース 44
フラビンアデニンジヌクレオチド 117, 118
フラビン依存性オキシダーゼ 126
フラビン結合タンパク質 119
フラビン酵素 119
フラビン補酵素 118

フラビンモノヌクレオチド 118
フルクトース 44, 61
フルクトース-1, 6-ビスホスファターゼ 58
プレビタミン D 159
プロゲステロン 22
プロスキーの変法 190
プロスタグランジン 82
プロスタノイド 82
プロテアーゼ 13, 14, 15, 16, 89, 96
プロテアーゼインヒビター 14
プロテアソーム 25, 97
プロテインキナーゼ 27, 53
プロテインキナーゼ A 57
プロテインキナーゼ C 63
プロテインホスファターゼ 27
プロテオース 90
プロテオグリカン 47
プロトロンビン 166
プロピオニル CoA 140
プロピオニル CoA カルボキシラーゼ 140
プロピオン酸 198
プロビタミン A 154
プロビタミン D 159
プロモーター 36
プロラクチン 22
分枝アミノ酸 93, 98
分子栄養学 3
噴門 7

平滑筋 23
β-カロテン 154
β 細胞 31
β-サブユニット 32
β 酸化 75, 76
ヘキソース 41, 43
ヘキソース-リン酸側路 60
ヘキソキナーゼ 52
ペクチン 185, 186, 187, 194
ヘテログリカン 45
ヘテロダイマー 158
ヘテロ多糖 45
ペプシノーゲン 7, 12, 89
ペプシン 8, 12, 26, 90

ペプチド 87
ペプチド吸収 91
ペプチド分解酵素 13
ペプチドホルモン 16
ヘプトース 41, 42
ペプトン 90
ヘミアセタール 43
ヘミセルロース 185, 187
ヘム鉄 178
ヘモグロビン 22, 178
ペラグラ 121, 122
ペルオキシソーム 75
ペルオキシソームプロリファレーター活性化レセプター 83
ペルオキシソームプロリファレーター活性化レセプター認識配列 75, 76
ペルオキシダーゼ 178
ペルオキシラジカル 164
ペントース 41, 42, 43
ペントースリン酸経路 50, 60, 115, 116, 122

膀胱 23
芳香族アミノ酸 102
傍糸球体装置 176
飽和脂肪酸 66, 83, 84
補酵素 114
ホスファチジルイノシトール 47
ホスファチジルコリン 69
ホスホエノールピルビン酸カルボキシキナーゼ 58
ホスホグルコン酸経路 116
ホスホパンテテイン 144
ホスホフルクトキナーゼ 53
ホスホペプチド 174
ホスホリラーゼキナーゼ 57
骨のリモデリング 161
ホモグリカン 45
ホモシステイン 151
ホモ多糖 45
ポリA付加 4
ポリガラクツロン酸 188
ポリ-γ-グルタミン酸 134
ポリグルタリル誘導体 134

ポリソーム 96
ポリデキストロース 189
ポリフェノール 179
ポリペプチド 87
ポリペプチド鎖開始因子 4, 35, 38, 96
ポリペプチド鎖伸長因子 4, 35, 96
ポリペプチド鎖終結因子 4, 35, 96
ホルモン 4, 38
ホルモン応答配列 158
ホルモン感受性リパーゼ 79
ボンベカロリメーター 206
翻訳 95
翻訳速度 4

ま 行

膜消化 11, 90
マグネシウム 2, 168, 176
マクロファージ 9
末梢神経系 23
マラスムス 110
マルターゼ 48
マルチラメラリポソーム 72
マルトース 44, 48
マルトトリオース 48
マロニル CoA 141
マロニルトランスフェラーゼ 74
マンガン 2, 169, 183
マンナン 45
マンヌロン酸 188

ミオグロビン 178
ミオシン 23
見かけの消化吸収率 105
ミトコンドリア 23, 25
ミネラル 168, 196
ミネラル代謝 171
脈絡叢上皮 23
ミリスチン酸 83

無益回路 58
無機元素 2
ムコ多糖 47

ムチン 12
ムチンゲル層 72

迷走神経 19
メタボリック・ボディー・サイズ 210
メチオニン 1, 100, 104
β-メチルクロトニル CoA カルボキシラーゼ 140
5-メチルテトラヒドロプテロイルペンタグルタミン酸 134
メチルマロニル CoA 140
メチルマロニル CoA ムターゼ 131
メッセンジャー RNA → mRNA
メナキノン 165
メラニン 100
免疫 21
免疫系 31

毛細リンパ管 11
モチリン 18
モノアシルグリセロール 67, 70
モノグルタミン酸誘導体 135
モリブデン 2, 169, 183
門脈 21, 92
門脈循環 21

や 行

薬物代謝 21
夜盲症 153

有機酸 198
幽門 7
幽門括約筋 7
幽門弁 7
遊離脂肪酸 59, 79, 83
ユーオキソグルタル酸 145
UW 72
UDP-グルコース 54
ユニラメラヴェシクル 72
ユビキノン 97

溶血性貧血 63

索　引

葉酸　133
葉酸補酵素　135
ヨウ素　2, 168, 181
四次構造　88

ら 行

ラウリン酸　83
ラクターゼ　48, 49
ラクトース　44, 61, 170, 174
ラメラ液晶　72
ランゲルハンス島　31, 32
卵胞刺激ホルモン　22

リアーゼ反応　145
リガーゼ反応　145
リグニン　185, 188
リシン　1, 104
L-リシン α-オキシダーゼ　120
リソコール酸　69
リソソーム　24, 25, 97
リゾチーム　8
律速酵素　24
立体異性体　42
立体構造　88
リノール酸　1, 75, 81
α-リノレン酸　1, 75, 81
リパーゼ　13, 14, 16, 70, 200
リボース　44

リポキシゲナーゼ　82
リボソーム　96
リボソームタンパク質　27
リポタンパク質　76, 89
リポタンパク質リパーゼ　78, 84
リボヌクレアーゼ　14
リボフラビン　117
両性イオン　85
リン　2, 168, 173
リンコール酸　200
リンゴ酸　58
リンゴ酸-アスパラギン酸回路　51
リンゴ酸酵素　74
リン酸化　4, 33, 38, 40
リン酸化カスケード　30, 40
リン酸化酵素　56
リン酸化反応　27
リン脂質　67
リンタンパク質　89

レクチン　179
レジスタントスターチ　189
レシチンレチノールアシルトランスフェラーゼ　154
レセプター　32, 33, 212
レチナール　154

レチニル-β-グルクロニド　156
レチネン　154
レチノイド　153
レチノイル-β-グルクロニド　156
レチノイン酸　33, 70, 153, 154, 158
レチノイン酸受容体　154
レチノール　153, 154, 158
レチノール結合タンパク質　155
レチノール当量　156
レニン　23, 177
レニン・アンギオテンシン・アルドステロン系　176
レプチン　34, 212
レムナント受容体　78

ロイコトリエン　82
ロイシン　1, 98, 104
老廃物　21
ロドプシン　157

わ 行

ワルファリン　166

| 最新栄養化学 | 定価はカバーに表示 |

2000年3月15日 初版第1刷
2020年1月15日 第15刷

著者代表 野口　忠
発行者 朝倉　誠造
発行所 株式会社 朝倉書店
　　　東京都新宿区新小川町 6-29
　　　郵便番号 162-8707
　　　電　話 03(3260)0141
　　　ＦＡＸ 03(3260)0180
　　　http://www.asakura.co.jp

〈検印省略〉

© 2000 〈無断複写・転載を禁ず〉　　　Printed in Korea

ISBN 978-4-254-43067-7　C 3061

JCOPY 〈(社)出版者著作権管理機構 委託出版物〉

本書の無断複写は著作権法上での例外を除き禁じられています．複写される場合は，そのつど事前に，(社)出版者著作権管理機構(電話 03-3513-6969, FAX 03-3513-6979, e-mail: info@jcopy.or.jp)の許諾を得てください．